アルコール・薬物・
ギャンブル・ゲームの

# 依存ケア
# サポート

保健・医療・福祉のために

樋口 進 監修

講談社

監修者

# 樋口 進

国立病院機構久里浜医療センター　医師
　国立病院機構久里浜医療センター院長を経て、現在、同センター名誉院長・顧問
　WHO物質使用・嗜癖行動研究研修協力センター長


執筆者　　　　　　　　　　　　　所属は執筆時。資格は執筆に最も関連のある1つを挙げた。

## 第❶部

第1章　樋口 進　　　　　国立病院機構久里浜医療センター　医師

第2章　澤山 透　　　　　相模ヶ丘病院　医師

第3章　真栄里 仁　　　　国立病院機構琉球病院　医師

第4章　杠 岳文　　　　　国立病院機構肥前精神医療センター　医師

第5章　岡﨑 直人　　　　日本福祉教育専門学校　精神保健福祉士

第6章　原田 豊　　　　　鳥取県立精神保健福祉センター　医師

第7章　田中 和彦　　　　日本福祉大学　精神保健福祉士

第8章　山本 由紀　　　　国際医療福祉大学　精神保健福祉士


## 第❷部

第9章

9-1　美濃部るり子　　国立病院機構久里浜医療センター　医師

9-2　湯本 洋介　　　　国立病院機構久里浜医療センター　医師

9-3　阿部 かおり　　　国立病院機構さいがた医療センター　看護師

　　　村山 裕子　　　　国立病院機構さいがた医療センター　看護師

　　　奥山 沙耶　　　　国立病院機構さいがた医療センター　看護師

　　　竹内 奈緒　　　　国立病院機構さいがた医療センター　看護師

9-4　河西 有奈　　　　白峰クリニック　臨床心理士

9-5　伊藤 満　　　　　国立病院機構久里浜医療センター　臨床心理士

9-6　板倉 康広　　　　日本福祉教育専門学校/家族相談室ドラセナ　精神保健福祉士

第10章

10-1　嶋根 卓也　　国立精神・神経医療研究センター　薬剤師

10-2　武藤 岳夫　　国立病院機構肥前精神医療センター　医師

10-3　青柳 歌織　　埼玉県立精神医療センター　看護師

10-4　山神 智子　　埼玉県立精神保健福祉センター　臨床心理士

10-5　小川 嘉恵　　埼玉県立精神医療センター　臨床心理士

10-6　長坂 和則　　静岡福祉大学　精神保健福祉士

第11章

11-1　松下 幸生　　国立病院機構久里浜医療センター　医師

11-2　西村光太郎　　国立病院機構久里浜医療センター　医師

11-3　越智 貴史　　岡山県精神科医療センター　看護師

　　　槇平 成子　　岡山県精神科医療センター　看護師

11-4　古野 悟志　　国立病院機構久里浜医療センター　臨床心理士

11-5　佐藤 嘉孝　　岡山県精神科医療センター　作業療法士

11-6　高澤 和彦　　浦和まはろ相談室　精神保健福祉士

第12章

12-1　金城 文　　　鳥取大学　医師

12-2　中山 秀紀　　旭山病院　医師

12-3　遠藤 直子　　国立病院機構久里浜医療センター　看護師

12-4　北湯口 孝　　国立病院機構久里浜医療センター　臨床心理士

12-5　三原 聡子　　国立病院機構久里浜医療センター　臨床心理士

12-6　前園 真毅　　国立病院機構久里浜医療センター　精神保健福祉士

装幀：鮎川 廉

# まえがき

　今から3年ほど前、講談社サイエンティフィクの担当者から依存・嗜癖（以下、依存）に関する新しい書籍の制作・編集の依頼がありました。看護師、心理師、精神保健福祉士等のコメディカル向けの内容にしたいこと、また、依存の患者本人や家族も読者として考えているとのことでした。制作にあたっては、もう一つ条件がありました。それは、依存の臨床に関わっているコメディカルの方々にできるだけ多くの項目を執筆して欲しいということでした。当時、多忙だったこともあり、この依頼に対してしばらくきちんと返事をしないままでいました。しかし、よくよく考えてみると、外来・入院治療やその後のフォローアップにおいて、依存ほどコメディカルの力が必要な精神科分野はありません。その事実は、日常の臨床で身をもって経験しています。そこで、ご提案に従い、コメディカル向けのできるだけ有意義な本を作成しようと考えました。

　本書に含める依存として、アルコールや薬物に加えて、新しく依存の仲間入りをしたギャンブル、ゲームの4分野としました。本の前半は総論として、依存の概念、治療、連携、相談、社会資源、家族支援を取り上げ、臨床的にも学術的にも長年活躍している専門家に執筆していただきました。後半では、4分野の依存のそれぞれに関して、疫学、症状と治療、入院治療での看護の実際、カウンセリング、認知行動療法、家族支援について解説しています。執筆者は、経験豊かなコメディカルの方々が中心で、非常に実践的な内容になっています。

　読者の皆様もご存じの通り、診断ガイドラインについては、現在過渡期にあり、一部混乱を引き起こしています。日常臨床で使用している現行の国際疾病分類の第10版（ICD-10）は、間もなく新しいICD-11に移行します。ICD-11は2022年より世界保健機関（WHO）で正式に使用が認可されています。しかし、わが国では、本書の発刊時も依然としてICD-11の正式な和訳が公表されておらず、使用の開始時期も明らかになっていません。しかし、近い将来臨床や死亡統計などに使用されることを踏まえ、本書では原則的にICD-11の分類と用語を使用することにしました（未公表ですが、定訳はほぼ決まっているので、本書ではそれを使用しています）。変化の一例を挙げると、ICD-10の物質依存症候群（略して物質依存症）は、ICD-11では物質依存となっています。また、ICD-11より依存のセクション（物質使用症または嗜癖行動症群）に新しく、ギャンブル行動症およびゲーム行動症が入りました。その他の変化については、

第1章で略述しているのでご参照ください。なお、ICDとは別に、米国精神医学会が「精神障害の診断・統計マニュアル（DSM）」を出版しており、現在第5版（DSM-5）が使用されています。本書では必要に応じて、この内容についても触れています。

　さて、本書は「です、ます」調の平易な文章で綴られていますが、依存に関する最新の情報が鏤（ちりば）められています。また、実臨床に基づく示唆や提言も随所に盛り込まれています。日々の依存臨床で困難を感じていない医師やコメディカルはいないでしょう。本書が、その困難解決の一助になることを祈念しています。


　　令和5年6月

独立行政法人国立病院機構久里浜医療センター

樋口　進

# 目次

第**1**部

# 依存のケアサポートの概要 ............... 1

第 **1** 部

# 依存の
# ケアサポートの概要

# 依存・嗜癖について

国立病院機構久里浜医療センター　樋口　進

## 1.1 ● 依存・嗜癖の注目度が上がった理由

　最近、依存・嗜癖（以下、物質には依存、行動嗜癖には嗜癖を使用する）がにわかに注目されるようになってきました。それには様々な理由があります。違法薬物使用で有名な芸能人が何人も逮捕され、マスコミに切れ目なく取り上げられてきているのはよい例です。彼らの逮捕理由は薬物使用ですが、その背後に依存が隠れていることは疑いないでしょう。合法の薬物であるアルコールやニコチンも、飲酒や喫煙人口が大きいことから、問題は薬物以上に深刻です。アルコールに関しては、2013年にアルコール健康障害対策基本法が制定され、現在第二期の推進基本計画が実施されています。一方、ニコチンに関しては、わが国も批准した「たばこの規制に関する世界保健機関枠組条約」等により、たばこの価格上昇や宣伝規制などの規制が進み、わが国の喫煙人口は漸減してきています。

　さて、依存・嗜癖の注目度が上がった別の大きな理由は、ギャンブルとゲームが行動嗜癖として嗜癖の仲間入りをしたことが関係しています。わが国でカジノは長い間非合法でしたが、いわゆるIR推進法により、2016年12月に合法化されました。そのため、ギャンブル嗜癖がにわかにクローズアップされることになりました。カジノの解禁によりギャンブル嗜癖者の増加が予測されるからです。この議論がギャンブル嗜癖全体に反映されるようになり、2018年7月にギャンブル等依存症対策基本法が成立し、現在、国の第二期依存症対策推進基本計画が動き始めているところです。

　インターネット（以後、ネット）嗜癖も、1990年代の後半から問題視されるようになりました。その後のネット使用者の急激な増加やスマートフォン（以後、スマホ）の出現等により、ネット嗜癖問題は、世界中の若者を中心に急速に深刻化しています。このような状況を背景に、後述するようにゲーム行動症が、WHO（世界保健機関）が策定した新しい国際疾病分類（ICD-11）に正式に収載されるに至っています[1, 2]。

## 1.2 ● 依存・嗜癖とは

### 1.2.1 依存と嗜癖の関係

　一般に依存と嗜癖という用語が、整理されないままよく使われています。二者の関係はどのようになっているのでしょうか。筆者の理解によると、**図1.1**のように、依存・嗜癖の一番大きな括りは嗜癖です。その下に、物質依存と行動嗜癖が分類されます。依存はWHOが導入した用語です。これは、アルコール依存のように物質に対する依存にのみ使われることになっています。依存が世に出る前は、もっぱら嗜癖という用語が使われていました。しかし、嗜癖にはスティグマ（個人に不名誉を引き起こすこと）等の問題があるため、次第に使用されなくなっています。そのために、間違った使い方ですが、一般的にはギャンブル依存、ゲーム依存と呼ばれているのが現状です。

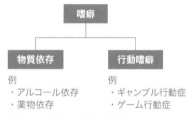

**図1.1　依存・嗜癖の分類**

　さて、具体的な用語の使い方は、診断ガイドラインに従うのがよいでしょう。精神科関連の世界的な診断ガイドラインには、DSM-5とICDがあります[1-3]。このうち日常の臨床や精神科関連の業務（例えば障害者手帳の交付のための診断）では、ICDが使われています。本書の執筆段階では国際疾病分類の第10版（ICD-10）が使われていますが、まもなくICD-11に移行する予定です[2]。そのため、本書は原則的にこのICD-11の分類に従って執筆されています。本書では、ICD-10の「物質依存症候群」は、ICD-11に従い例えばアルコール依存のように「物質依存（substance dependence）」と表記されています。また、ギャンブル・ゲーム嗜癖は、それぞれ、ギャンブル行動症（gambling disorder）、ゲーム行動症（gaming disorder）となっています。なお、依存・嗜癖に関するICD-11の分類は、本章の第5節で説明していますのでご参照ください。

## 1.2.2　物質依存の特性

　一般に物質の摂取またはある行動が行き過ぎ、それに起因する健康・社会問題が明確に存在する状態を依存または嗜癖と呼びます。この行動の行き過ぎが、個人の強迫特性の現れによる場合には依存・嗜癖と呼びません（例えば、抜毛や皮膚むしり）。

　依存の場合には、快感、多幸感、ワクワク感の追求の結果として、物質の過剰摂取が生じます。しかし、同じように摂取していても、快感のレベルはやがて下がっていきます。これは耐性と呼ばれ、その穴埋めをするために摂取量が増えていきます。このような状態で、物質の摂取をやめたり、量を減らしたりすると、離脱症状が出現します。この離脱症状は極めて不快な症状なので、この症状が出てこないように大量の物質摂取を続けざるをえなくなります。物質摂取により得られる快感で摂取が進む状況を「正の強化」、離脱症状等の不快症状予防のために摂取せざるをえない状況を「負の強化」と呼び、この二つの強化により、物質の摂取は維持・増加します。

　以上から想像できる通り、依存者は大量の物質使用を継続するために、物質使用が生活の最優先事項になります。また、依存状態にある者は、一方で依存行動を続けたい、あるいは続けなければならないと思う反面、物質使用をやめたい、減らしたいと考えています。このように二つの相反する考えを共有する状態は「両価性」と呼ばれ、多くの依存者に認められる特性です。

## 1.2.3　行動嗜癖の特性

　ギャンブル行動症やゲーム行動症も基本的には、物質依存と同じような経過をたどります。ギャンブル・ゲームの場合には、勝ちが正の強化、負けが負の強化として働いているようです。勝ちと負けの適度の組み合わせにより維持、強化しています。依存の原型は物質依存です。物質依存を特徴づける特性、例えば、渇望、コントロール障害、物質中心の生活、物質摂取により問題が起きているが摂取継続、再発（物質摂取を一時中断しても、再開すればすぐに元の状態に戻る特性）などは、行動嗜癖にも同じように認められます。しかし、耐性や離脱症状については、国際的に意見の統一が図られていません。そのために、米国精神医学会が策定したDSM-5のギャンブル障害の診断基準にはこの2項目が入っていますが、ICD-11のガイドラインには入っていません[2, 3]。

### 1.2.4　脳内の神経生物学的メカニズム

　物質依存や行動嗜癖において、脳内の機能が変化し、依存・嗜癖を維持・悪化させるようなメカニズムが明らかになっています。例えば、物質依存者に依存対象を想起させる引き金（Cue、例えばアルコール依存の場合には酒のボトルなど）に暴露させると、非依存者に見られない過大な脳内の反応が生じます。この過大な反応に引き続いて、強い渇望が起きるとのことです。また、脳で快感を感知する回路（報酬系）の感受性が、依存の進行とともに低下し（報酬欠乏と呼ばれている）、ますます大量の薬物使用につながることもわかっています。更に、依存の進行とともに、脳の前頭前野の機能が下がり、行動の制御をしづらくなることも報告されています。これらの機能変化は、ギャンブル行動症やゲーム行動症でも確認されています。

## 1.3　● ギャンブル・ゲームが嗜癖に分類された

### 1.3.1　ギャンブル・ゲームが嗜癖の仲間入り

　医学的な分類では、ギャンブル行動症は、もともと病的賭博という名前で、嗜癖ではなく衝動制御の障害（窃盗症や放火症のように衝動のコントロールができないために起きてくる疾患）に分類されていました。実は、現在我々が臨床で使用しているICD-10では、依然として病的賭博となっています。DSMでは、DSM-IVで病的賭博となっていましたが、DSM-5ではギャンブル障害に名前を変えて、「物質関連障害および嗜癖性障害群」、つまり嗜癖に初めて分類されました。また、既述の通り、ICD-11では、病的賭博はギャンブル行動症と改名され、「物質使用症または嗜癖行動症群（disorders due to substance use or addictive behaviours)」、つまり嗜癖に分類されました。

　ゲーム行動症は、ICD-10にもDSM-IVにも関連する病名はありませんでした。DSM-5で初めて、インターネットゲーム障害の診断基準が収載されました。しかし、これは予備的診断基準で正式収載の扱いにはなっていません。ゲーム行動症は既述のICD-11で、ギャンブル行動症と同じように、初めて正式に「物質使用症または嗜癖行動症群」の仲間入りをしました。このICD-11収載は、治療や予防対策のための基準を示し、その進歩につながることから、困っている多くの若者や家族にとって大きな朗報です。

## 1.3.2　ギャンブル・ゲームがなぜ嗜癖に分類されたか[4, 5]

　それでは、なぜギャンブル・ゲームが嗜癖に分類されるようになったのでしょうか。まず、ギャンブル行動症の症状が他の衝動制御の障害の症状より、物質依存に近かったからです。更に決定的だったのは、既述のように、ギャンブル行動症に認められる脳内の神経生物学的メカニズムが衝動制御の障害より物質依存に近いことでした。また、物質依存とギャンブル行動症に共通した遺伝的背景があること、他の精神障害の合併率が高くそのパターンが両者で似通っていること、物質とギャンブル双方に依存するケースが多いこと、などもギャンブルが嗜癖であることを支持しています。

　ゲームも基本的にはギャンブルと同様です。物質依存やギャンブル行動症とゲーム行動症との間の依存行動や脳内の神経生物学的メカニズムの類似はゲームが嗜癖に分類されることを支持しています。

　さて、ギャンブル・ゲーム行動症が嗜癖に分類されるメリットは何でしょうか。それは、衝動制御の障害に比べて依存・嗜癖のほうが、予防対策や治療手法のエビデンスがはるかに豊富なため、これらの手法が生かせることです。

## 1.4　● 依存・嗜癖の原因

### 1.4.1　依存・嗜癖の原因とリスク要因

　依存・嗜癖の原因は多岐にわたります。ここでその内容を取り上げることは難しいので、ここでは依存・嗜癖のリスク要因を考えてみます。例えば、飲酒している人の中で、ある人は依存まで進みますが、別の多くの人は酒と一生うまくつき合っています。おそらく、非依存／依存の分岐に大きく関わっているのがリスク要因です。

### 1.4.2　依存・嗜癖のリスク要因[6, 7]

　**表1.1**に依存・嗜癖のリスク要因の例を、個人的要因と環境要因に分けてまとめました。これらの要因の多くは、すべての依存・嗜癖に共通するものです。また、これらの要因は、依存・嗜癖の治療や予防を考える際に検討されるべき内容でもあります。例えば、依存・嗜癖を治療する際、家族背景、精神的合併症や社会適応状況を評価し、それらに対する適切な対応が求められます。また、予防対

策を検討する場合には、社会に対する教育・啓発に加えて、依存・嗜癖対象への
アクセスをより困難にすることや、依存性の高い対象に対する制限等が検討され
るべきでしょう。

表1.1 依存・嗜癖のリスク要因の例[a]

| 要因 | | 説明 |
|---|---|---|
| 個人的要因 | | |
| | 性・年齢 | ・一般に依存・嗜癖は男性に好発。<br>・好発年齢がある。例えば、ゲーム行動症は未成年者に好発。 |
| | 使用開始年齢 | ・一般に使用開始年齢が早ければ早いほど、その後の依存・嗜癖のリスクが高まる。これはすべての依存・嗜癖に共通。<br>・使用開始年齢を遅らせることが、リスクの低減につながる可能性が示唆されている。 |
| | 遺伝的背景 | ・双生児研究等によれば、すべての依存・嗜癖のおよそ半分のリスクは遺伝が関係と示唆されている。<br>・特に、アルコール依存とアルコール代謝酵素の遺伝子多型との関係は有名。 |
| | 精神的合併症 | ・うつ病の自己治療としてのアルコールや薬物使用。<br>・衝動性の高さに関係している疾患（例えば、ADHDや非社会性パーソナリティ症）合併による使用制御障害。<br>・高率のクロスアディクション。 |
| | 社会適応 | ・社会における不適応からの逃避としての依存。 |
| 環境要因 | | |
| | 若年時の逆境 | ・子ども時代の虐待や逆境体験はすべての依存・嗜癖のリスク要因。 |
| | 家族背景 | ・親の不仲、母子・父子家庭、愛情に欠ける不安定な家族など。 |
| | 使用の助長 | ・周囲の者が物質使用やゲーム・ギャンブルを勧める、あるいは寛容。 |
| | 依存対象へのアクセス | ・物質の入手が容易（例、コンビニの酒、たばこ）。<br>・アクセスしやすい（例、パチンコ）。<br>・いつでもどこでもできる（例、スマホ）。 |
| | 依存しやすさ | ・より依存性の高い薬物の使用。<br>・嗜癖性の高いギャンブル（例、電子ゲーム機）やゲーム（例、シューティングゲーム）。 |

a）既存の文献等を参考に筆者が作成。

第1章 依存・嗜癖について

## 1.5 ● 依存・嗜癖の診断

### 1.5.1 　使用する診断ガイドライン

　既述の通り、本節ではICD-11の物質使用症または嗜癖行動症群の内容を簡単に説明します（**図1.2**）。図中のそれぞれの診断カテゴリーについては後述します。物質使用症群の場合、この図のカテゴリー以外に、物質中毒や物質離脱など10カテゴリーありますが、ここでは重要と思われるものを抜粋しています。

　また、ここではICD-11の「精神・行動、または神経発達の疾患群（第6章）」の「物質使用症または嗜癖行動症群」ではなく、「健康状態又は保健医療サービス利用に影響する要因（第24章）」に収載されている「危険な使用（hazardous use）」についても取り上げました。現在は、健康問題を引き起こしていないが、このままの使用を続けていると、そのリスクが高い状態です。

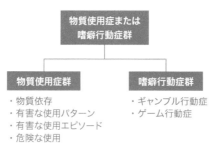

図1.2　ICD-11による分類

### 1.5.2 　物質使用症群

　**表1.2**は、物質使用症群の中で、図1.2に示した診断カテゴリーとそれぞれのガイドラインを示しています。表の内容は、ガイドラインそのものではなく、筆者によるまとめだとご理解ください。

　表の通り、物質依存はICD-10の6項目から3項目に減り、2項目以上満たす場合に依存と診断されます。これは、DSM-IVの7項目がDSM-5の11項目に増えたのと対照的です。WHOからは、臨床現場でより簡便に使ってもらうための工夫と聞いています。

　精神作用物質の有害な使用パターン（harmful pattern of psychoactive

表1.2　ICD-11の物質使用症の診断カテゴリー（抜粋）[a]

| カテゴリー | ガイドライン |
|---|---|
| 物質依存 | 1）以下の3項目のうち2項目を満たす。<br>・物質使用の制御障害。<br>・健康維持や日常活動など人生の他の側面よりも物質使用を優先することが多くなっており、害の発生にもかかわらず物質の使用が持続、または増加。<br>・物質に対する耐性または物質からの離脱症状。<br>2）依存の特性は通常、過去12ヵ月以上の期間にわたり明らかにみられるが、診断は、使用が3ヵ月以上継続されている場合（毎日またはほぼ毎日）に下すことができる。 |
| 精神作用物質の有害な使用パターン | 1）物質使用により、臨床的に明確な身体または精神的問題が生じている。または、物質使用に誘発された行動が、他者に対する臨床的に明確な健康障害を引き起こしている。<br>2）物質使用がエピソード的であれば最低12ヵ月、持続性であれば最低1ヵ月継続する必要がある。<br>3）物質依存までには至っていない。 |
| 精神作用物質の有害な使用エピソード | 1）物質使用の単一エピソードが、その個人の身体的または精神的障害を引き起こしている、または、結果的に他者の健康障害を引き起こしている。<br>2）この診断は患者の物質使用歴に関する情報が入手できないような診療場面や、患者が使用状況を説明できず、家族等からの情報も得られない時に使用される。<br>3）後により正確な情報が得られた場合、診断は有害な使用パターンや物質依存に変更されることもある。 |
| 物質の危険な使用 | 1）危険な使用は、「頻度や量において、本人または周囲の者に明確に身体的または精神的健康障害を引き起こすレベルには達していないが、そのために保健の専門家から注意やアドバイスを受ける程度の物質使用パターン」と定義されている。<br>2）危険な使用は、本人または他者の身体的または精神的問題を実際には起こしていない場合に適用される。<br>3）物質依存または有害な使用パターンと診断される場合には、危険な使用とは診断できない。 |

a）ICD-11の診断ガイドラインの概要を筆者がまとめたもの。

substance use）は、ICD-10の有害な使用と似通っています。簡単に言うと、物質使用により健康問題が生じているが、依存とまでは診断できない状態です。しかし、全く異なるのは、本人の物質使用による問題が他者の健康問題を引き起こしている場合にも、本人の有害な使用パターンと診断できることです。これは、

物質使用に関してWHOが他者への害を重要視していることを示しています。この考え方は、有害な使用エピソードや危険な使用にも反映されています。

　精神作用物質の有害な使用エピソード（episode of harmful use of psychoactive substance）は、ICD-11で新設されたカテゴリーです。救急外来などで、患者が物質使用による健康問題を引き起こしているにも関わらずその背景が不明の場合に一時的に付与される診断名です。時間経過とともに、状況が明らかになった場合、物質依存など他のより適切なカテゴリーに診断が変更されます。

　物質の危険な使用については、すでに説明しました。これも、ICD-11で初めて明文化されたカテゴリーです。

### 1.5.3　嗜癖行動症群

　**表1.3**にギャンブル行動症の診断ガイドラインを掲載しました。ゲーム行動症のガイドラインもほぼ同一の内容なので、ギャンブルをゲームに置き換えればゲーム行動症のガイドラインになります。表中の1）の3項目と3）の1項目をすべて満たし、その期間が12ヵ月以上であれば、ギャンブルまたはゲーム行動

表1.3　ICD-11の嗜癖行動症の診断カテゴリー[a]

| カテゴリー | ガイドライン |
|---|---|
| ギャンブル行動症（ギャンブルをゲームに置き換えればゲーム行動症） | 1）持続的または反復的なギャンブル行動のパターンで、これはオンラインの場合もオフラインの場合もある。診断には以下のすべてを満たす必要がある。<br>・ギャンブル行動に関する制御障害。<br>・ギャンブルの優先度が増しており、他の生活の楽しみや日常活動よりもギャンブルが優先。<br>・悪影響が出ているにもかかわらず、ギャンブルが持続またはエスカレート。<br>2）ギャンブル行動は長期間にわたっている（例えば、12ヵ月）。<br>3）ギャンブル行動は、個人生活、家族生活、社会生活、学業、職業あるいは他の重要な機能領域において明確な苦痛または障害を引き起こしている。 |
| 危険なギャンブル行動または賭け事、危険なゲーム行動 | 物質の危険な使用と内容は同一。 |

a) ICD-11の診断ガイドラインの概要を筆者がまとめたもの。

症と診断されます。しかし、以上の4項目を満たしかつ重症な場合には、それより短く（例えば、6ヵ月）とも、診断可能とされています。なお、それぞれの診断の下位項目に、主にオンラインと主にオフラインの分類があり、いずれかを診断に付記できます。昨今、コロナの影響で、ギャンブルのオンライン化が進行しているので、重要な情報かもしれません。

　表1.3のように、嗜癖行動症群には、有害な使用パターンおよび有害な使用エピソードのカテゴリーは存在しません。これらのカテゴリーの存在の有無、および存在する場合にその臨床特性などが確立されていないために収載されていないと、WHOからは聞いています。なお、危険な使用に関しては、物質使用と同じ内容です。

### 1.5.4　スクリーニングテスト

　スクリーニングテストは、診断の補助や疫学調査での有病率推計などに使用されます。それぞれの依存・嗜癖に多くのテストが開発・標準化されていますが、個々の内容については、各依存・嗜癖のパートに譲ります。

■文献

1) World Health Organization. The ICD-10 Classification of Mental Health and Behavioural Disorders : Clinical Description and Diagnostic Guidelines. WHO, Geneva, 1992（融道男，中根允文，小宮山実（監訳）ICD-10 精神および行動の障害：臨床記述と診断ガイドライン．医学書院，1993）.

2) World Health Organization. ICD-11 for Mortality and Morbidity Statistics. https://icd.who.int/browse11/l-m/en（2022年7月アクセス）.

3) American Psychiatric Association. Diagnostic and Statistical Manual of Mental Health Disorders, Fifth Edition（DSM-5）．American Psychiatric Association, 2013（日本精神神経学会翻訳監修．DSM-5 精神疾患の診断・統計マニュアル，医学書院，2014）.

4) Fauth-Bühler M, Mann K, Potenza MN : Pathological gambling : a review of the neurobiological evidence relevant for its classification as an addictive disorder. Addiction Biology, 22（4）: 885-897, 2017.

5) Fauth-Bühler M, Mann K : Neurobiological correlates of internet gaming disorder : similarities to pathological gambling. Addictive Behaviors, 64 : 349-356, 2017.

6) Hodgins DC, Stea JN, Grant JE. Gambling disorder. Lancet 378 : 1874-1884, 2010.

7) King D, Delfabbro P. Internet Gaming Disorder, Academic Press, 2019（樋口進監訳．ゲーム障害：ゲーム依存の理解と治療・予防，福村出版，2020）.

## 2　心理社会的治療

相模ヶ丘病院　澤山　透

### 2.1 ● 依存症の治療で大きな役割を果たす心理社会的治療

わが国における依存や嗜癖の薬物療法で保険適用のあるものは、アルコール依存とニコチン依存に限られます。その他の物質依存（覚醒剤などの違法薬物）や行動嗜癖（ギャンブル行動症やゲーム行動症）では、依存や嗜癖に伴う二次的な精神症状（幻覚、妄想、うつ症状、不眠など）への対症療法として薬物療法を行うことはあっても、依存や嗜癖行動の改善に直接的に作用する保険適用の薬物療法はありません[1]。したがって、依存や嗜癖の治療において、心理社会的治療は大きな役割を果たしています。

一口に依存や嗜癖の心理社会的治療といっても、それは、集団精神療法、個人精神療法、認知行動療法、動機づけ面接、内観療法、森田療法、運動療法、作業療法、社会技術訓練、ブリーフインターベンション（早期介入）、家族療法、自助グループ、など多岐にわたります[2,3]。紙面の関係もあるため、本章においては、新アルコール・薬物使用障害の診断治療ガイドライン[3]において、主な心理社会的治療として位置づけられている動機づけ面接、認知行動療法、集団精神療法について述べることとします。また、ブリーフインターベンション（早期介入）、家族療法、自助グループの解説は、他章に譲ります。

### 2.2 ● 動機づけ面接

依存症者への援助を個人で行うにしてもグループで行うにしても、受容・共感的な態度で患者に接することはとても重要です。これは、依存症者に対して心理教育や認知行動療法などを行う際も同様です。

動機づけ面接とは、米国のミラーと英国のロルニックが開発した対人援助のためのカウンセリング技法であり、変化に対する動機と決意を強化するための協働的な対話法です[4]。面接者は、受容・共感的な態度で接しながら、同時に患者の「変わりたい」という気持ちを喚起・強化し行動変化を促していくというスタイルをとっています。そして、動機づけ面接は、他の治療の代わりに行うようなも

のではありません。むしろ、実際の臨床では何か他の治療をしながら、同時に動機づけ面接も行うことになります（認知行動療法、心理教育、服薬指導、個人精神療法、集団精神療法などを動機づけ面接を用いながら行う）。

受容・共感的に面接しながら、患者自身の中にある変わるべき理由や動機を探索・喚起・強化するために、面接者は「動機づけ面接の精神」と「中核的スキル」について理解・実践する必要があります。

## 2.2.1 動機づけ面接の精神（PACE）

「動機づけ面接の精神」とは、動機づけ面接を実践する際に基盤となる面接者の姿勢や態度のことです。動機づけ面接の精神には、以下の4つがあり[4, 5]、それぞれの英語の頭文字をとって、PACE（ペース）と呼ばれています。

・協働（Partnership）：患者と協力して問題解決にあたる。
・受容（Acceptance）：患者の自律性と価値観を尊重する。
・思いやり（Compassion）：患者の福祉向上を第一優先とする。
・喚起（Evocation）：患者の本来持っている内的な動機を引き出す。

つまり、動機づけ面接は、「面接者が一方的に解決策を指示するのではなく、患者と協力して（協働）、面接者が患者の言動について修正したい衝動に駆られても、まずは患者の考えや意見に耳を傾け（受容）、面接者の利益や都合ではなく、患者の回復を第一に考え（思いやり）、患者の中にある前向きな考えや価値観を引き出す（喚起）」というスピリットを持って行う必要があります。

## 2.2.2 動機づけ面接の中核的スキル

動機づけ面接の中核的スキルには、以下の4つがあります[4, 5]。それぞれの英語の頭文字をとって、OARS（オールズ）と呼ばれています。

・開かれた質問（Open question）：「はい」「いいえ」で答えられない質問。
・是認（Affirming）：相手の強みや前向きな言動を見つけて、それについて言及する。
・聞き返し（Reflective listening）：相手の発言をそのまま、あるいは相手の状況、考え、感情を推測し、発言の意味をより明確にした表現（質問文の形式ではなく、肯定文もしくは否定文の形式）で返す（聞き返しには、「単純な聞き返し：相手の発言を繰り返す、または発言を少しだけ言い換える」と「複雑な聞き返し：直接述べられなかったことを推測して聞き返す」の2種類がある）。

　・要約（Summarizing）：相手の話したことや考えを整理し、まとめる。
　動機づけ面接を実践するためには、「動機づけ面接の精神（PACE）」を持ちながら、中核的対話スキルであるOARSを使って、受容・共感的に面接するとともに、面接者が意図的に患者の変化に向かう発言（チェンジトーク）を増やし、現状維持に向かう発言（維持トーク）を減らすように働きかけます。そして、依

表2.1　チェンジトークを引き出したり強化したりするためのOARSの具体例

| | |
|---|---|
| 開かれた質問<br>Open question | ・お酒については、今後どのようにしたいですか？（願望）<br>・もしアルコールをやめると決心したら、どうやればできそうですか？（能力）<br>・なぜ、大麻をやめたほうがよいと考えたのですか？（理由）<br>・覚醒剤をやめたら、どんなよいことがありそうですか？（理由）<br>・パチンコについては、どのようにしなければいけないと思いますか？（必要性）<br>・今後、オンラインゲームについてはどうなさるおつもりですか？（決意） |
| 是認<br>Affirming | ・断薬できたかどうかカレンダーに記録したんですね（相手のよい考えや行動を見つけて、言及する）<br>・○○さんは忍耐強いですね（相手の特性やスキルを見つけて、言及する）<br>・いや～、この1週間の○○さんの頑張りには脱帽しました（好意的評価を伝える）<br>・3回ほど酒を飲んだということですが、それ以外の日は飲まなかったんですね（望ましくない行動を是認の枠にはめ直す：リフレイミング） |
| 聞き返し<br>Reflective listening | 「家族のためにも酒をやめたいと思うんですが（チェンジトーク）、イライラすると、つい酒を飲んでしまいます（維持トーク）」という患者の発言を聞き返した場合の例<br>・家族のためにも酒をやめたいとは思うんですね（チェンジトークを選択して聞き返す：チェンジトークのみを聞き返すことで、チェンジトークの更に詳しい説明と探求を引き出す）<br>・家族のためにも酒をやめたいという気持ちも“少し”あるんですね（チェンジトークを弱めに聞き返す：弱めて聞き返したほうが、患者はその内容について更に話したくなる）<br>・酒をやめて、家族と仲よく暮らすことは、○○さんにとって大事なことなんですね（チェンジトークを深めて聞き返す：感情・価値観について聞き返すことで、より強い動機を引き出す） |
| 要約<br>Summarizing | ・ここまでの話を少しまとめますね。○○、△△ということですね。このようなまとめでよろしいですか？　何か訂正したいことや付け足したいことはありますか？ |

存症者を行動変容に結びつけていくのです（チェンジトークを引き出したり強化したりするための OARS の具体例を**表2.1**に示す）。

## 2.3 ● 認知行動療法

　（依存症領域の）認知行動療法とは、これまでの依存や嗜癖行動に対する考え方や捉え方を患者自身が振り返って修正したり、再発の危険性の高い状況へ対処したり、依存や嗜癖に代わる行動を強化したりする心理療法です。わが国において、依存症者に対する認知行動療法は、ワークブックなどを用いたグループ療法として行われることが多いですが、ワークブックを使用せずに通院などの個人精神療法の中で、認知行動療法のエッセンスを活かした質問や助言を行って、依存や嗜癖行動に対する考え方の修正や再発リスクへの対処法の検討などを行うことも可能です。依存症の認知行動療法は、「認知的技法（認知再構成法）」と「行動的技法（認知行動的対処技術療法）」の2つに大別されます[6]。

### 2.3.1　認知的技法（認知再構成法）

　認知的技法（認知再構成法）とは、これまでの依存・嗜癖行動に対する認知（考え方や捉え方）を同定し、その妥当性を検証し、非現実的な認知を現実的・適応的な認知に修正する方法です（**表2.2**に認知再構成法の具体的な例を示す）。その際、患者の非適応的な認知を医療者が直接的に指摘するのではなく、質問という形式によって、患者の認知の根拠を探ったり、別の見方ができないか検討したりして、患者の認知の矛盾に焦点を当てていきます。医療者が教育的に別な視

**表2.2　認知再構成法の具体例（アルコール依存のケース）**

| ① | 飲酒行動に伴う認知（考え方や捉え方）を同定する | ・ストレス解消には酒が必要だ<br>・ちょっとだけ飲むなら大丈夫 |
|---|---|---|
| ② | 飲酒行動に関する認知の妥当性を検証する | ・本当にそうだろうか？<br>・その根拠は？<br>・反証はないか？<br>・別の見方はできないか？ |
| ③ | 飲酒行動に関する不適切な認知を現実的・適応的な認知に修正する | ・酒以外のストレス解消法もあるかもしれない<br>・ちょっと飲むと止まらなくなってしまう<br>・自分はちょっとの酒も飲んではいけない |

点を提示することはありますが、最終的に依存・嗜癖に対する認知をどのように考えるかは、患者が答えを出すように導いていくことが大切となります。また、認知再構成法と併せて、これまでの依存・嗜癖問題のアセスメントや依存症に関する心理教育を行うことが一般的です。

### 2.3.2　行動的技法（認知行動的対処技術療法）

行動的技法（認知行動的対処技術療法）とは、再発の危険性の高い状況に対処したり、依存・嗜癖に代わる行動を強化したりする技法です[7]。通常、新しい技法を患者に紹介する際には、まず医療者がその技法の理論的根拠や有用性について説明します。その後、患者に医療者や（集団療法の場合は）他の患者と一緒に再発への対処法や依存・嗜癖に代わる行動などを検討させたり、ロールプレイをさせたりします[8]。主な行動的技法を以下に述べます。

#### ⑴自己監視法（self-monitoring）

依存・嗜癖行動を行った時間、（アルコールや薬物の）摂取量、ギャンブルやゲームに使った金額、場所、同伴者、気分、思考、欲求の強さ、などを患者自身が記録します。どういう状況でやりたくなるのか（あるいは抑制されるのか）、といったことを知ることができ、対策が立てやすくなるとともに、患者が治療に対しても能動的になることが期待されます。単に記録するだけでも依存・嗜癖行動が減ることもあります。

#### ⑵刺激統制法（stimulus control）

依存・嗜癖行動の引き金になりやすい危険な状況を回避するようにします。危険な状況に早く気づいて、その場から立ち去ったり、あらかじめ特定の場所や人物を避けたりします（例：飲み会に行かない、家に酒を置かない、一緒に違法薬物を使用していた仲間に会わない、パチンコ店の近くを歩かない、など）。

#### ⑶主張訓練（assertive training）

酒や違法薬物、ギャンブルなどの依存・嗜癖行動を誰かに誘われた時に、どのように断るかを事前に考え、はっきりと断る練習をします。

#### ⑷適応的対処スキル（adaptive responses to stimuli）

依存・嗜癖行動にいたる状況を回避することが容易でない場合、どのような対

処法があるかグループなどで討論したり、その状況に対する対処スキルを身につける練習をしたりします（例：アルコールの代わりにソフトドリンクを飲む、酒を飲まない人のそばにいる、他者に援助を求める、依存・嗜癖行動に起因した不快な体験を思い出す、など）。

### ⑤代替行動法（alternative behavior）

時間を持て余して依存・嗜癖行動をすることのないように、日々のスケジュールを立てます。依存・嗜癖行動に代わる楽しい活動を計画し、その活動を増やしていきます（例：散歩、ジョギング、読書、動画を見る、ペットと遊ぶ、習い事を始める、釣りに行く、など）。

### ⑥その他

依存・嗜癖行動の欲求などに対する直接的な対処法ではないが、コミュニケーションスキル訓練、認知行動的ムードマネジメント訓練などを行うことで、適切に対処しなければ再発のリスクを高めてしまう状況にうまく対応できるようにします。

## 2.4 ● 集団精神療法（依存症社会復帰プログラム）

わが国の依存症の集団精神療法は、1963年に日本で初めてアルコール専門病棟が、国立療養所久里浜病院（現 国立病院機構久里浜医療センター）に設置されたことにはじまります。同院では、アルコール依存者を、開放病棟において、患者の同意に基づく入院形態で、集団で治療プログラムを行う、という当時のアルコール医療の常識をくつがえす試みが行われ、それまでの閉鎖病棟での閉じ込め型の治療から患者主体の治療へと大きく方向転換を遂げました[9]。

1970年代になり、この集団精神療法を柱とした治療システムは、「久里浜方式」「ARP（Alcoholism Rehabilitation Program：アルコールリハビリテーションプログラム）」などと言われるようになり、日本全国のアルコール専門医療機関において行われるようになりました。ARPの中には、依存症に関する心理教育、患者同士のミーティング、作業療法、運動療法、レクリエーション、酒歴発表、自助グループ参加、外泊練習などの各種心理社会的治療に加え、離脱症状や身体疾患の検査および治療、抗酒薬の服用などが組み込まれています。

1980年代になると、入院施設を持たないアルコール専門クリニックが各地に

開院し、自助グループと連携しながら、クリニックのデイケアにおいても、このような患者の同意に基づく集団精神療法が行われるようになりました[10]。そして、この集団精神療法は他の依存症の治療においても行われるようになり[11]、2000年代になると、小集団における認知行動療法もプログラムの一つとして組み込まれるようになりました[12]。

依存症の治療に集団精神療法が好まれる理由は、単に個人精神療法よりも効率がよいということだけではありません。患者が自己を洞察し、回復への動機づけを得るために、医療者よりも同じ病気の仲間の発言あるいは助言のほうが共感を得やすく、治療の中で主体的になることが期待できる点が大きな理由です[2]。また、依存症者は、その依存・嗜癖行動が引き起こした問題のため周囲から孤立していることが多いため、同じ病気の仲間と交流することによって孤独感が緩和されるといった利点もあります。また、集団精神療法への参加が自助グループへの橋渡しになることも期待されます。

## 2.5 ● 心理社会的治療の効果を高めるために

医療者として、依存症者の治療を考える時に、「外来治療がよいのか、入院治療がよいのか」、あるいは「（通院のような）個人精神療法がよいのか、集団精神療法がよいのか」などと迷うことがあるかもしれませんが、大切なことは、（周囲から強制するのではなく）患者個人の選択を尊重し、治療への主体性を引き出すような医療者の姿勢です。頭ごなしに「どうせやめられないのだから、入院しなさい」とか「とにかくこのプログラムに参加しなさい」などと強制するのではなく、まずは患者自身がどのような治療を望むかを聞いたうえで、今後の治療について患者と医療者が一緒に相談し計画を立てていくといった協働的なプロセスがとても重要です。そして、このようなプロセスが患者との良好な治療関係を構築し、心理社会的治療の効果をより高めることになるでしょう。

■文献
1）宮田久嗣：依存症：治療の基本　薬剤・薬物治療．精神科 Resident, 2（2）：93-95, 2021.
2）村上優，小沼杏坪，小田昌彦ほか：心理社会的治療．アルコール・薬物関連障害の診断・治療ガイドライン（白倉克之，樋口進，和田清編），p41-56，じほう，2003.
3）新アルコール・薬物使用障害の診断治療ガイドライン作成委員会監修：心理社会的治療．新アルコール・薬物使用障害の診断治療ガイドライン，p20-21，新興医学出版社，2018.

4）Miller, W. R., Rollnick, S.：Motivational Interviewing：Helping People Change, 3rd ed., Guilford Press, 2013.（原井宏明監訳：動機づけ面接　第3版（上・下巻），星和書店，2019.）

5）加濃正人：禁煙の動機づけ面接法，中和印刷，2015.

6）井上和臣：認知療法．アルコール依存症の治療 精神科 Mook No.30（中沢洋一編），p49-57，金原出版，1994.

7）Monti, P.M., Kadden, R.M., Rohsenow, D.J., et al.：Treating alcohol dependence：A coping skills treating guide, 2nd ed., Guilford Press, 2002.

8）Marlatt, G.A., Donovan, D.M.（Eds.）：Relapse prevention：maintenance strategies in the treatment of addictive behaviors, 2nd ed., Guilford Press, 2005.（原田隆之訳：リラプス・プリベンション：依存症の新しい治療，日本評論社，2011.）

9）湯本洋介，樋口進：久里浜におけるアルコール依存症治療の変遷．Frontiers in Alcoholism，4（2）：100-104，2016.

10）小杉好弘：アルコール症の専門外来医療．医学のあゆみ，222（9）：737-741，2007.

11）村上優：心に鍵をかける：自助グループとの連携による治療．精神医学，43（5）：485-491，2001.

12）澤山透，米田順一，白川教人ほか：認知行動療法を中心としたアルコール依存症の新入院治療プログラム．精神経誌，106（2）：161-174，2004.

第2章　心理社会的治療

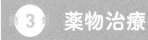

# 第3章　薬物治療

国立病院機構琉球病院　真栄里 仁

## 3.1 ● アルコール依存の薬物療法

　本章は依存の薬物治療がテーマですが、大麻や覚醒剤などの薬物依存の薬物療法は、中毒性精神病症状の幻覚・妄想等に対する薬物治療に限定されており、断薬目的の治療薬がないことや、ギャンブル行動症などの行動嗜癖等についても薬物療法が模索中であるため、主にアルコール依存の薬物療法について述べていきます。

　アルコール依存では、薬物療法は、医療機関受診、自助グループ参加と並ぶ治療の三本柱の一つです。しかし薬物療法を受けているのは患者全体の1割未満に過ぎません[1]。原因としては受療率の低さが大きいですが、依存医療関係者の薬物療法に対する関心の低さも影響しています。しかし治療効果を得るのに必要な人数であるNNT（number needed to treat、治療必要例数）で見た時に、断酒維持に用いられるアカンプロサート（レグテクト®）の再飲酒防止のNNTは12であり、降圧薬の卒中予防のNNT＝67、経口血糖降下薬のメトホルミン（メトグルコ®）の10年間死亡予防のNNT＝14に比べても優れており[1]、依存における薬物療法の重要性を示しています。

　アルコール依存の治療時期は、1. 断酒直後の離脱期、2. 離脱期の後の断酒・節酒維持期に大別され、使用する薬剤や治療目的も大きく異なっています。

### 3.1.1 　離脱期

　大量・長期間の飲酒は身体依存、すなわち脳神経細胞の神経順応を生じます。この状態で飲酒の中断、減量が起こると、血中アルコール濃度が低下し、GABA刺激減少、グルタミン酸刺激増加、カルシウムの細胞内流入増加によって、手指の震え、落ち着きのなさ、不眠、悪夢、散発的な発汗、頻脈、発熱、嘔気、嘔吐、けいれん、幻覚、易怒性増大、振戦、離脱せん妄などの離脱症状が出現します[2,3]。発現時期は最終飲酒から数時間～1週間頃（ピークは最終飲酒から24時間後）が多いです。睡眠薬や抗不安薬など、アルコール以外の中枢神経抑制剤でも離脱症状の原因となる身体依存性は有していますが、アルコールは比

較的強い身体依存性を持っており[4]、断酒の大きな妨げとなっています。更に離脱期には、離脱けいれんなど致死的エピソードが起こることもあり、離脱症状の適切な評価と治療が必要です。

### ① 使用薬剤

　アルコール依存者の約半数に離脱症状が出現しますが、基本的には時間の経過とともに改善します。そのため薬物療法は重篤な離脱症状のリスクが高い依存者に対して施行します。薬剤として抗てんかん薬、β-ブロッカー、α-アゴニスト、あるいは過去においては実験的にアルコールが用いられたこともありますが、通常は安全性・有効性の面からベンゾジアゼピン系薬剤（Benzodiazepines：BZD）が第一選択薬です。

　離脱症状の評価には、離脱症状に特化した評価尺度であるClinical Institute Withdrawal Assessment for Alcohol, revised form（CIWA-Ar）（**図3.1**）[5,6]が用いられます。海外ではCIWA-Arで離脱症状を定期的に評価し、CIWA-Ar得点が一定以上となった時点でBZDを投与する“症状引き金療法”が推奨されていますが、煩雑という欠点もあり、日本では一定量のBZDを事前に設定したスケジュールに従って投与する“固定スケジュール法”が一般的です。

　薬物療法の積極的な対象となるのは、一般的にはCIWA-Ar得点15点以上であり[7]、意識せずに診察しても明らかに離脱が出ていることがわかるようなレベルです。逆に離脱症状が一見わからない症例（CIWA-Ar10点未満）には積極的な薬物療法は基本的に不要です。また最終飲酒からの経過日時も薬物療法の適応を判断する材料となります。

　一方CIWA-Ar得点が低い場合でも、朝酒の習慣、肝機能の指標AST80以上、BZD使用歴、振戦せん妄の既往、2回以上のアルコール治療プログラムの既往[8]、離脱けいれんの既往[7]、幻覚、失見当識[9]、低カリウム血症、血小板低下、脳器質性疾患[10]などは、重症離脱症状のハイリスクであり、CIWA-Ar得点が低くても積極的に予防的な薬物療法を検討します。

　具体的な薬剤の種類としては、ジアゼパム（セルシン®、ホリゾン®）[11]やロラゼパム（ワイパックス®）[12]などを推奨する意見もありますが、どのBZDも交叉耐性、すなわちアルコールの代替として離脱症状を緩和し、けいれんやせん妄のリスクを下げる効果があることから、主に副作用の違いや患者特性などを考慮して薬剤選択を行います。

　日本では多くの臨床家にとって、ジアゼパム（セルシン®、ホリゾン®）が使

## 1、嘔気・嘔吐

「胃の具合が悪いですか」「吐きましたか」

（以下の選択肢の中からひとつ選択する、以降の設問でも同様）

| | |
|---|---|
| 嘔気・嘔吐なし | 0点 |
| 嘔吐を伴わない軽度の嘔気 | 1点 |
| むかつきを伴った間欠的嘔気 | 4点 |
| 持続的嘔気、頻繁なむかつき、嘔吐 | 7点 |

## 2、振戦

上肢を前方に伸展させ、手指を開いた状態で観察

| | |
|---|---|
| 振戦なし | 0点 |
| 軽度振戦：視診で確認できないが、触れるとわかる | 1点 |
| 中等度振戦：上肢伸展で確認できる | 4点 |
| 高度振戦：上肢を伸展しなくても確認できる | 7点 |

## 3、発汗

| | |
|---|---|
| 発汗なし | 0点 |
| わずかに発汗が確認できるか、手掌が湿っている | 1点 |
| 前頭部にも明らかな滴状発汗あり | 4点 |
| 全身の大量発汗 | 7点 |

## 4、不安

「不安を感じますか」

| | |
|---|---|
| 不安なし、気楽にしている | 0点 |
| 軽い不安を感じている | 1点 |
| 中等度不安、または警戒しており不安であると判る | 4点 |
| 重篤なせん妄や統合失調症の急性期に見られるようなパニック状態と同程度の不安状態 | 7点 |

## 5、焦燥感

| | |
|---|---|
| 行動量の増加なし | 0点 |
| 行動量は普段よりやや増加している | 1点 |
| 落ち着かずそわそわしている | 4点 |
| 面談中、うろうろ歩いたり、のたうち回っている | 7点 |

## 6、触覚障害

「かゆみ、ピンでつつかれるような感じ、やけつくような感じや、感覚が麻痺したり、皮膚に虫が走っているような感じがしますか」

| | |
|---|---|
| なし | 0点 |
| 掻痒感、ピンでつつかれるような感じ | 1点 |
| 上記症状が中等度にある | 2点 |
| 上記症状が高度にある | 3点 |
| 軽度の体感幻覚（虫這い様感覚） | 4点 |
| 中等度の体感幻覚 | 5点 |
| 高度の体感幻覚 | 6点 |
| 持続性体感幻覚 | 7点 |

**7、聴覚障害**

「まわりの音が気になりますか。それは耳障りですか。そのせいで怖くなることがありますか。不安にさせるような物音は聞こえますか。ここにはないはずの物音が聞こえますか」

| | |
|---|---|
| なし | 0点 |
| 物音が耳障りか、物音に驚くことがあるが軽度 | 1点 |
| 上記症状が中等度にある | 2点 |
| 上記症状が高度にある | 3点 |
| 軽度の幻聴 | 4点 |
| 中等度の幻聴 | 5点 |
| 高度の幻聴 | 6点 |
| 持続性幻聴 | 7点 |

**8、視覚障害**

「光が明るすぎますか。光の色が違って見えますか。光で目が痛むような感じがしますか。不安にさせるようなものが見えますか。ここにはないはずのものが見えますか」

| | |
|---|---|
| なし | 0点 |
| 光に対し軽度に過敏 | 1点 |
| 中等度に過敏 | 2点 |
| 高度に過敏 | 3点 |
| 軽度の幻視 | 4点 |
| 中等度の幻視 | 5点 |
| 高度の幻視 | 6点 |
| 持続性幻視 | 7点 |

**9、頭痛・頭重感（めまいは採点しないこと）**

「頭に違和感がありますか。バンドで締め付けられるような感じがしますか」

| | |
|---|---|
| なし | 0点 |
| ごく軽度 | 1点 |
| 軽度 | 2点 |
| 中等度 | 3点 |
| やや高度 | 4点 |
| 高度 | 5点 |
| 非常に高度 | 6点 |
| 極めて高度 | 7点 |

**10、見当識・意識障害**

「今日は何日ですか。ここはどこですか。私は誰ですか」

| | |
|---|---|
| 見当識は保たれており、3つを連続して言う事が出来る | 0点 |
| 3つを連続して言うことができないか、日付があいまい | 1点 |
| 日付の2日以内の間違い | 2点 |
| 日付の3日以上の間違い | 3点 |
| 場所か人に対する失見当識がある | 4点 |

総合得点：　　　／67点満点

採点者：

図3.1　CIWA-Ar[5, 6]

い慣れていることもあり、離脱症状の治療でもルーチンに用いられることが多いですが、対象によっては薬剤の作用時間も考慮する必要があります。長時間作用型には離脱けいれんや反跳現象のリスクが少なく、短時間型は過鎮静のリスクが少ないというメリットと、その反面のデメリットがあります。例えばロラゼパム（ワイパックス®）は、短時間型で、かつ代謝物が活性を持たないため、肝機能障害、高齢者、せん妄や認知症などの患者に適しており、クロルジアゼポキシド（コントロール®、バランス®）は長時間型で作用が緩徐なため、処方薬依存となるリスクが低いです。一方、ジアゼパム、アルプラゾラム（コンスタン®、ソラナックス®）やロラゼパムは、強力で急激な効果発現があり、離脱症状治療に効果的でよく用いられていますが、乱用に注意する必要があります。

　投与量は離脱症状の程度に応じて調整します（例：ジアゼパム1回2～10 mg、1日3回投与で開始し症状によって漸減）[13]。離脱症状は概ね1週間以内に収まることや処方薬依存のリスクもあり、処方期間はなるべく短期間（原則1週間以内、遷延化した場合でも4週以内）の処方とすることが望ましいですが、実際の臨床では不眠の慢性化などのために、離脱症状改善後も睡眠薬などのBZDを長期間投与することが多いです。

### ②ウェルニッケ脳症

　離脱期には脱水、電解質異常、ビタミン欠乏等、様々な身体面での問題が生じていることが多いですが、最も注意すべき合併症はウェルニッケ脳症です。ウェルニッケ脳症はチアミン（ビタミン$B_1$）欠乏症の一つで、軽症では頭痛や倦怠感、易刺激性、腹部違和感など非特異的な症状が見られる程度ですが[14]、重症になるとウェルニッケ脳症特有の症状が急激に出現します。古典的な三徴は、精神状態の変化、眼筋麻痺、失調性歩行となっていますが、剖検例の研究をまとめた報告では精神状態の変化82％、眼筋運動麻痺や眼振等の眼症状29％、歩行障害などの失調症状23％となっています[15]。

　ウェルニッケ脳症は死亡率も高いため、疑われる症例では、検査結果や診断確定を待たずに迅速にチアミンを投与します。しかしチアミンの用量、投与方法、投与回数、治療期間については一日1500 mg投与（チアミン500 mg、1日3回点滴静注で2～3日投与し、反応があれば更に250 mgを3～5日）から[16]、50～100 mgのチアミンを1日1回筋注または静注する方法（日数未定）[17]まで様々な方法が提案されており、明確なエビデンスはありません。投与方法については、経口薬投与は1日あたりの吸収量が限られるため非経口が原則であり、また筋注

よりも点滴静注が望ましいです。なお日本での保険診療の上限は50 mg/日となっていますが、これまで記したように十分量とは言えないため、筆者は、食事摂取不良などウェルニッケ脳症のリスクがある症例には100 mg/日、ウェルニッケ脳症を疑う症例には500 mg/日のチアミン点滴静注を行っています。

また、同じくチアミン欠乏で生じる脚気（beriberi）では、高拍出性うっ血性心不全（脚気心）が見られることがありますが、脚気心の症例にチアミン投与後、動脈拡張が急速に改善したため末梢血管抵抗増大、低心拍出量、肺うっ血を招いて数日で死亡した例が報告されており[18]、脚気心を有する症例ではチアミン投与後の慎重なモニタリングが必要です。

### ③振戦せん妄

離脱症状の一つである振戦せん妄は、初期の離脱症状出現後、3日以内に始まり、1～8日もしくはそれ以上続くことが多いです[19]。離脱症状の中でも、アルコール離脱けいれんと並んで重症アルコール離脱症状に分類されます[19]。アルコール依存の中で振戦せん妄の生涯有病率は5～10%[20]と稀な疾患ではありません。症状としては、振戦、著しい発汗、精神運動興奮、幻覚、著しい見当識障害など、通常のせん妄症状に加えて自律神経症状を中心とするアルコール離脱症状が見られます。

振戦せん妄の治療は、ICUでの離脱症状管理が主流の海外ではBZD大量投与が基本です。これに対し日本では、振戦せん妄も精神科で治療されるため、ハロペリドール（セレネース®）や非定型の抗精神病薬も併用されることが多くガイドライン上も認められています。また海外の一部のガイドラインでもハロペリドールが挙げられています[21, 22]。

### 3.1.2　断酒・節酒維持期

断酒・節酒維持期の再飲酒防止の薬物療法は、候補となる薬剤自体が少ないだけでなく、エビデンスが示されている薬剤は更に乏しいです[23]。以下に主要な薬剤について紹介します。

### ①抗酒剤

吸収されたアルコールは、最終的に水と二酸化炭素として体外へ排出されますが、その途中の代謝産物としてアセトアルデヒドを生じます。アセトアルデヒドは、飲酒後の頭痛や嘔気などの不快反応、がんのリスクとなる有害物質であり、

体内においては主に2型アルデヒド脱水素酵素（Aldehyde Dehydrogenase 2：ALDH2）で代謝されます。しかし日本人の3〜5割を占める2型アルデヒド脱水素酵素のヘテロやホモ活性欠損者では[24]、アセトアルデヒドの代謝が抑制されます。

　抗酒剤はアルデヒド脱水素酵素の作用を阻害することで、2型アルデヒド脱水素酵素活性欠損者同様に、飲酒後のアセトアルデヒド濃度を上昇させ、吐き気、拍動性頭痛、嘔吐、胸痛、めまい、発汗、口渇、目のかすみ、脱力、低血圧などの反応（disulfiram-ethanol reaction）を引き起こします。ある意味、恐怖心を利用する薬剤ですが、長年にわたりアルコール医療にとってほぼ唯一の断酒維持薬でした。

　しかし実際には、重篤な副作用のリスクがある一方、治療上のエビデンスは弱く[25]、後述するアカンプロサートの導入もあり、現在では第二選択薬となっています。ただし服薬管理下では一定の治療効果が期待できることも示されており、処方する際には、家族等の目の前での服用を勧めることでコンプライアンスを上げるよう工夫します。また肝機能障害等のモニタリングのため、血液検査を処方開始後定期的（例：最初の3ヵ月は毎月、それ以降は3ヵ月ごと）に施行します[1]。服用の際には、最終飲酒から24時間以上間隔を空け体内から完全にアルコールが消退してから服用するようにします。

　日本で入手できる抗酒剤には以下の2種類があります。

　シアナミド｜シアナミド（シアナマイド®）は1963年に国内導入されましたが、現在は日本でのみ使われている抗酒剤です。投与量は50〜200 mg（シアナマイド液5〜20 ml）であり[26]、通常70 mg（シアナマイド液7 ml）を1日1回服用します。服用後15分で血中濃度がピークに達し半減期も39.9〜76.5分と短い[26]、即効性の薬剤ですが、ジスルフィラムよりも薬効が強く時に致死的となります。また皮膚炎、白血球増多症、白血球減少症などの副作用があり、特に慢性肝炎は、長期服用者にはほぼ必発であるため[27]、ジスルフィラム無効例などを除いて積極的な処方は避けるようにします。

　ジスルフィラム｜ジスルフィラム（ノックビン®）はアルコール依存治療薬として世界各国で幅広く使用されています。腸管から完全に吸収された後、いくつか代謝産物を経て[28]、肝臓でグルクロン酸抱合された後に主に腎臓から排出されます。代謝産物も含めて長い半減期を持つため、最終服用後体内からウォッシュアウトされるには1〜2週間を要します。

　投与量は1日100〜500 mgであり、通常はジスルフィラム200 mg（ノック

ビン0.2 g）に、嵩を増すために乳糖などを0.3 g程度混ぜて、1日1回服用とすることが多いです。

　副作用は年間200～2000例に1例であり[29]、500 mg以上使用した場合などに"ノックビン精神病"と称される、せん妄が出現することがあります。ただ250 mg/日では精神症状の出現率はプラセボと差がないため、通常250 mg/日以下で処方します。慢性の薬剤性の肝機能障害が服用後60日目をピークに出現することがありますが、多くの場合、内服中止で改善します[28]。ただジスルフィラム500 mg以上を服用している者が、28 g以上のアルコールを摂取した場合には致命的な反応のリスクがあります[28]。服用後の飲酒により、シアナミド服用後と同様の症状を示しますが、効果は比較的マイルドです。またドーパミン濃度を上昇させる効果もあり、精神病性障害を有する者への投与には注意が必要です[1]。

　アルコール依存の治療薬として、わが国でも1950年代より導入されて以降、幅広く使用されています。しかし、治療効果については以前から否定的な報告があり[25]、最近のメタ解析でも、ジスルフィラムの断酒維持と再発予防効果は、プラセボとの比較で、オープンラベル研究で差が見られたものの、盲検では差がないと報告されています。すなわち、純粋な薬効という意味でのエビデンスは弱いです[30]。一方、管理下でのジスルフィラム服用に関する研究では、断酒日数が、ジスルフィラム群：＋100日に対しプラセボ（VitaminC）群：＋69日（p＜0.02）、飲酒量減少量が、－2572単位に対し－1448単位（p＝0.04）となるなど、ジスルフィラムの治療効果が示されています[31]。

　ジスルフィラムはルーチンに使用する薬剤ではなく、ガイドライン上も第二選択薬となっていますが[13]、確実なコンプライアンスが得られれば、一定の治療効果が期待できる薬剤です。

## ②抗渇望薬

　アカンプロサート｜アカンプロサート（レグテクト®）はNMDA受容体拮抗作用を有する、GABA類似構造を持つ薬剤です。抗酒剤と異なり肝代謝の影響を受けず、致死的な副作用もなく、比較的安全な薬剤です。アルデヒド脱水素酵素の阻害作用はなく、飲酒欲求に関係する薬剤です。アメリカでは2004年にFDAに承認されて、海外での25以上の無作為試験でもプラセボに対し有意な効果が示されています[32]。日本の治験でも、24週後の断酒率が、プラセボの36.0%に対し、47.2%と有意（p＝0.0388）に高く、2013年に保険適用と

なっています。米国精神医学会（APA）の薬物療法のガイドラインでも再飲酒防止、飲酒日数減少の効果を有するとして推奨されており[33]、日本のガイドラインでも第一選択薬となっています[13]。同様に抗渇望薬として世界各国で使用されているNaltrexone（日本未導入）が大量飲酒の低減に効果が示されているのに対し、アカンプロサートは断酒に適した特徴を持ちます。

　基本的には一定期間（10〜14日）断酒した後に投与開始したほうがより効果的と考えられています[1, 33]。投与量は666 mgの1日3回ですが、よく見られる副作用である腹部膨満、下痢、嘔気などの消化器症状を避けるために、333 mg、1日3回で処方することもあります。また腎排泄性のため重度の腎機能障害（eGRR 30 ml/分/1.73 m$^2$以下）では禁忌であり、中等度の腎機能障害（30〜59 ml/分/1.73 m$^2$）でも通常より減量（666 mg、1日2回）します[34]。また高カルシウム血症、自殺念慮、自殺企図既往者への処方にも注意が必要です。

### ③飲酒量低減薬

　ナルメフェン｜ナルメフェン（セリンクロ®）は$\mu$オピオイド受容体拮抗薬、$\kappa$オピオイド受容体部分作動薬であり[35]、臨床的には飲酒によるポジティブな感覚を低減し、非飲酒時の不快感を軽減する作用を持っています。前述のNaltrexoneに類似した薬理効果を持つ、初の飲酒量低減を目的としたアルコール依存治療薬であり、飲酒1〜2時間前に頓服的に服用します。容量は通常は1回あたり10 mgですが、海外では18 mgで処方されており[36]、日本でも20 mgまで増量可能です。対象は減酒を希望する比較的軽症のアルコール依存者で、日本には2019年に導入されました。

　日本での調査では、ナルメフェン10 mg服用群で、多量飲酒日数が23.49±6.07日から9.82±9.97日（24週後）、1ヵ月あたりの平均アルコール消費量が95.93±41.10 mg/日から48.74±33.32 mg/日（同）に減少し、プラセボ群と有意差も見られています[37]。海外のメタ解析でも、プラセボ群との比較で、6ヵ月後の大量飲酒日数が1.65倍、1年後でも1.6倍減少し、総飲酒量も減少しています[38]。

　一方で、嘔気、めまい、嘔吐、頭痛、不眠、動悸、食欲低下などの副作用も高い頻度で見られ、その結果、副作用による中断率（18.5％）もプラセボ（4.5％）と比べ高く[37]、副作用防止のためドンペリドン（ナウゼリン®）やメトクロプラミド（プリンペラン®）を併用することもあります。

　処方には、当初は20時間のアルコール依存症臨床医等研修受講が必須でした

が、令和3年よりオンラインでの短時間での研修受講でも処方できるようになり [39, 40]、今後、軽症例の多いプライマリケア領域での活用が期待されます。

### ④薬物療法治療期間

　断酒率についての報告では、米国の調査では治療後1年後で25％ [41]、日本でも追跡期間が2～3年で28～32％、5年前後で22～23％、8～10年で19～30％、13年前後で18～25％となっているように [42]、治療初期に再発が多く、5年目以降は2割から3割で安定することが示されています。そのため断酒が安定するまでは積極的な治療継続が必要ですが、依存者ごとに重症度や合併症、背景などは大きく異なっており、薬物療法の期間を一律に定めることは難しいです。しかし日本でのアカンプロサートの保険診療上の処方期間は基本的に6ヵ月であることや前述のガイドライン [13] からすると、断酒後6ヵ月～1年を目安とし、治療効果が明確であり患者が希望する場合には、更なる延長も検討するのが現実的な対処でしょう。

## 3.2 ● アルコール以外の依存に対する薬物療法

　最初に述べたように、アルコール以外の依存に対するエビデンスのある薬物療法はそれほど多くありませんが、数少ないものとしてニコチン依存の薬物療法があり、禁煙率がニコチンパッチで1.6倍、ニコチンガムで1.5倍 [43]、バレニクリン（チャンピックス®）で2.2倍に高まります [44]。また薬物依存では、ヘロインなどの麻薬の離脱症状に対してはメサドン（メサペイン®）やブプレノルフィン（レペタン®）などのオピオイド受容体部分拮抗薬、非麻薬性鎮痛薬依存はクロニジン（カタプレス®）が推奨されています [7]。ただしメサドンについては体内動態が複雑で呼吸抑制や不整脈などの副作用、麻薬指定などもあり、わが国ではそれほど用いられていません [45]。また覚醒剤やコカインなどの中枢神経刺激薬に関しては、妄想や強迫思考などの中毒症状に対して抗精神病薬やBZDが推奨されていますが、不眠、不快感等のうつ病症状に似た離脱症状については、効果のある薬剤はないとされています [7]。

　行動嗜癖の分野では確立した薬物療法はありませんが、最近ギャンブル行動症に対し、Naltrexoneとナルメフェンの効果を支持する意見もあり [46]、今後、行動嗜癖でも薬物療法が一般的となるかもしれません。

## 3.3　● 今後に向けて

　薬物療法は、依存に関わり始めた医療者にとって最も取り組みやすい分野です。半世紀以上用いられてきた抗酒剤に加え、近年はアカンプロサート、ナルメフェンなど薬物療法の選択肢が増えており、治療目標や患者特性に応じて薬剤を選べる時代になってきています。もちろん依存の薬物療法は心理社会的治療の補助であり、また治療効果や経過に関係なく漫然とした処方をすることは避けるべきですが、統合失調症の抗精神病薬、うつの抗うつ薬のように、依存医療でも依存治療薬が使用される時代となることを期待したいです。

### 文献

1）Fairbanks, J et al : Evidenced-Based Pharmacotherapies for Alcohol Use Disorder : Clinical Pearls. Mayo Clin Proc. 20. 95 : 1964-1977, 2020.
2）Sachdeva A, Choudhary M, Chandra M. : Alcohol Withdrawal Syndrome : Benzodiazepines and Beyond. J Clin Diagn Res, 9 : VE01-VE07, 2015.
3）宮川朋大，丸山勝也：アルコール離脱せん妄の考え方と治療．精神科治療学，22：1005-1012, 2007.
4）和田清：精神作用物質の心身に及ぼす作用の特徴．平成10年厚生科学研究費補助金（医薬安全総合研究事業）薬物乱用・依存等の疫学的研究及び中毒性精神病患者等に対する適切な医療のあり方についての研究研究報告書（主任研究者和田清）．pp187, 1999.
5）Sullivan JT, Sykora K, Schneiderman J et al : Assessment of alcohol withdrawal : the revised clinical institute withdrawal assessment for alcohol scale（CIWA-Ar）. Br J Addict 84 : 1353-1357, 1989.
6）真栄里仁，樋口進：アルコール関連障害，精神科臨床評価マニュアル，臨床精神医学第49巻増刊号，pp.1227-1238, 2020.
7）Kosten, RL et al. : Management of drugs and alcohol withdrawal. N. Engl. J. Med., 348 : 1786-1795, 2003.
8）Kraemer, K.L., Mayo-Smith, M.F., Calkins, D.R. : Independent clinical correlates of severe alcohol withdrawal. Subst Abus. 24 : 197-209, 2003.
9）Holbrook, A.M., Crowther, R., Lotter, A., et al : Diagnosis and management of acute alcohol withdrawal. CMAJ, 160 : 675-680, 1999.
10）Eyer F, Schuster T, Felgenhauer N : Risk assessment of moderate to severe alcohol withdrawal--predictors for seizures and delirium tremens in the course of withdrawal. Alcohol Alcohol. 46 : 427-33, 2011.
11）Weintraub SJ : Diazepam in the Treatment of Moderate to Severe Alcohol Withdrawal. CNS Drugs. 31 : 87-95, 2017.
12）National Institute for Health nd Care Excellence. Alcohol-use disorders : diagnosis, assessment and management of harmful drinking（high-risk drinking）and alcohol dependence, 2011.
　　https://www.nice.org.uk/guidance/cg115/resources/alcoholuse-disorders-diagnosis-assessment-and-management-of-harmful-drinking-highrisk-drinking-and-alcohol-

dependence-pdf-35109391116229(2022 年 7 月閲覧)
13) 新アルコール・薬物使用障害の診断治療ガイドライン作成委員会：薬物療法．新アルコール・薬物使用障害の診断治療ガイドライン：pp22-23, 新興医学出版, 2017.
14) Sechi, G., Serra, A. : Wernicke's encephalopathy : New clinical settings and recent advances in diagnosis and management. Lancet. Neurol., 6 : 442-455, 2007.
15) Harper CG, Giles M, Finlay-Jones R. Clinical signs in the Wernicke-Korsakoff complex : a retrospective analysis of 131 cases diagnosed at necropsy. J Neurol Neurosurg Psychiatry 49 : 341-345. 1986.
16) Thomson AD, Cook CC, Touquet R, Henry JA : Royal College of Physicians, London : The Royal College of Physicians report on alcohol : guidelines for managing Wernicke's encephalopathy in the accident and Emergency Department. Alcohol Alcohol 37 : 513-21, 2002.
17) Kleber HD, Weiss RD, Anton RF : Practice guideline for the patients wit substance use disorders (2nd ed.). Arlington, VA. American Psychiatric Publishing, 2006.
18) 石川欽司：脚気心―素早い対応で救命，完治へ―．日集中医誌 12：92-94, 2005.
19) Schmidt KJ, Doshi MR, Holzhausen JM, et al : Treatment of severe alcohol withdrawal. Ann Pharmacother. 50 : 389-401, 2016.
20) Schuckit MA, Tipp JE, Reich T, Hesselbrock VM, et al. The histories of withdrawal convulsions and delirium tremens in 1648 alcohol dependent subjects. Addiction. 90 : 1335-1347, 1995.
21) American Psychiatry Association : Practice guideline for the treatment of patients with substance use disorders second edition. 2006.
http://psychiatryonline.org/pb/assets/raw/sitewide/practice_guidelines/guidelines/substanceuse.pdf(2022 年 7 月閲覧)
22) NICE : Alcohol-use disorders : diagnosis and management of physical complications, 2010.
https://www.nice.org.uk/guidance/cg100/resources/alcoholuse-disorders-diagnosis-and-management-of-physical-complications-pdf-35109322251973(2022 年 7 月閲覧)
23) Williams, S.H. : Medications for treating alcohol dependence. Am. Fam. Physicians., 72 : 1775-1780, 2005.
24) 横山顕：赤くなる人のルーツの多い地方・少ない地方．お酒を飲んでがんになる人，ならない人：pp33-35, 星和書店, 2017.
25) Fuller, RK et al. : ジスルフィラム treatment of alcoholism. A veterans administration cooperative study. JAMA, 256 : 1449-1455, 1986.
26) 田辺三菱製薬株式会社：シアナマイド内用液（医薬品インタビューフォーム）第 5 版.
http://medical.mt-pharma.co.jp/di/file/if/f_cya.pdf(2022 年 7 月閲覧)
27) Yokoyama, A., Sato, S., Maruyama, K. et al. : Cyanamide-associated alcoholic liver diseasease sequential histological evaluation. Alcohol. Clin. Exp. Res., 19 : 1307-1311, 1995.
28) Barth, K.S., Malcom, R.J. : Disulfiram : an old therapeutic with new application. CNS. Neurol Disord. Drug. Targets., 9 : 5-12, 2010.
29) Poulsen, H.E., Loft, S., Andersen, J.R., et al. : Disulfiram therapy-adverse drug reactions and interactions. Acta. Psychiatr. Scand., 86 : 59-66, 1992.
30) Skinner MD, Lahmek P, Pham H, Aubin HJ. Disulfiram efficacy in the treatment of alcohol dependence : a meta-analysis. PLoS One. 2014 : 9（2）: e87366.
31) Chick, J., Gough, K., Falkowski, W., et al. : Disulfiram treatment of alcoholism. Br. J. Psychiatry., 161 : 84-89, 1992.
32) Williams, S.H. : Medications for treating alcohol dependence. Am. Fam. Physicians., 72 :

第3章 薬物治療

1775-1780, 2005.

33）American Psychiatric Association : Naltrexone or Acamprosate. Practice guideline of patients with alcohol use disorder : pp25-29, American Psychiatric Association Publishing.

34）American Psychiatric Association : Acamprosate in mild to moderate renal impairment. Naltrexone or Acamprosate. Practice guideline of patients with alcohol use disorder : pp40-41, American Psychiatric Association Publishing.

35）Kranzler HR, Soyka M. Diagnosis and pharmacotherapy of alcohol use disorder : a review. JAMA. 320 : 815-824, 2018.

36）Soyka M, Muller CA. Pharmacotherapy of alcoholism d an update on approved and off-label medications. Expert Opin Pharmacother 18 : 1187-1199, 2017.

37）Miyata, H et al : Nalmefene in alcohol-dependent patients with a high drinking risk : Randomized controlled trial. Psychiatry and. Psychiatry Clin Neurosci. 73 : 697-706. 2019.

38）Palpacuer C, Laviolle B, Boussageon R, et al : Risks and benefits of nalmefene in the treatment of adult alcohol dependence : a systematic literature review and meta-analysis of published and unpublished double-blind randomized controlled trials. PLoS Med. 12 e1001924. 2015.

39）厚生労働省保険局医療課：令和3年10月8日事務連絡．疑義解釈資料の送付について（その77）．
https://dx-mice.jp/jsh_cms/files/info/421/20211112_oshirase25-2.pdf（2022年7月閲覧）

40）日本アルコール・アディクション医学会，日本アルコール関連問題学会：アルコール依存症の診断と治療に関するe-ラーニング研修開始のお知らせ．2020．
https://www.j-arukanren.com/pdf/20200427_jaad_arukanren_e-learning.pdf（2022年7月閲覧）

41）Miller WR, Walters ST, Bennett ME. : J Stud Alcohol. 62 : 211-20, 2001.

42）松下幸生：アルコール依存症の治療総論．日本アルコール関連問題学会雑誌．14-1：62-67, 2012.

43）Hartmann-Boyce J, Chepkin SC, Ye W, et al : Nicotine replacement therapy versus control for smoking cessation. Cochrane Database of Systematic Reviews 2018, Issue 5.

44）Cahill K, Lindson-Hawley N, Thomas KH, et al : Nicotine receptor partial agonists for smoking cessation. Cochrane Database of Systematic Reviews 2016, Issue 5.

45）宮田久嗣：薬物療法．アディクションサイエンス〜依存・嗜癖の科学〜第1版（（編）宮田久嗣，高田孝二，池田和隆，廣中直行）：pp209-215，朝倉書店，2019．

46）Potenza MN, Balodis IM, Derevensky J et al : Gambling disorder. Nat Rev Dis Primers. 5 : 51.

国立病院機構肥前精神医療センター　杠　岳文

## 4.1 ● 依存領域での早期発見・早期介入とは

　早期発見・早期治療は、疾病が重症化しないように行われる対応や指導で、二次予防のために行うものです。一方、わが国では、近年まで依存領域での早期発見・早期介入にはあまり関心が向けられてこなかったように思います。その背景には、飲酒に寛容な社会風土とともに、「底つき」と呼んで、患者が自ら周囲に支援を求めるようになるまで重症化しないと本人の自覚（病識）が生まれないとする治療者側の姿勢もあると考えられます。

　わが国でも依存に対する早期発見・早期介入は、この10年ほどの間に急速に関心が高まってきた印象です。その理由には、依存は実際には誰でも罹りうる疾患であること、依存に至ってからはもちろん、依存になる前から心身の健康被害を含め飲酒運転、欠勤、家庭内暴力、虐待などの問題が生じていることがあります。また、底をついて回復する患者は確かにいるものの、その過程で命を落とす者も少なくないことが支援者に共有されるようになったことも背景にあるように思います。

　本章では、依存の中でもわが国での治療の歴史が長く、早期発見・早期介入への関心が高まってきているアルコール依存を中心に述べます。アルコールの特徴として、後に述べるように依存症の手前の危険な使用（hazardous use）や有害な使用（harmful use）に該当する者の数が多いことも、早期発見・早期介入に対する関心の背景にあると思います。薬物依存については、覚醒剤など違法薬物では、使用そのものが問題となりますので、早期発見・早期介入の機会は限られていますが、向精神薬など処方薬依存では今後重要な課題になると思います。また、ギャンブル行動症やゲーム行動症といった行動嗜癖については、医療化されてから比較的歴史も浅く、やっとその治療が始まったところですので、早期発見・早期介入に取り組む前段階にあると考えられます。そして、アルコール依存の二次予防の展開は、今後の処方薬依存や行動嗜癖領域での早期発見・早期介入の道標となるでしょう。

## 4.2 ● 依存における早期発見・早期介入の有する2つの意味

　アルコール問題の早期発見・早期介入と言う時、通常2つの意味があります。1つは、アルコール依存でありながら、アルコール専門医療機関を受診せずにアルコール関連疾患のための身体科受診を繰り返している患者を、できるだけ早くアルコール専門医療機関受診につなげることです。2013年に行われたわが国の調査[1]では、わが国のアルコール依存患者（生涯に一度でも依存の診断を満たす人）の推計値は109万人ですが、実際にアルコール依存の治療を受けている者の数は、患者調査などに基づくと約4万人程度とされています。一方で、109万人の中の多く（84.1%）は、過去1年間に医療施設受診をしていることがわかっており、おそらくは、大量飲酒に関連した身体疾患や飲酒時の外傷などで身体科を受診している者が多いことが疑われています。このように、患者さんがその専門医療につながっていない状況を、治療ギャップ（treatment gap）と呼びます。

　もう1つは、現在のままの飲酒を今後も続ければ、将来心身に健康被害が及ぶ可能性の高い飲酒（危険な使用）者、あるいはすでに過量飲酒による心身の健康被害が生じているにもかかわらず飲酒（有害な使用）する者の飲酒量を低減し、リスクを軽減することです。いずれも、依存症手前の段階での介入ですが、その人数は生活習慣病のリスクの高い飲酒者としてわが国で定義されている1日平均アルコール摂取量男性40g以上、女性20g以上飲酒する者をあてはめると、推計1039万人となります。これほど多くの者が飲酒による健康リスクを抱えていることになり、公衆衛生学的にも早急な対応が求められるところです。

　前者の早期発見・早期介入は、精神科でしばしば問題とされるもので、精神疾患に対するスティグマも背景にあり、うつ病や統合失調症など他の精神疾患でも治療ギャップをいかに解消するかは課題とされています。

　後者の早期発見・早期介入が、本来の意味での早期発見・早期介入と言えるでしょう。プライマリケアや産業保健などでは徐々に関心が高まりつつあります。人口減少と少子高齢化の時代の中で予防医学に対する関心は一層高まっており、職場ではプレゼンティーズム（健康の問題を抱えつつも業務を行っている状態）やアブセンティーズム（休業している状態）、あるいは労働災害、飲酒運転、メンタルヘルスなどとの関連で飲酒問題対策が講じられようとしています。

　いずれにしても、早期発見・早期介入という用語を耳にした時、上記いずれの立場で用いられているかを意識しておかないと、議論がかみ合わないことが出て

きますので、注意が必要です。

---

## 4.3 ● アルコール依存が早期発見・早期介入を重視するその他の背景

　これまで述べてきたように、アルコール問題の早期発見・早期介入に関心が向いた背景には、「底つき」を待つことが有効としてきた治療者側の反省や、大きな治療ギャップの存在が明らかにされたことが挙げられますが、他にもこの10年余りの間に、こうした動きを加速する出来事が相次ぎました。

　近年起こった出来事を4つ順番に挙げると、1つ目はDSM-5（2013年）でアルコール依存の用語が消え、アルコール使用障害という診断に変わり、診断閾値が従来の依存症に比べて大きく下がったことです。

　2つ目はアルコール健康障害対策基本法の施行（2014年）です。基本法は理念法ですので、基本法の理念に基づく具体策として2016年に策定された推進基本計画には、早期介入や治療ギャップ解消や回復支援のための「連携」という用語が多く含まれています。

　3つ目は2018年に出版されたわが国の「新アルコール・薬物使用障害の診断治療ガイドライン」[2]です。この中では、「アルコール依存症の治療目標は、原則的に断酒の達成とその継続である」としながらも、「軽症の依存症で明確な合併症を有しないケースでは、患者が断酒を望む場合や断酒を必要とするその他の事情がない限り、飲酒量低減も治療目標になりうる」と述べられており、軽症依存症の治療目標に飲酒量低減が容認されています。従来の依存症治療ではタブー視されてきた減酒（あるいは節酒）を治療目標に加えることで、軽症の依存症患者を早期に、治療対象とすることができるようになったとも言えます。

　最後の4つ目は、2019年のナルメフェン（セリンクロ®）の上市です。この薬剤は、軽症の依存症患者さんに対して飲酒量低減を治療目標とする際に投与する薬剤とされています。

　こうした出来事によって、従来のわが国のアルコール依存治療では、健康や社会機能や家庭生活のいくつかをすでに失ってから専門医療機関にたどり着くような依存症の中でもとりわけ重症の患者が多くなりがちでしたが、依存症でもできるだけ軽症のうちに治療導入しようという早期介入の機運がようやく高まりつつあります。

## 4.4 ● 2つの早期発見・早期介入の連動

　先に、依存の早期発見・早期介入には2つの意味があると述べましたが、その2つは相反するものではありません。依存手前の段階での早期発見・早期介入は、引き続いて依存になった後の早期介入にもつながるものと考えます。

　ここでポイントになるのが、身体科の一般医療機関、プライマリケア、産業保健と依存症の専門医療機関との連携です。筆者は**図4.1**に示すような連携システムをモデルとして提唱し、構築すべく佐賀県内で活動しています。この図は、医療のサービス提供体制を「治療の場」「治療対象」「治療目標」の3軸で示しています。従来の依存症治療では、内側の治療システムしか機能していませんでした。すなわち、精神科の専門医療機関で断酒を治療目標とする治療でした。未だ敷居の高い精神科で、断酒というハードルの高い治療目標を掲げたために、対象となる患者さんは依存症の中でも重症の部類に入る方が多くなっていたと言えます。専門治療機関のほうでも外来治療プログラムの導入など様々に工夫が行われてきましたが、なかなか施設単独の取り組みでは早期介入に至っていません。

　筆者は、早期介入のためには、従来の治療構造に加えもう一つの治療システムを新たに構築する必要があると考えています。すなわち、一般病院やプライマリケア、産業保健といった「治療の場」で、有害な使用や軽症依存症の患者という

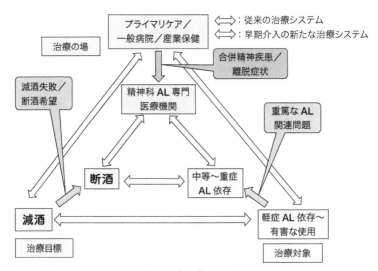

図4.1　筆者が唱えるアルコール医療連携モデル

「治療対象」に対して、まずは減酒を「治療目標」に掲げた指導を行うことが重要と考えています。この中で、離脱症状やうつ病などの精神疾患の合併、DVや飲酒運転などのアルコール関連問題の顕在化、あるいは減酒の失敗、更に患者自身の断酒希望などがあれば、内側の専門医療の治療システムと連携し、紹介・導入するというものです。その中で、専門医療機関を訪れる依存症患者の重症度も中等症、更に軽症患者が増え、依存の早期介入にもつながると期待します。

それぞれが有効に機能するには、日頃から専門医療機関側と一般医療関係者、産業保健関係者とのコミュニケーション、そしてまずは顔の見える関係作りが重要と感じています。こうしたシステムがうまく機能すれば、治療ギャップと二次予防としての早期介入が一度に解決することになります。

## 4.5 ● 早期発見のためのスクリーニングテスト

### 4.5.1 アルコール依存

アルコール依存のスクリーニングテストとしてわが国では、AUDIT、CAGE、KASTといったものが用いられています。CAGEとKASTは、主にアルコール依存の同定の目的で作成されたものです。一方、AUDITは未だ医学的に明らかな障害は認めていないものの、持続していけば将来健康を害するおそれのある危険な使用、およびすでに健康被害を招いている有害な使用の状態にある飲酒者の同定を主な目的としています。日本語版は、1996年に廣らが翻訳し、その有用性とともに発表しています[3]。アルコール問題の早期発見の点からは、AUDITがスクリーニングテストとしては適していると言えます。

AUDITは**表4.1**に示すように10問からなり、それぞれ0点から4点の配点があり、最低点が0点、最高点が40点となります。AUDITの点数が高いほど、アルコール問題の重症度が高いという評価になります。平成25年度に改訂された特定健診・保健指導における減酒支援（ブリーフインターベンション）では、AUDIT 0～7点を問題のある飲酒ではないとして介入不要、8～14点を問題飲酒として減酒支援の対象、15点以上をアルコール依存疑いとして専門医療機関受診を勧めています[4]。

### 4.5.2 薬物依存

スクリーニングテストとして、わが国では嶋根らによって信頼性、妥当性の検

**表4.1　AUDIT質問紙**（文献3を一部改変して作成）

あなたに当てはまるもの1つを選んで○をつけてください。

1. あなたはアルコール含有飲料をどのくらいの頻度でのみますか？
   - 0. 飲まない
   - 1. 1ヶ月に1度以下
   - 2. 1ヶ月に2～4度
   - 3. 1週に2～3度
   - 4. 1週に4度以上

2. 飲酒するときには通常どのくらいの量を飲みますか？
   ただし、日本酒1合＝2ドリンク、ビール大瓶1本＝2.5ドリンク、
   ウイスキー水割りダブル1杯＝2ドリンク、焼酎お湯割り1杯＝1ドリンク、
   ワイングラス1杯＝1.5ドリンク、梅酒小コップ1杯＝1ドリンク
   - 0. 1～2ドリンク
   - 1. 3～4ドリンク
   - 2. 5～6ドリンク
   - 3. 7～9ドリンク
   - 4. 10ドリンク以上

3. 1度に6ドリンク以上飲酒することがどのくらいの頻度でありますか？
   - 0. ない
   - 1. 1ヶ月に1度未満
   - 2. 1ヶ月に1度
   - 3. 1週に1度
   - 4. 毎日あるいはほとんど毎日

4. 過去1年間に、飲み始めると止められなかったことが、どのくらいの頻度でありましたか？
   - 0. ない
   - 1. 1ヶ月に1度未満
   - 2. 1ヶ月に1度
   - 3. 1週に1度
   - 4. 毎日あるいはほとんど毎日

5. 過去1年間に、普通だと行えることを飲酒をしていたためにできなかったことが、どのくらいの頻度でありましたか？
   - 0. ない
   - 1. 1ヶ月に1度未満
   - 2. 1ヶ月に1度
   - 3. 1週に1度
   - 4. 毎日あるいはほとんど毎日

6. 過去1年間に、深酒の後体調を整えるために、朝迎え酒をせねばならなかったことが、どのくらいの頻度でありましたか？
   - 0. ない
   - 1. 1ヶ月に1度未満
   - 2. 1ヶ月に1度
   - 3. 1週に1度
   - 4. 毎日あるいはほとんど毎日

7. 過去1年間に、飲酒後罪悪感や自責の念にかられたことが、どのくらいの頻度でありましたか？
   - 0. ない
   - 1. 1ヶ月に1度未満
   - 2. 1ヶ月に1度
   - 3. 1週に1度
   - 4. 毎日あるいはほとんど毎日

8. 過去1年間に、飲酒のため前夜の出来事を思い出せなかったことが、どのくらいの頻度でありましたか？
   - 0. ない
   - 1. 1ヶ月に1度未満
   - 2. 1ヶ月に1度
   - 3. 1週に1度
   - 4. 毎日あるいはほとんど毎日

9. あなたの飲酒のために、あなた自身か他の誰かがけがをしたことがありますか？
   - 0. ない
   - 2. あるが、過去1年にはなし
   - 4. 過去1年間にあり

10. 肉親や親戚、友人、医師、あるいは他の健康管理にたずさわる人が、あなたの飲酒について心配したり、飲酒量を減らすように勧めたりしたことがありますか？
    - 0. ない
    - 2. あるが、過去1年にはなし
    - 4. 過去1年間にあり

AUDITを採点する際は、各質問の回答番号を合計する　→（　　　　　点/40点）

証されたDAST-20（Drug Abuse Screening Test-20）の日本語版[5]が用いられることが多いようです。この評価尺度は、使用薬物の種類、使用期間、使用頻度にかかわらず薬物使用に関連した医学的、社会的障害を評価できます。DAST-20は20問からなり、過去1年間のアルコールを除く薬物使用の経験を尋ねるもので、各質問に対し「はい」か「いいえ」を選ぶだけで、短時間で実施できます。各1点ずつの配点で、1〜5点は軽度で簡易なカウンセリング、6〜10点は中度で外来治療、11〜15点は相当程度で集中治療、16〜20点は重度で集中治療といった点数の意味づけも暫定的に示されています。

### 4.5.3　ギャンブル行動症

ギャンブル行動症でも修正日本語版SOGS（South Oaks Gambling Screen）[6]が作成され、スクリーニングテストとして用いられています。詳細は第11章（11.2）をご参照ください。

### 4.5.4　ゲーム行動症

インターネット依存関連のスクリーニングテストとしてDQ（Diagnostic Question）やIAT（Internet Addiction Test）といったものが知られていますが、ゲーム行動症のスクリーニングテストとして、わが国で新たにゲームズテスト（GAMES test）が開発されています。いずれのテストも、久里浜医療センターのホームページ（https://kurihama.hosp.go.jp/hospital/screening/）でご覧いただくことができます。

## 4.6　● スクリーニング以外での早期発見のために

依存は、嗜癖行動や物質の摂取が強迫的に繰り返されるだけではなく、健康上の問題、社会的な問題、職業あるいは学業の問題、家庭内の問題など様々な領域で依存に関連した問題が生じてきます。こうした問題に周囲が早く気づき、その背後にある依存の問題に関連づけ、依存の専門治療につなげることが重要になります。うつ状態や不眠症、不安症といった精神症状の陰には、しばしばアルコール依存や薬物依存がありますし、子どもの不眠やうつ症状、不登校ではゲーム行動症も考えられます。幻覚妄想状態も薬物の作用で生じます。身体疾患でも、肝障害、糖尿病、高血圧などの生活習慣病の背後にしばしばアルコール依存が隠れています。多額の借金などの経済的な問題の裏に、アルコール依存、薬物依存、

第4章　早期発見・早期介入

ギャンブル行動症、ゲーム行動症があることは少なくありません。また、職場では欠勤やパフォーマンスの低下の背後にも、依存が隠れていることは少なくありません。

　いずれにしても、早期発見のポイントは、物質依存、行動嗜癖は決して稀なものではなく身近な問題であること、そして早期に発見して早期に治療導入することが重症化予防につながることを認識しておく必要があります。

　依存を、意志が弱く問題が起きても反省できない個人の資質に帰し、自己責任とする世間の価値観は今なおはびこっています。世の中が依存を疾病と捉えて適切な治療に結びつけるには、こうした価値観に対して依存の正しい理解、すなわち依存は意志が弱くだらしない人が罹る病気ではなく、誰でもなり得る回復可能な病気であるということの啓発が、改めて重要なことは言うまでもありません。

## 4.7 ● 早期介入技法としてのブリーフインターベンション

　ブリーフインターベンション（Brief Intervention、以下BIと略）は、1980年代よりWHOの多国間共同事業として開発、研究されてきており、これまでその有効性を示す多数の研究報告がされ、すでにプライマリケア領域ではその有効性が確立しています。USPSTF（米国予防医療専門委員会）も、臨床での実施を推奨するグレードBの評価を与えています[7]。

　BIに明確な定義はありませんが、筆者は「BIは、生活習慣の行動変容を目指し短時間で行う行動カウンセリング」と定義しています。また、BIには定訳はありませんが、「簡易介入」や「短時間介入」と訳されることがあります。BIは、ブリーフの名の通り、通常は1つのセッションが5〜30分間（多くは15分以内）の短時間で、2〜3回の複数回のセッションで行われています。先にも述べたように、平成25年度から標準的な健診・保健指導プログラムにアルコールのBIが加わり、「減酒支援」と呼ばれています。最近では、アルコール以外にも、薬物乱用の予防的介入としても、その有効性が確認され用いられています。

　アルコール依存手前の段階の者に行うBIは、「健康」を主なテーマとして飲酒問題の直面化は避け、依存症治療と異なり「否認」などはカウンセリング時に扱うテーマとしません。実際、「健康」をテーマとして長所志向のエンパワーメントを基本に行うことによって、クライエントが示す否認や抵抗は比較的少ないと感じます。動機づけ面接やコーチングといった面接技法を用いることが多いのですが、カウンセリングのポイントを、「共感する」「励ます、元気づける」「褒め

る、労う」の3つとすることを筆者は提唱しています。

　具体的には、「ストレス溜まりますよね。そんな時は一杯欲しくなりますよね」と共感し、「ずいぶん頑張りましたね。目標達成まで、あと一息です」と励まし、そして「素晴らしい成果が出ています。簡単なことではないですよ。私も見習いたいです」と褒めるといった言葉かけを指しています。減酒指導の対象となるクライエントには、「減酒が必要であることはわかっているが、長年多量飲酒を続けてきた自分には、今さら減酒などできないのではないか」と飲酒量低減目標達成への自己効力感の乏しい者が多いようです。これに対しては、特に「褒める」技術が効果を発揮します。

## 4.8 ● ブリーフインターベンションのツール：HAPPY

　アルコール関連障害の早期介入の取り組みがわが国でこれまで少なかった一因に、アルコール依存治療の臨床経験と知識を有する少数の医師や保健師しか早期介入を行えなかったことがあります。医療機関や職域、更には地域で、アルコール依存治療の経験のない保健師、薬剤師、看護師、栄養士など様々な職種のコメディカルスタッフが、医師がいない場面でも比較的容易に介入できるようパッケージ化したものがHAPPY（Hizen Alcoholism Prevention Program by Yuzurihaの頭文字）です。

　HAPPYでは、アルコール関連障害の評価にAUDITを用いています。筆者は、AUDIT 10点未満を「比較的危険の少ない飲酒」、10～19点を「健康被害の可能性の高い危険な飲酒」、20点以上を「アルコール依存症疑い」と判定しています。更に、AUDIT 10～19点については、生活習慣病を有する群と有さない群に分け、4つのカテゴリーごとに教材を作りました。その教材の中には、対面であれば医師が指導すべき医学的専門知識と指導内容を盛り込んでいます。このため、医師のいない環境下での飲酒指導にHAPPYが有用と考えられます。

　HAPPYで介入対象者のカットオフ値をAUDIT 10点といくぶん高目に設定しているのは、できるだけ擬陽性を少なくする（特異度を上げる）ためで、マンパワーを一定時間投入する介入においては効率性も重要だからです。一方、WEB上のBIのツールであるSNAPPYシリーズ（https://snappy.udb.jp/）などではマンパワーの投入はなく、効率性よりも感度を上げることを重視して、カットオフ値は8点に設定してあります。

## 4.9 ● 集団節酒指導プログラム

　HAPPYから派生した集団節酒指導プログラムは、グループワークあるいは集団認知行動療法の技法を用いて、5名から10名程度のグループで節酒指導を行う目的で開発されたものです。1回40分〜1時間程度で3回のセッションを基本とし、このプログラムは特定保健指導にも利用できます。彌富らは、AUDIT 10点以上あるいは1週間に純アルコール210g以上摂取する者をハイリスク飲酒者と定義し、特定保健指導に集団節酒指導プログラムを用いて55名の男性従業員に介入を行いました。1年後の健診データで、腹囲、体重、BMIが有意に減少し、メタボリック症候群と予備軍を合計した割合は、介入前49名（89.1％）から介入後31名（56.4％）に有意に減少していたとする結果を報告しています[8]。

　今後、職域の特定保健指導などにこうしたプログラムが普及することで、アルコール問題の二次予防とともに生活習慣病予防につながることが期待されます。

■文献
1) 樋口進：平成25年度総括研究報告書．平成25年度厚生労働科学研究費補助金循環器疾患・糖尿病等生活習慣病対策総合研究事業「WHO世界戦略を踏まえたアルコールの有害使用対策に関する総合的研究」，2014.
2) 樋口進，齋藤利和，湯本洋介編：新アルコール・薬物使用障害の診断治療ガイドライン，信仰医学出版社，2018.
3) 廣尚典，島悟：問題飲酒指標AUDIT日本語版の有用性に関する検討．日本アルコール・薬物医学会誌，31：437-450, 1996.
4) 厚生労働省健康局：標準的な健診・保健指導プログラム（平成30年度版）
https://www.mhlw.go.jp/content/10900000/000496784.pdf（2022年7月閲覧）
5) 嶋根卓也，今村顕史，池田和子，他：覚せい剤事犯者における薬物依存の重症度と再犯との関連性：刑事施設への入所回数から見た再犯．日本アルコール・薬物医学会雑誌，50：310-324, 2015.
6) 斎藤学：強迫的（病的）賭博とその治療－病的賭博スクリーニングテスト（修正SOGS）の紹介をかねて－．アルコール依存とアディクション，13：102-109, 1996.
7) U. S. Preventive Services Task Force. Screening and Behavioral Counseling Interventions to Reduce Unhealthy Alcohol Use in Adolescents and Adults. JAMA 320：1899-1909, 2018.
8) 彌富美奈子，遠藤光一，原俊哉，他：特定保健指導の枠組みを利用したハイリスク飲酒者に対する職域における集団節酒指導（S-HAPPYプログラム）の効果．労働科学，89：155-165, 2013.

# 第5章　治療連携

日本福祉教育専門学校　岡﨑直人

## 5.1 ● 治療連携の必要性

　依存の治療連携の必要性は概ね2つにまとめられます。1つは、多重問題に同時進行で対処するためです。アルコール依存を始めとした、薬物依存やギャンブル行動症等の依存は、様々な問題が原因となって発症し、また依存の結果として様々な多重問題を引き起こす悪循環に満ちた疾患です。依存の特質として、一機関では対応が困難であるため、様々な機関や人々が問題に巻き込まれ、また様々な機関や人々が依存の治療や支援を要請されます。そのため、同時進行的な連携は必要不可欠です。これは共時的・空間的な連携と言え、「横軸」と考えることができます。

　もう1つは、依存の治療・回復支援が、いくつかの段階に分けられ、それぞれの段階で関わる機関が違うために、時間軸に沿ったバトンパス・伴走的な連携が求められるためです。これは「縦軸」と考えることができます。

　時間軸に沿って考えると、回復支援は3つの段階に分けられます（**図5.1**）。第1段階は、家族や周囲の人たちからの相談が開始される段階です。相談開始の時点で、アルコールの問題であれば、身体疾患、経済問題、家族問題、本人の否認など様々な問題がすでに悪循環を呈しており、依存が巻き起こす多重問題はこんがらがった綱のように支援者をたじろがせるかもしれません。

　本人が何らかの関連問題によって、相談や治療の場に登場すれば、次の第2段階となります。ところがここも難関となります。アルコール依存の分野では、アルコール依存と推定される人たちが適切な治療や回復支援を提供する専門治療につながらないという治療ギャップの問題があります。これは喫緊の課題として、2021（令和3）年に出された「アルコール健康障害対策推進基本計画」の「評価・検証のための関連指標」[1]に「アルコール依存症が疑われる者の推計数とアルコール依存症で医療機関を受診した患者数との乖離（いわゆる治療ギャップ）」として、掲げられています。

　更に、治療や回復支援が始まっても、依存の回復には年単位の時間が必要とされます。入院やデイケアによるアルコール依存専門治療プログラム（ARP：Al-

横軸 ━━━━━━━━━━━━━━━━━━━➤ 共時的・空間的連携

縦軸

**第1段階　家族相談の開始**

多重問題　身体疾患　離脱症状　経済問題　　　　**治療・相談先**　内科病院
職場問題　家族問題　飲酒運転　本人の否認　　　精神科病院　福祉事務所
　　　　　　　　　　　　　　　　　　　　　　　職場　警察　保健所

依存者の家族

**第2段階　本人登場、専門治療の開始**

多重問題を依存の治療と回復支援で解決　　　　**治療・相談先**　専門医療機関
身体疾患　離脱症状　経済問題　　　　　　　自助グループ　回復支援施設
職場問題　家族問題　飲酒運転　　　　　　　内科病院　精神科病院　福祉事務所
本人の否認　　　　　　　　　　　　　　　　職場　警察　保健所

依存者

**第3段階　長期の回復過程**

再発予防とライフサイクル上の課題の解決　　　**治療・相談先**
身体疾患　経済問題　　　　　　　　　　　　専門医療機関　自助グループ
職場問題（退職など）　　　　　　　　　　　職場　地域包括支援センター
家族の変化　高齢化　　　　　　　　　　　　保健所　行政の高齢福祉担当課

時間軸に沿った連携

図5.1　依存の治療連携

coholism Rehabilitation Programアルコールリハビリテーションプログラム）開始後にも、第3段階として再発予防や生活再建に長期の回復支援が必要とされます。

　アルコール依存の回復過程については諸説あります。今道[2]は再飲酒危機を乗り越え、断酒1年を迎える時期を安定初期とし、断酒2年前後の時期を安定期としました。猪野ら[3]は断酒1年から3年を生活の構築期とし、断酒3年以降を安定期としました。米国のアルコール依存に対するベティ・フォード委員会の回復の定義[4]では、1ヵ月以上～1年未満のソブラエティ（sobriety、飲酒しないで生きること）は初期のソブラエティ、1年以上～5年未満のソブラエティは継続的ソブラエティ、5年以上が安定的ソブラエティとされています。

　このように依存の回復には、専門治療の開始後も長い年月が必要とされます。再発を引き起こす要因には、依存を発病する前の未解決の問題もあれば、依存の進行中に引き起こされた関連問題もあります。更に依存の回復途上では、新たな問題も生じます。先ほど挙げた回復過程の理論でも、子どもの独立、定年退職、親や配偶者との死別、そして本人の高齢化などのライフサイクル上の変化が再発の危機となりえるとされています。こうした変化に対応するためにも、長期的な

支援を踏まえた連携が必要とされます。

## 5.2 ● 連携を阻むもの

### 5.2.1 「依存の治療とは何か」についての合意が不十分

　それではなぜ連携が必要とされながらも、うまくいかないのでしょうか？　長年アルコール依存治療に携わっている猪野[5]は「現代内科学は臓器障害は治せるけれども、アルコール依存症は放置されたままなので、当然再飲酒によって臓器障害の悪化、アルコール依存症の進行、家庭崩壊がもたらされていく」ことを理由としています。

　筆者はこれに加えて、連携を阻むものとして、依存の治療とは何を治すのかについての十分な合意が、一般の医療現場や精神保健福祉の現場で形成されていない点にあると考えています。例えばアルコール関連問題では、大量飲酒による身体的な症状や栄養状態の改善は内科的治療の目標ですし、せん妄や離脱時のけいれん発作など離脱症状の治療や自殺念慮、うつ状態、不眠などは精神科の治療目標であることははっきり認識されています。

　それに対し、アルコール依存の専門治療と回復支援という視点からは、身体状況が改善し、離脱症状の治療が済んだ段階から、アルコールのない生活を目指すアルコール依存本来の治療が始まるのですが、これは一般の身体治療や精神科治療の観点からは、わかりにくい目標と言えます。

　特にアルコール依存は「治る」ということがわかりにくいです。身体疾患や精神症状は治ることが検査数値においても目に見える形においても現れますが、アルコール依存が「治った」かどうかは、退院して飲まない生活が続き、元のような問題飲酒に戻らないかどうかで判断されるため、身体疾患や精神症状の改善のように退院時に証明できるものではありません。飲酒欲求をなくすことも治療目標にはなりません。

　専門治療を終了したにしても、それで再発が起こらないことの保証とはならないのです。専門治療に携わるスタッフの間でも、「この人は再発しないだろう。大丈夫だろう」と思っていた人が再飲酒し、「この人は再発しそうな人だ」と思っていた人が飲まない生活を送るというように予想が外れることも少なくありません。「治療の優等生はダメ（周囲に流されやすい？）。問題児は意外と好成績（反骨精神が大事？）」などと言われることもあります。

　入院中に「一生飲みません」と公言していた患者が、数ヵ月後に再飲酒して、再入院することも日常茶飯事となっています。これはアルコール依存の専門治療を受けた場合にも少なくない現象であるので、一般医療からすると「専門治療につなげても再飲酒を繰り返している」「専門医療が何を治したのかわからない」「専門治療につながるという動機づけを持っている患者が少ない」と言われても仕方がないのかもしれません。

　依存の専門医療の側にも考え直さなければならない点があります。

　そもそも依存分野では「治る」という言葉を使わず、「回復する」という言い方がされます。依存は「治らない」病気というような言い方もされます。「一度アルコール依存になると、飲んでいるアルコール依存か、飲まないでいる（回復している）アルコール依存かの二者択一しかない」という言い方すらあります。これは、依存が、依存行動のコントロールを取り戻せるようには「治らない」という意味なのですが、誤解を生む原因にもなってきました。

　また、「専門家は依存（者）に対して『無力である』」（AA〈Alcoholics Anonymousアルコホーリクス・アノニマス〉というアルコールを飲まないで生きることを目指すアルコール依存症者〈アルコホーリク〉の自助グループが指針としている12ステップのプログラムに基づく言い方）とか、自助グループにゆだねることが大切という依存の現場の考え方も、外部からは方法論がなく、専門性を放棄しているように見え、素人臭く感じられる部分かもしれません。

　専門治療の側からは、アルコール関連疾患の内科的治療に対して、「飲める身体にしているだけで意味がない」とよく言われていました。また、「一般医療では、激しい離脱症状が出現したり、暴力や入院中の持ち込み飲酒などトラブルを起こすような、対応が困難なアルコール依存は専門医療につなげようとするが、アルコール関連疾患があってもおとなしく入退院を繰り返す患者は、アルコール専門治療へ送る必要性を強く感じないので、専門治療につなげずに抱え込んでいる」とも言っていました。アルコール依存の専門医療ではない精神科の治療に対しては「閉鎖病棟に閉じ込めて、何の治療もせずに飲ませないだけ」といった非難めいた言辞もありました。このような言葉や考えは連携を阻むものとして、意識しなくてはならないでしょう。

### 5.2.2　イネーブリングについての誤解

　依存の現場では、アルコール問題についての介入をせずにアルコール関連疾患の治療をする医療機関を「イネーブラーがイネーブリングをしている」と言うこ

とがあります。アルコール以外の依存でも、違法薬物の使用で逮捕された薬物依存者の（治療ではなく）処分が少しでも軽くなるようにする行動や、ギャンブル依存者の（治療ではなく）借金問題の解決を優先する行動をイネーブリングと呼びます。どれも表に現れて目につきやすい問題や対応に迫られる問題のための行動ですが、依存の現場のイネーブリングについての情報の伝達方法や専門医療と他分野の依存の治療についての考え方、更に言えば治療文化に対する相互理解と尊重が不十分であったために誤解も生じてしまったのではないでしょうか。

### 5.2.3　関係者の抵抗感、患者の抵抗感

　筆者はかつて、久里浜病院（現 久里浜医療センター）のソーシャルワーカーとして働いていました。当時の久里浜病院のアルコール依存治療のシステムでは、入院当初は1ヵ月ほど、アルコール関連の身体疾患を内科病棟で治療し（一期治療）、身体症状の改善を見てからアルコール依存の専門病棟に転棟してARP（アルコールリハビリテーションプログラム）を行うことになっていました。治療プログラムの説明は入院時や内科病棟入院中にも行いますが、患者の中にはアルコール病棟に移ることに抵抗を示す人がいます。アルコール依存の回復が進んだ退院患者が、ある時その心境をおおよそ次のように説明してくれました。

　「内科病棟に入院していた時は、身体の治療で検査や点滴を受けて、看護師さんも身体を心配してくれて優しかったんです。2〜3週間すると食欲も出て体力も回復したから、仕事や家庭のことが気になり、もう退院したくなりました。アルコール病棟に行かなくてはいけないという話は聞いていたけれど、もうこれ以上何を治すんだろうと思っていました。

　それにあっち（アルコール病棟）に移ると、日課も厳しくて、毎日プログラムがあって身体を動かしたり、話し合いもあると聞いて、行きたくありませんでした。向こうに行った入院仲間から『こっちは厳しいし、看護師も怖い』という情報も入ったんです。内科病棟から直接退院する人もいました。病院スタッフはアルコール病棟に行くことを勧めていたようですけれど。私は家族や会社から『ちゃんと治して、二度とお酒を飲まないようになって帰ってくるように』って言われていたので、いやいやアルコール病棟に移りました。でもそれでよかったと思っています」。

　この話から、同じ病院内であっても、このような患者の心理的抵抗があることを再認識させられました。

　筆者はその後、地域精神保健の現場でアルコール依存の回復支援を行いました。

久里浜病院のように、一つの病院の中でも内科からアルコール依存専門治療に進むのに壁があったわけですが、地域では身体治療をする医療機関とアルコール専門治療をする精神科医療機関の壁は更に厚いと感じました。身体治療をする医療機関はアルコール問題のある患者の引き受けを渋り、アルコール依存専門医療機関は身体疾患のあるアルコール依存者の入院に慎重なため、医療のはざまに患者が落ちて十分な医療が受けられない事態になることもありました。

## 5.3 ● 連携のポイント

### 5.3.1　多重問題はたくさんの切り口を得られる

　前述のように、依存は多重問題を引き起こしやすいです。問題が多く、複雑に見え、悪循環（例えば飲酒のために失職→経済的困窮→家族不和→こうしたことを理由に飲酒が悪化→身体疾患→医療費がない等）が成立しているので、支援者はどの問題から介入をすればよいのか、とまどってしまいます。問題の関連や重要度を見定めて、優先順位をつけて介入していくことが基本姿勢となりますが、問題が多様なことは、たとえてみれば、山に登る登山ルートがたくさんあるともいえます。いろいろなアプローチが可能となるわけで、これを連携して進めていけば、多重問題をむやみに恐れる必要はなくなるでしょう。

### 5.3.2　初めに関わった人やところがベースキャンプとなる

　多様な依存の問題に関わる際には、最初にその問題を発見した人、最初に出会った人が今後の支援のコーディネート役、ベースキャンプの役割を担うことが大切です。問題の核心がアルコール依存であることを発見できる眼鏡を持つことを「アルメガネを持つ」と表現されます。
　最初に問題に気づく人は、例えば身体疾患の病院の治療をした医療スタッフ、生活保護の申請を受けた福祉事務所のケースワーカー、飲酒による暴力の相談を受けた女性相談のスタッフ、ギャンブルによる借金の相談を受けた消費生活センターの相談員などが想定されます。持ち込まれた問題への対応だけでなく、その背景にある依存の問題を見定めて、自分の所属する機関の役割を超えることがあっても、他機関との連携を図っていくことが大切です。そして、支援のプロセスの進展がうまくいかない場合には、クライエントや他機関のスタッフがいつでも最初の相談機関に戻ってこられる支援ができることが理想的です。

### 5.3.3 連携のバトンパスと伴走

　支援のプロセスで連携を進めていくことはバトンパスをしていくリレー競技にたとえられます。実際の競技では、バトンパスの技術が勝敗を分け、バトンを落とすようなミスがあれば致命的です。医療保健福祉の現場ではどうでしょうか？関係機関相互の理解が進まず、呼吸が合わないことや「そもそもうちの機関がバトンを受け取るべきなのか」という疑問や「バトンの渡し方が悪い」「いや受け取り方の問題だ」といった争いが起こっていないでしょうか？

　実際の競技ではバトンパスの練習が大事ですが、医療保健福祉の現場ではどうやってリハーサルをすればよいでしょうか？　筆者は行政が主となった連携会議や自主的な連絡会のような、関係機関が顔を合わせてネットワークを形成し、お互いの機関が役割や現状について話し合う場がリハーサルに当たると思っています。バトンをどこの誰に、どのように渡せばよいのかをあらかじめシミュレーションしておくことが必要であると思います。

　伴走型支援ということが言われるようになっていますが、伴走型連携も大切です。バトンパスはバトンを渡すと役割終了になりますが、渡した後は主体性は渡した先に移っても、支援においては、いつでも一緒に考える姿勢を取って伴走をしていくことで、支援に困難が生じた時にも助力や助言を行うことができます。マンパワーの厳しい中、時間を割くのは大変ではありますが、連携できなかったケースがその後の時間を経て、更に問題が複雑になって戻ってくることを考えれば効率的であると思います。

　「切れ目のない連携」がうたわれる中、バトンを落とさずにスムーズに受け渡すだけではなく、伴走もしていく連携をしていきたいです。

### 5.3.4 依存対策の風に乗る

　依存の対策は、2014（平成26）年のアルコール健康障害対策基本法、2016（平成28）年に開始された薬物使用等の罪を犯した者に対する刑の一部の執行猶予制度、2018（平成30）年のギャンブル等依存症対策基本法が施行されて以来、地域の連携が確実に前進を遂げました。アルコールとギャンブル等の基本法については、国が推進基本計画を、都道府県が推進計画を策定し、薬物依存を含めて依存症対策全国拠点機関（依存症対策全国センター＝久里浜医療センター）や都道府県では、専門医療機関・治療拠点機関、相談拠点が整備されました。第2期「アルコール健康障害対策推進基本計画」[6]では、第1期で打ち出した「連携」を、

更に具体的に前に進めるために、都道府県だけでなく政令指定都市でも、関係者連携会議を「年に複数回実施」することが重点目標に示されました。

　各地域で開催された連携会議の記録は、ホームページで公開されているので、それを閲覧すれば何が地域の課題であり、どのような連携が模索されているかを知ることができます。連携の器は整ったので、そこに何を盛り込むかは私たち一人一人にかかっています。

### 5.3.5　地域を知る

　連携を進める際には、地域の特性を知ることが大切です。一般的に大都市圏のほうが社会資源は多いのですが、連携については**表5.1**のように地域によって一長一短があるので、地域の特性を知りながら連携を図る必要があります。ただし、新型コロナ禍以後、交通アクセスによる会議や研修などのあり方は変化しています。

表5.1　大都市圏と地方都市・過疎地域の依存連携の違い

|  | 大都市圏 | 地方都市・過疎地域 |
|---|---|---|
| 社会資源の数 | 多い（行政、専門医療―病院・クリニック、多くの自助グループや回復支援施設） | 少ない（行政、医療、自助グループなど） |
| 交通アクセス | 医療や支援機関、自助グループへの交通アクセスがよく、行き来が盛ん。<br>会議も開催しやすい。 | 医療や支援機関、自助グループへの交通アクセスが困難。県全体など広域になる会議は開催が難しい。 |
| 行政の関与 | 行政の関与の度合い小。<br>きめ細かい関係性は難しい。 | 行政の関与の度合い大。<br>関係機関と顔の見える関係性が取りやすい。 |
| 地域文化 | 地域住民のつながりは希薄で、よくも悪くも互いに無関心。 | 地域の飲酒文化が強固で、依存への差別・偏見が強い。 |
| 専門医療・専門施設との関係 | 依存を専門としている機関が多く、専門としていない関係機関との連携が大切にされない。専門機関に丸投げされる可能性がある。 | 依存を専門としている機関が少なく、専門としていない関係機関との連携が大切にされる。 |
| ケースとの関係 | 利点）一機関でうまくいかなくても他の機関に移ることができる。<br>欠点）一機関との関係が切れると、ケースのフォローが困難である。 | 利点）少数の連携の取れた機関同士であればフォローがしやすい。<br>欠点）ケースと少数の機関との関係が固定化し、行き詰まりやすい。 |

### 5.3.6　回復の物語を道しるべに

　最後に山登りのたとえをもう一度使わせていただきます。連携の要は、目指すべき山の頂へのルートとなる依存回復者の体験談（回復の物語）を関係者、患者とその家族が共有し、共通した回復のイメージを持っていくことです。登山口が様々であるように回復者の体験談から導き出される登山ルートも様々ですが、山の頂に向かって、徐々に収れんされていくイメージです。

　筆者は日本アルコール関連問題ソーシャルワーカー協会が行っている「ソーシャルワーカーのためのアルコール依存症回復支援基礎講座」に携わっていますが、参加者から一番高い評価を得ているのは、依存回復者の体験談です。依存が回復できる病気であることを回復の物語によって実感すると、取り組む意欲も湧き、お互いに目指すべき方向を向いて、連携ができるようになります。回復の物語こそが、ほどくこともできないようにもつれ合った問題を解決する、ゴルディアスの結び目を断ち切る剣となるのではないでしょうか。

## 5.4 ● 連携の事例

　A男さんは大学卒業後、会社の事務職として勤務し、28歳でB美さんと結婚し、2年後に長女（C花さん）、その2年後に長男（D太さん）が生まれた。

　2年前の43歳の時、飲酒と過労のため、全身倦怠感、食欲不振などで、内科病院にアルコール性肝炎で1ヵ月入院治療した。1年ほど前からコロナ禍のために在宅勤務となり、昼間も飲酒するようになった。B美さんが注意しても聞かず、中学3年生のC花さんの不登校も始まった。

　半年ほどこのような状況が続いたある日、B美さんにA男さんの上司Eさんから A男さんと連絡ができないと電話が入り、B美さんが急いで帰宅すると、A男さんは居間で泥酔し失禁していた。上司は電話口で会社のF産業保健師と交代し、F保健師からアルコール問題に詳しい精神保健福祉センターのG精神保健福祉士（以下Gワーカー）が紹介された。（連携1）。

　B美さんは精神保健福祉センターに行き、Gワーカーから個別の面接相談、月1回の家族向けの依存の勉強会、アルコール依存の専門医療機関の紹介をされた。また、まず前回入院した内科病院のH医療ソーシャルワーカー（以下Hワーカー）から専門治療を働きかけてもらうことと（連携2）、C花さんについては中学校のスクール・ソーシャルワーカー（Nワーカー）と連絡を取ることを提案

され、承諾した（連携3）。

　A男さんは内科に再入院し、Hワーカーと面接し、入院2週間後、B美さんとともに依存専門医療機関であるI病院の専門外来を受診した。インテーク面接をしたI病院のJ精神保健福祉士（以下Jワーカー）は、精神保健福祉センターのGワーカーからも（連携4）、内科病院のHワーカーからも（連携5）連絡を受けていた。

　I病院入院1ヵ月後、A男さんの上司が替わり、内科の入院から2ヵ月病休をしているA男さんに対して、「職場に早く復帰してほしい」という連絡が入った。A男さんは焦り、I病院の治療プログラムを中断して退院を希望したが、JワーカーはA男さんに関係者が一堂に会しての合同面接を提案し（連携6）、A男さん、B美さん、病院のK主治医、Jワーカー、病棟のA男さんの受け持ちのL看護師、職場のF保健師、精神保健福祉センターのGワーカーが出席し、職場も治療を納得し、A男さんの不安を解消した。

　その1週間後の話し合い（連携7）には、A男さん、B美さん、病院のK主治医、Jワーカー、アルコールデイケアのM看護師、職場のF保健師、学校のNワーカーが出席し、Nワーカーから学校でのC花さんとD太さんの様子と支援についての報告があり、A男さんは退院後のデイケア通所を決めた。

　A男さんはB美さんと断酒会にも通い、C花さんの不登校も解消されていった。

■文献
1）2021（令和3）年に出された「第2期アルコール健康障害対策推進基本計画」の「評価・検証のための関連指標」https://www.mhlw.go.jp/content/12200000/000760238.pdf（2022年7月閲覧）
2）今道裕之：アルコール依存症―関連疾患の臨床と治療第2版，創造出版，1995.
3）猪野亜朗，大越崇，奥宮祐正：アルコール依存症の短期予後と長期予後―断酒会員の追跡調査から―．精神神経学雑誌第93巻第5号，334-358, 1991.
4）The Betty Ford Institute Consensus Panel. What is recovery? A working definition from the Betty Ford Institute. Journal of Substance Abuse Treatment 33（2007）221-228.
5）猪野亜朗：アルコール性臓器障害と依存症の治療マニュアル，星和書店，1996.
6）第2期「アルコール健康障害対策推進基本計画」1）と同じ

鳥取県立精神保健福祉センター　原田　豊

# 第6章　相談対応

## 6.1 ● 相談を受けること

### 6.1.1　相談担当者自身の不安や孤立感

　依存への正しい理解がなされ、適切な相談支援が地域の中で行われていくために、身近な相談機関は重要な役割を担っています。しかし、相談機関のスタッフの中には、依存に関する相談を受けることに強い不安を感じる人は少なくありません。その理由として、相談担当者自身の孤立感があります。どのように対応してよいかわからない。職場内の上司や同僚からの協力や助言が十分に得られない。時には上司の無理解、職場内での孤立がある。依存症の相談・診療を積極的に受け入れてくれる機関がわからない、連携できる機関がわからない、などが考えられます。まずは、これらの不安や孤立感を解消していくことから始めましょう。

### 6.1.2　家族からの相談

　相談機関における依存に関する相談は、本人ではなく、家族あるいは親族・関係機関から始まることが少なくありません。少しでも治療意欲のある人は医療機関を受診するため、相談機関が受けるものは、本人に治療や支援を受ける意思が弱く、家族などが悩んでいる状況にある場合が大半です。

　本人以外から相談を受けるときは、最初に、相談に来られている人（来談者）と本人の関係（配偶者、親、子、きょうだい、同居か別居かなど）を把握します。そして、来談者が何を望んでいるのかを聞くことになるのですが、それを望んでいるのは誰であるのか、本人自身はそれをどう思っているのかも確認します。家族の思いも、「本人を何とかしてほしい」「家族としてどう関わったらよいか知りたい」というものから、単に「話を聞いてほしいだけ」というものもあります。相談担当者がしたいと思うこと、必要だと思うことよりも、まずは本人や家族が望んでいることから一緒に考えていきましょう。

　依存の状態については、いつから、どれくらいの頻度で、どれくらいの程度・内容なのかに加え、どのような問題行動（会社を休む、借金がある、暴言・暴力

がある、周囲に迷惑をかけるなど）があるのか、それに対してどのような対応がなされたのか、その対応に対して本人がどのように反応したのかの情報も重要になります。また、依存に関することだけではなく、本人の生育歴、家族関係など、背景にあるものも丁寧に聞き取りをします。

### 6.1.3　入院の希望について

　疲れ果てた来談者（特に、同居している家族）からは、「本人をどこかに入院させてほしい」と強く求められることもあります。一般の疾患の入院は医療法で定められていますが、精神科医療機関への入院は精神保健及び精神障害者福祉に関する法律（精神保健福祉法）に定められ、主に自発的入院である任意入院、非自発的入院（いわゆる強制入院）である医療保護入院、措置入院の3つの形態に分けられます。

　依存症者の場合、自らの意思で入院する任意入院は、依存状態を断ち切るきっかけ、弱った体調を取り戻すきっかけであったり、また教育入院などであったりします。

　一方で、非自発的入院の大半を占める医療保護入院は、精神保健指定医が入院の必要性を認め、家族等が同意した時に行われます。医療保護入院は、精神疾患を有し精神症状の治療のために入院が必要であると判断されるものであり、「家族が困っているから」「地域で迷惑をかけるから」「暴言・暴力があるから」などの理由や「家にいると依存行為を続けるから」などの隔離、予防を目的としたものは対象とされません。入院の必要性の有無は、医療機関において精神保健指定医が判断することであり、第三者が要請したり勧めたりするものではありません。

　仮に家族が本人への対応に混乱し、「今までもずっと我慢してきたがもう限界なので本人を入院させてほしい」と話をされても、「入院させてもらえばよい」「退院させないように、病院に頼んだら」という安易な助言は適切ではありません。医療機関の受診を勧めることはあっても、「入院の判断はその医療機関が行う」ものであることはきちんと説明し、入院の可能性の有無は別にして、家族や周囲が依存症という病気を正しく理解し、どのように関わっていけばよいのかを一緒に考えていくのが相談機関の役割です。

### 6.1.4　本人への支援

　一方で、当初から、あるいは家族相談の経過中から本人が相談場面に登場することもあります。自分自身でも何とかしないといけないと思い来られる方もいれ

ば、無理やりに連れて来られたという方も少なくありません。そのため、最初は
相談や受診に拒否的なことも多く、ようやく話ができても、「周りが騒ぎすぎて
いるだけ」「ストレスを与える周囲が悪い」と他罰的であったり、威圧的であっ
たりすることもあります。他罰的な態度は支援者にストレスを与え、威圧的な態
度は支援者に不安を与えます。そんな時、支援者は、その不安を同僚や他の支援
者に聞いてもらいましょう。

　相談機関では、投薬などの医療行為もできなければ、入院設備もありません。
それを、「何もできない」と考えるのではなく、むしろ医療行為ができないとい
うことにこそ強みがあると考えましょう。多くの対象者は、今の自分がよくない
状況にあることを自覚しています。自覚しているからこそ、受診を勧めても「自
分は病気ではない」と否認し、拒否的になります。周囲の皆は自分のことをよく
思っていない、見捨てられるかもしれない、医療機関に行けば病名をつけられ、
叱責され、場合によっては強制入院をさせられるのではと強い不安を抱いている
のです。そのため、医療とは少し距離感のある相談機関だからこそ最初に来てく
れるということがあります。

　まずは、本人の話をじっくりと聞きましょう。相談に来てくれたことを歓迎し
ましょう。多くの当事者は孤立しています。家族や親族から責められ続けていま
す。家族相談同様、ここ（相談機関）では、責められるのではなく、自分の話に
耳を傾けてくれる、本音が言える、自分の苦しさが受け入れられると本人が感じ
られ、それによって、支援者と本人の信頼関係が維持できることが重要です。

　ただし、支援者の本人に対する受容的な態度、行動は、これまで悩んできた家
族からすれば、「もっと厳しく接してほしい、叱ってほしい」「家族の思いを代弁
して本人に伝えてほしい」などの思いから物足りなさを感じてしまうことは少な
くありません。それに対して、家族には、相談機関として厳しく叱責する、入院
を勧めるということではなく、まずは関係づくりに主眼を置きたいという相談の
方向性を話しておきます。

　また、支援者が、本人を受容し本人の側に立つあまり、本人の状況について家
族の理解を求めようとする態度が、逆に家族に疎外感を感じさせることもありま
す。家族への安易な指導が、「今までこれだけ苦労させられてきたのに、このう
え家族に何をしろというのか」と不信を抱かせることもあります。これまで本人
から受けてきた苦労、裏切られ感を持つ家族にすれば、当初、そのような感情を
抱くことは致し方ないことであり、並行して家族へのケアを行うことも重要です。

## 6.2 ● 他機関との連携

### 6.2.1　社会資源

　本人・家族との面接の経過の中で、様々な社会資源の情報を提供し、必要であれば紹介をします。本人・家族の了解が得られれば、事前に紹介先の担当者に連絡を入れるようにします。この時、本人・家族には、きちんと「紹介先の機関がどのようなことをするところなのか」だけではなく、「紹介先の機関での対応はその紹介先が判断すること」を伝えておく必要があります。例えば、その機関が在宅訪問をするところであったとしても、その人に訪問をするかどうかはその機関が決めることです。「訪問をしてもらえばよい」という助言ではなく、「訪問をしている機関であるが、訪問の対象となるかどうかは、その機関で相談をしてみてください」と説明しておくのが、紹介先への礼儀です。

　紹介先、情報提供機関として、それぞれの自治体で定められている依存症専門医療機関や依存症相談拠点機関、支援拠点機関、治療拠点機関などへの相談、受診を勧めることもあります。依存対象によっては、専門に対応している医療機関や相談機関があることもあり、その圏域にどのような社会資源があるのかを知っておくことは重要です。

　本人が医療機関への受診を強く拒否しなければ、受診も促してみます。依存の背景に、治療が必要なうつ病などの精神疾患を有することもあります。これらの精神疾患との鑑別を含め、本人自身がカウンセリングを受けたり、依存に関する説明を受けたりすることにより、本人や家族が依存に関して正しい理解や適切な関わり方を学ぶことができます。

　また、投薬治療は、背景に精神疾患を有する場合の治療、あるいは具体的な精神疾患を認めなくても不眠や不安・抑うつ症状の改善などに多くの効果が期待できます。アルコール依存の薬物治療としては、断酒直後の離脱時に出てくる症状の予防・軽減のための向精神薬、断酒・節酒を維持していくための抗酒薬、断酒補助薬、飲酒量低減薬などの投与が行われます。

　医療機関の中には、当事者や家族のグループ活動や回復プログラムを実施しているところもあります。

　また、各地域には、当事者や家族が中心となり共通の問題や悩みを抱えた人が集まって自主的に運営されている自助グループがあります。相談機関は、それぞれの圏域でどのような自助グループの活動が行われているかの情報を得ておき、

本人や家族に提供します。できれば、日頃から自助グループと何らかの形でつながっていれば、より具体的な情報が提供できます。

　自助グループへの参加は、依存症者の回復に大きな効果をもたらします。自助グループに参加し、同じ仲間と出会うことにより孤立した気持ちが改善し、安心できる場が生まれます。同じ内容の話であっても、支援者からの助言や指導として聞くと反発する一方、当事者の体験や助言として聞くと共感しやすく、自らの問題として受け入れやすくなります。

　とは言え、情報を伝えただけでは、すぐに参加に至らないことも少なくありません。例えば、酒害者（お酒に悩む人たち）の自助グループである断酒会の場合、単に「断酒会に行ってみたら」と勧めても、本人や家族は自ら連絡して参加することに強い不安を感じます。このような場合、普段から相談機関が断酒会とつながりがあると、本人の了解を得て断酒会員に連絡をとり、断酒会員から事前に本人に連絡を入れて会に誘ってもらうなどが可能になり、本人・家族も初めてのグループへ入りやすくなります。なお、今、本人に参加の意思がなくても、自助グループを始め、様々な情報の提供をしておくと、将来、自分の力だけでは依存からの回復が難しいと自覚したとき、積極的に自ら参加されることも少なくありません。

## 6.2.2　連携を考える

　依存症の問題には、その内容や頻度、量などの問題だけではなく、それに伴う行動上の課題があり、特に「お金の問題」「暴力・暴言」などは相談機関だけでは対応できないこともあります。支援者は、それぞれの関係する機関が、どのような業務をしているのかを知っておく必要があります。できれば、そこで働くスタッフと事例への支援を通じて顔見知りになっていると効果的です。借金などのお金の問題はできるだけ早期の介入が必要であり、消費生活センターや法テラスなどを紹介したり、子どもへの虐待などが認められる場合は、児童相談所などと連携を取ることもあります。

　近年、高齢者の依存の問題も増えてきています。高齢者の依存の背景には、高齢者ならではの孤独感、認知機能の低下、身体症状の合併、疼痛やストレス緩和のための薬物やアルコールへの依存などがあります。高齢者の多くはかかりつけ医を持ち、地域包括支援センター、介護支援機関などがすでに関わりを持っていることが少なくなく、本人・家族の了解を得て、これらの機関と連携を取ることもあります。

　このように、依存症の回復への支援は、1つの機関だけで対応できるものではなく、他機関との連携が重要です。しかし、機関によっては、十分に依存への理解がなかったり、異動直後で依存に対して理解や経験が乏しい人がいたりします。それらを防ぐためにも、定期的に圏域で依存に関する研修会や連絡会を開催して、これまでの経過や依存に対する支援の内容などが共有され、引き継がれていくようにしておきたいものです。

　連携をするうえで最も重要なことは、互いに信頼関係を持つことです。信頼関係の基礎は、それぞれの機関が自分の担当した本人・家族に対して、きちんと丁寧に向き合っていくことです。事例を通して、他機関のスタッフと一緒に支援を行うことは、他の機関がどのような業務をするのか（動きをされるのか）を知るよい機会にもなります。

### 6.2.3　事例検討会

　本人の支援を考えるにあたり、本人を交えて、本人の意思が尊重できる支援会議の開催が理想ですが、相談機関では、本人が相談や支援に拒否的で関わりがうまく進まない事例も少なくなく、その場合は、関係機関の間で事例検討会（あるいは、ケース会議など）が開催されることがあります。

　事例検討会では、本人を単に「困った人」と考えている間は解決しません。目標として、「いかに医療機関を受診させるか」「いかに依存行為をやめさせるのか」という目先のことにこだわりすぎると、支援者の思惑通りに支援は進みません。まずは、本人を理解し、それぞれがどのように関わりを持つのかというところに視点を置きましょう。

　「他の機関が何をしてくれるのか」ではなく、まずは「自分たちの機関には何ができるのか」を考えていくことが重要です。安易に役割分担を決めようとする場合がありますが、地域の中で悩んでいる事例は、制度のはざまにあり、それぞれの支援のすき間で取り残されている事例であったり、支援はあっても本人がその支援を拒否していたりする事例です。「役割分担を決めましょう」と働きかけても、それぞれが「それは自分の機関の役割ではありません」といって何も決まらずに終わってしまうことがあります。この場合、それぞれの機関が、少し自分たちの役割を広げて、支えあっていくことが必要となります。事例検討会では、本人に何らかの変化を求めようと安易に新たな目標や動きを作りがちですが、時には、現状維持、各機関の活動の確認で終わるほうが有効なこともあります。

　事例検討会では、参加した機関が共通理解を持つことは必要ですが、一つの機

関が、自分たちの考えに基づいた方針を、一方的にほかの機関にも行うように求めてもうまくいきません。

　例えば、不登校でひきこもり、ゲームに依存し、時に同居する母に暴力を振るう学生がいたとします。学校関係者や支援者、母親が集まって事例検討会が開催され、学校関係者が、「今の状態はよくない、学校関係者の訪問も拒否されている。支援者は本人にゲームの時間を少しでも減らすように助言し、お母さんは、子どもがどれだけ要求しても新しいゲームソフトを買わないようにしましょう」と、今後の関わり方の方向性を決めることがあります。

　しかし、子どもとの最前線に立ち、子どもと関わっているのは母親です。時に、子どもはゲームソフトを買ってほしいがために、暴言・暴力の手段に出ることがあります。この状況で、上述のように方向性が決まっても支援はうまくいきません。最終的に、母親は暴力への恐怖から（あるいは、内心、買ってもよいとも思っていて）ゲームソフトを購入しましたが、その購入したことを、他の支援者から叱責を受けることが不安で検討会の場で話すことはできませんでした。家族が本音を話せない会議は意味がなく、この場合、他の支援者は支援をしているのではなく、母親に支援をさせているにすぎなかったのです。

## 6.3 ● 相談を継続する

　相談を通して、孤立していた本人や家族が、相談機関や医療機関、自助グループなどとつながり、回復に向かっていくことになります。とはいえ、本人や家族がこれまでの自分の思いが十分に受け入れられた、伝わったと感じられない状況だと、一方的に生活や行動の改善を促したり、受診を勧めたり、グループに誘ったりなど、よかれと思って行った助言や支援がうまく進まないこともあります。病院受診を勧めたらすぐ受診する、グループへの参加を促したらすぐ参加するとは限りません。本人・家族は疲弊し、多くの不安、葛藤を抱いているため、最初は、支援者の指示に従わない、思い通りに行動しないのは珍しくありません。もしかしたら、支援者の助言の中に、本人・家族としては納得のいかない内容が含まれているのかもしれません。

　支援が進まないからと言っても、「治す気がない、本人の面倒は見られない」などといった批判するような、見放すような言動をしてはいけません。一時治まった依存行動が、再度悪化することもあります。失敗が繰り返されることもあります。そんなときも、本人や家族が見捨てられない、受け入れられると感じら

れることが重要です。時には、相談が停滞し、改善がなされないまま、本人のほうから相談を中断されることがありますが、その時には、一言、「困ったときは、いつでも相談してほしい」とつけ加えておきましょう。

　そして何よりも、相談を受ける人自身が、孤立しないように、一人で悩まないように、互いに学びあいながら、声をかけあいながら相談対応に携われることが大切です。

# 第7章 社会復帰のための社会資源活用

日本福祉大学　田中和彦

## 7.1 ● 社会復帰への道のり

### 7.1.1 依存のある人の社会復帰とは

「酒やめたら楽になるって聞いたけど、ちっとも楽じゃないよ…」。この言葉は、私がソーシャルワーカーとして関わったあるアルコール依存の人の言葉です。アルコール・薬物・ギャンブル等の依存は、その依存行動が表面化しているときは、その行動によってもたらされる身体的・心理的・社会生活的問題が生じます。ですから本人も周囲の人たちも、その依存行動さえ止まれば元の生活に戻るだろうと思いがちです。

しかしその依存行動が止まったからと言って、その問題が即座に解決するとは限りません。更には、依存そのものが、その人の生きづらさを緩和するための手段として存在しているという自己治療仮説に基づけば、依存対象を手放すということは、その人にとっての自己治療の手段がなくなることを意味します。当然、その人自身にあった「生きづらさ」は残っているのです。そうした時に冒頭にあるように「酒をやめたけどちっとも楽じゃない」という言葉は依存の問題に向き合ったからこそ語られる実感を持った言葉と言えるでしょう。

このような特性について、医療や福祉の専門家（以下、支援者）は十分に認識しておかなければなりません。依存行動が止まったからと言って、すぐに仕事に復帰できる、就職できるというものでもなく、家族関係がすぐに修復されるものでもなく、時間をかけて関わっていくことが求められるのです。回復や社会復帰については、依存のある人も家族も支援者も焦らずに取り組んでいきましょう。

### 7.1.2 回復の道のりでの様々な困難

依存からの回復というのは単に「問題となっている依存行動をやめること」にとどまりません。依存によって生じた様々な問題と向き合い、その解決のために治療に取り組んだり、支援を活用したりしていきます。また、前述のとおり、自分にとって依存行動が必要であったことに気づき、その背景にある自分自身の生

きづらさに向き合っていくことも回復の道のりでは重要なことです。

　回復はその言葉のイメージで「元に戻ること」という意味合いに強くとられる場合があります。しかし依存においての回復は、依存行動をやめて依存する前の元の状態に戻るということよりも、依存の問題に向き合い、そこから得られた様々な気づき、出会った仲間、支援者とともに、依存することを必要としない人生を獲得するプロセスという意味合いを持ちます。

　そのプロセスでは、依存によって影響を受けた身体的・心理的・社会生活的な影響を少しずつ、よりよい状態にしていくための取り組みが必要となります。身体的な疾患の治療を行うこと、仕事や学校などに復帰すること、家族関係の修復、収入の確保や債務問題の整理など、様々な生活課題に直面することになります。支援者は、回復のプロセスに時間をかけ、一つ一つを丁寧に、そして依存のある人の力を発揮できるように関わっていくことが求められます。

### 7.1.3　依存している対象をやめながら生活していくことを手に入れる

　このように、依存からの回復はプロセスとして捉えられ、そのプロセスは決して順風満帆ではありません。山あり谷ありの回復プロセスであり、時に再発の可能性もあります。依存からの社会復帰とは、その人が依存しているものを手放し、やめ続けていき、回復の道を歩んでいく中でより社会との接点を増やし、社会生活を営んでいくことと考えます。

　そのようなプロセスをサポートするのが回復のための様々な社会資源です。社会資源とは、その人のニーズを充足し問題解決するために活用される、様々な制度・施設・機関・設備・資金・物資・法律・情報・集団・個人の有する知識や技術、の総称です。今挙げたようなものはフォーマルな社会資源と呼びますが、家族の支援やボランティアの活用などのインフォーマルな社会資源、その人自身が持っている「内なる力」という内的資源も活用していきます。

　依存からの回復と社会復帰はその人一人一人の努力だけではできません。依存からの回復に取り組む人が社会資源を活用し、サポートを受けながら、主体的に生きていけるようにしていくことが大切です。サポートは単に制度やサービスといった社会資源の活用にとどまらず、信頼できる仲間とのつながりをつくることや、治療や支援につながることも含まれます。

## 7.2 ● 社会復帰のための資源

### 7.2.1 依存症対策総合支援事業

　2017年から始まった依存症対策総合支援事業（**表7.1**）は、今まで行政機関、医療機関、自助グループ等が取り組んでいた社会復帰支援に対して、地方自治体（都道府県、指定都市）が、相互に有効かつ緊密に連携し、その責任、機能または役割に応じた包括的な支援を提供することで依存問題に対応していくことを目的に始まりました。そのことは依存の問題のある人の社会復帰支援をより豊かにしていく取り組みとなるでしょう。更には地域のニーズに基づいたネットワークを構築していきますので、社会復帰支援体制が充実していくことも期待できます。

表7.1　依存症対策総合支援事業

| 医療提供体制 | 依存症専門医療機関・治療拠点機関の指定<br>・関係機関との連携<br>・地域の医療機関への研修、情報発信 |
|---|---|
| 相談支援体制 | 依存症の相談拠点（精神保健福祉センター等）<br>・依存症相談員の配置、窓口の普及啓発<br>・民間団体含む関係機関との連携<br>・家族支援、治療回復プログラムの実施 |
| 地域支援計画の策定 | アルコール健康障害、薬物依存症、ギャンブル等依存症に関するそれぞれの地域支援計画の策定 |
| 連携会議の運営 | 行政・医療・福祉・司法を含めた関係機関による定期的な連携会議の開催 |
| 支援者研修 | 行政職員、民生委員、関係機関職員等を対象として依存症研修の実施 |
| 普及啓発・情報提供 | 小冊子やリーフレット、市民向けフォーラム開催など |

### 7.2.2 行政機関

①精神保健福祉センター

　都道府県および指定都市に必置となる機関です。その地方自治体の精神保健及び精神障害者福祉に関する広域的、専門的な業務を担います。精神科医師、看護師、保健師、精神保健福祉相談員等が配置されており、精神保健の課題のある人

の支援や市区町村のバックアップを行います。

　先に述べた依存症対策総合支援事業により、精神保健福祉センターは依存症相談支援拠点となっています。依存症相談員を配置し、依存に関する相談窓口として市民に普及しています。また、アルコール依存や薬物依存の物質使用障害、ギャンブル行動症の治療プログラムを実施しています。家族支援として家族教室等を実施している精神保健福祉センターも多くあります。

### ②保健所

　地域の公衆衛生を担う行政機関としてよく知られていますが、依存のある人に対する支援も保健所が担います。保健師、精神保健福祉相談員を配置している保健所が多く、地域生活支援や、必要な社会資源への橋渡しなどを行っています。地域によっては、自助グループと協働して依存のある人や家族を対象とした相談日を設けているところもあります。

　また、地域での依存に関する支援体制を確立するためのネットワークづくりでは、各保健所がハブ機関として機能し、医療機関や回復支援施設、自助グループ、様々な福祉分野の関係機関等とのネットワークを構築することも期待されています。このように地域住民に近い行政機関として相談業務を行っています。

　しかし、自治体によっては保健所が福祉事務所などと統合され、従来の保健所機能への人員配置が十分でないことや、取り扱う業務が多いことから、依存問題への取り組みが充実していかない現実もあります。また、依存問題に対する忌避感情から、保健所に対応を丸投げしてしまっている現実もあります。上述のような地域での有機的な連携が、依存のある人の社会復帰を支援していくことにつながるということも強調しておきたいと思います。

### ③福祉事務所

　依存のある人は依存行動の影響による様々な生活のしづらさを抱えます。経済的な問題はその中でも生活に直結する切実な問題です。憲法25条に定められる生存権を保障するためにも、経済的支援は重要な視点と言えます。依存のある人たちの経済保障としては生活保護制度の活用が有効と言えるでしょう。国民の最低生活を保障する制度として、依存のある人の回復を支える制度として活用でき、生活保護の窓口は福祉事務所に設置されています。依存からの回復や社会復帰のために、生活の基盤を整えるための生活保護制度の必要性を、支援者は共通認識として持つべきです。

### 7.2.3　回復支援施設

　依存の問題は一部の専門治療を行う医療機関で扱い、多くの精神科医療機関では、治療や支援の対象としていないという状態がありました。それは、依存に関する法整備がなされた今でも根強く残っている課題でもあります。そのような中で、先駆的に取り組んできた活動として、回復支援施設があります。回復支援施設の多くは、仲間が集い共同生活を営む中で、ミーティングを主体とした回復のためのプログラムに取り組みます。依存行動をやめることとやめ続けるうえでの困難を分かち合い、先行く仲間から学ぶことなどを活かして「今日一日」依存行動をやめることを積み重ねていきます。仲間とともにいることで、自分自身のつらさを分かち合える機会にもなります。多くは通所施設ですが、施設内に居住のための施設を持つところも多くあります。

　わが国では、アルコール依存者が主な利用者であるMAC（マック）と、薬物依存者が主な利用者であるDARC（ダルク）が先駆的な取り組みとして位置づけられています。スタッフ自身が依存の体験者であり、回復に取り組んでいる存在でもあります。ミーティングや余暇活動、自助グループへの参加などにより回復・社会復帰を目指していきます。近年では、対象とする依存を限定せず、例えばDARCであっても必ずしも薬物依存者のみではなく、アルコール依存者やギャンブル行動症の人も参加している場合も多く、依存からの回復サポートのためのコミュニティとして機能しています。

　また、依存の背景は多様であり、神経発達症や対人不安、トラウマの課題を持つ人たちは、従来のミーティングなどの言語表現を主としたプログラムには参加しづらい場合もあります。そのために、音楽やスポーツなど多様なプログラムで本人の自己表現を促していく場を保障していくような取り組みもあります。

　また、MACやDARCの系譜のみならず、当事者活動から誕生した回復支援施設や、ギャンブル行動症を対象とした回復支援施設、ソーシャルワーカー等が立ち上げた社会福祉法人やNPO法人による、依存のある人を対象としたサービスがあります。2006年の障害者自立支援法施行（現　障害者総合支援法）により、障害福祉サービスが整備されました。回復支援施設の多くは、障害福祉サービスや就労支援施設、生活訓練施設としての指定を受け、なかには居住支援として共同生活援助（グループホーム）の指定を受けているところもあります。

## 7.2.4　自助グループ

　依存からの回復や社会復帰を支えるのは仲間の存在です。依存のある人はそもそも「自分だけがつらい思いをしている」というような孤独感にさいなまれています。回復のプロセスで、同じように回復に取り組む仲間に出会い、仲間の中で過ごすこと、仲間の中で正直であることで、受け入れられていく感覚を育てていきます。また、他者とつながる安心感や信頼感を通して、自分自身を見つめ、仲間の役に立つ体験をすることで自己肯定感の獲得につながっていきます。先行く仲間との出会いは、回復のモデルとなり、回復のイメージを創ることにもつながるでしょう。

　自助グループでの関係性は、専門家ではなく体験者同士として支援—被支援の関係でないという、対等性と非専門性を基盤とした関係です。互いに助け合い、誰かの力になることで自分自身での気づきがあり、誰かの力になることで自分自身の価値を認める体験となり、そのことが自分自身の回復や成長に役立っていきます。このような「助ける者が助けられる」という考え方を「ヘルパー・セラピー原則」と呼び、自助グループの根底に流れる考え方です。

　わが国には、回復の指針である12ステップを活用したグループとして、アルコール依存を対象としたAA（アルコーホリクス・アノニマス）、薬物依存を対象としたNA（ナルコティクス・アノニマス）、ギャンブル行動症を対象としたGA（ギャンブラーズ・アノニマス）等があります。また家族等のグループとして、アルコール依存の家族等を対象としたAl-Anon（アラノン）、薬物依存の家族を対象としたNar-Anon（ナラノン）、ギャンブル行動症の家族を対象としたGAM-ANON（ギャマノン）等があります。

　更には、わが国独自の発展を遂げた自助グループとして、断酒会があります。アルコール依存の本人及び家族を対象としており、会員制の組織を形成しています。12ステップグループが匿名性を担保しているのに対し、断酒会は本名を名乗ります。断酒例会と呼ばれる集まりには、本人だけでなく家族も一緒に参加して、酒害体験を語り分かち合います。

　このような自助グループでの活動では仲間同士の分かち合いにより深いレベルの共感を得て仲間とのつながりを獲得し、アルコールや薬物、ギャンブル、ゲームなどで癒やしていた自分が人の中で癒やされる体験をしていくのです。支援者は、自助グループの活動を治療や支援を補完するものとして捉えてはいけません。依存のある人たちの当事者活動とそこで紡がれている文化を尊重し、あくまで支

援者と対等で協働する存在として捉えていくことが求められます。支援者は、以前自分たちの支援を受けていた患者像を自助グループのメンバーに重ねることがあり、自助グループメンバーの前で専門家として接しがちです。自助グループのメンバーとして回復のプロセスを歩んでいる人たちと対等で協働的な関係とは何か、について支援者が問い続けていくことも、回復のサポートにつながると言えるでしょう。

## 7.2.5　生活支援・社会保障のサービス

　依存のある人は生活支援や社会保障のサービスの対象ではないと誤解されがちですが、その人の状況に合わせて、様々なサービスを利用することができます。家事援助や日中の居場所の提供、就労支援などが必要であれば、障害福祉サービスを利用することができますし、経済保障制度としての生活保護制度や、障害の状況によっては障害年金の受給対象にもなります。年齢や状況によっては介護保険サービスの対象にもなります。

　支援者は、問題解決だけを目指すのではなく、依存のある人たちがどのような生活状況にあり、その背景にはどのような関係性や今までの経験があるのかを丁寧に理解することが求められます。そして、依存のある人たちが社会資源を活用することを主体的に選択・決定できることが大切です。そのための関わりが、支援者には求められているのです。

■ 参考文献

・厚生労働省：依存症対策全国拠点機関設置運営事業の実施について　https://www.mhlw.go.jp/file/05-Shingikai-12205250-Shakaiengokyokushougaihokenfukushibu-Kokoronokenkoushienshitsu/04_1.pdf（2022 年 5 月 31 日閲覧）
・ダルク編：ダルク　回復する依存者たち　その実践と多様な回復支援，明石書店，2018.

第7章　社会復帰のための社会資源活用

##  第8章　家族の特性と対応

国際医療福祉大学　山本由紀

### 8.1 ● 現代の家族の状況と依存

　依存は10代から高齢者まで発生する疾患で、家族の立場は親、子、きょうだいと様々です。年齢も立場も様々な家族集団に依存症の問題が生じると、家族はそれに取り組みます。私たちが相談の場で出会うのは取り組んでいる家族なのです。しかし、家族には相談に行かれない状況の人もいます。介護の必要な親の立場や、ひとり親に依存の問題が見られる場合の子どもの立場などは、相談に行くどころか、自分の生活で一杯の場合もあります。一方で専門相談機関は問題に気づいて来所する配偶者や親の相談を展開し、本人への介入を目指します。

　ここに支援の段差があるのです。本人が問題を否認して動かないから家族がまず相談を、というのは依存症の治療においては基本ですが、その基本に乗れない家族が多くいます。その場合、専門機関だけでなく周囲の関係者が問題に気づいて、関わりを開始すること（アウトリーチ活動）が重要です。この章では、依存の問題が生じている包括的な家族の問題への理解とサポートを考えていきます。

### 8.2 ● 巻き込まれる家族

　共に生活する家族にとって、依存の関連問題は「他人ごと」にはなりません。多くの家族は自然に自分のことのように問題に悩み、依存をやめさせようと対応し、空回りして当事者に怒りを抱えるようになります。ところが家族が依存や関連問題の解決のために対応する方向によっては、図らずも当事者の依存の問題を見えなくしたり、続けさせてしまうことにつながります。これをイネーブリング行為と言います。

　周囲も「家族がしっかり指導して」等、家族に解決の役割を期待するので、家族はやめさせようとする対応に違和感を持たず、本人の代わりに対処する状況ができ上がっていきます。一方これはうまくいかないので不全感が募ります。

　この本人の問題に"巻き込まれる家族"から、問題を本人のものと家族のものとに分け、イネーブリング行為から降りるように変わること、これが家族相談

の中でまず示される基本的対応になります。でもその前に支援者は、その対応が家族にとってはなんとかしようとした問題解決の試みで、社会に適応したものであったことを労い、対処してきたこと自体は評価することが大切です。すでに問題解決に踏み出していたのだという、自己効力感に関係するからです。

## 8.3 ● 関係性の問題

　「夫が飲酒問題のことでそちらに相談に行きます。夫の酒の問題で苦労してきました。これまでのことは正直に言わないでしょうから正しい詳細を私が書いて送ります。どうか厳しいご指導をお願いします」。妻の立場の方からこのような電話があったことがあります。本人への相談は信頼関係が前提になるので、厳しい対応はないのですが、相談員の姿勢の在り方にも言及するこの"怒れる妻"はどのような状況なのでしょう。

　当初、家族は依存行動を変えない本人をめぐって、やめさせようとコントロール合戦を繰り広げます。怒り、脅し、請願し、約束させるなど本人の気持ちに訴えかける行為。また、酒など依存する対象が手に入らないようお金や相手の行動を管理する行為。更に依存の結果生じる様々な本人の関連問題について代わりに解決に走り、問題の尻ぬぐいをする行為。先の例はこの関係の果てに「1回行けばいいんだろう」と夫が相談に登場したもので、「厳しく言ってくれたか」確認してきた妻に「キーパーソンであるあなたに来てほしい」と、その理由とともに働きかけました。これらイネーブリング行為は、挫折が続いて家族も傷つき、問題解決への動機が萎えるだけでなく、以下の2つの点で本人の依存行為への取り組みを阻んでしまいます。

　一つは、本人のやめたい／やめられない、という心理的葛藤状態を刺激し、やめろと言われる／なんとしてもやり続けたい、という意識を強めてしまうことです。自分の問題なのに、家族の態度を理由にまた依存行為に走ります。そのため隠したり嘘をついたり、本人との攻防が続きます。もう一つは、依存をめぐる問題を本人が認識する機会を奪ってしまうことです。もともと否認という心理的防衛を使って問題を見ないようにしている本人には、皮肉にもなんとかなっている生活の中で、支障がないように見えたり、問題が小さく見えたりします。

　この、本人の問題の解決に共に動くという姿勢は、家族関係には時々ありますが、依存の問題のある本人相手にこの姿勢を続けると、心理的・物理的距離の取れない、境界線の曖昧な関係が習慣化します。これを共依存関係といいます。境

界線がないので、相手に振り回されるか相手を振り回す、双方にとって苦しい関係になります。関係性に気づいて境界線を意識することから変化が始まります。この関係は夫婦だけでなく、親子関係・きょうだい関係にもはびこります。親は元々子どもの世話をする関係ですから、親子関係に起きる共依存傾向は意識されにくく、年齢相応の対応を促していくことになります。

## 8.4 ● 暴力・虐待をめぐる家族への影響

　本人の依存をなんとかしなければという余分な課題がある家族は、支配や暴力が起きやすい状況になります。暴力を"疾患の影響"として見るのではなく、被害者にとって人権侵害でありトラウマになる行為であると見ます。

　暴力は依存症本人から家族へというだけでなく、やめさせようとする配偶者から本人へ、余裕をなくした配偶者から子どもたちへ、子どもから親へ、きょうだい間で等、家族のあちこちに連鎖して生じる可能性があります。

### 8.4.1　ドメスティック・バイオレンス（DV）

　依存症の人から配偶者への暴力は、依存症への介入の前に被害者への支援が優先される必要があります。暴力は自ら逃れて生活していくことが難しい家族内の弱者に向けられるものですから。

　被害者は問題を依存症が故と思っていたり、状況は変えられないという学習的無力感[1]に覆われていて、相談に動かずにいることがよくあります。依存症から回復すれば暴力も終息するのか、そもそも支配関係が根底にあり依存症からの回復と暴力が関係ないのか、ここを見極めることは難しいのです。

　妻の依存をやめさせようとするための夫の暴力も、DVの視点を持つことが必要です。夫の支配力を使った依存への対応は、日常を管理したり暴力を振るう等、経済的に弱い立場にある妻には、出口のないDV被害となり、依存の上に生きづらさを重ねます。

　支援者は依存症という疾患としての問題対応と並行し、DVに気づき、関係する機関と連携して積極的に介入する役割があります。

### 8.4.2　虐待・ネグレクト

①依存症の人の家族の中に生じる虐待

　子どもや介護の必要な高齢者や障害者などがいる場合、依存症本人から、また

余裕をなくしている家族から暴力・虐待・不適切な養育や介護・ネグレクトが起きることもよくあります。

依存症の家庭では、子どもを置いて飲み歩いたり、パチンコ店に入り浸る等、時に致命的なネグレクトも起こります。妊娠から周産期・産後における母親の飲酒または薬物使用も、胎児を無視した行為で、ネグレクトと捉えます。子ども家庭の場合は、緊急の対応はもちろん、養育のほころびに気づいた支援者が早期に家族全体に関わり始めることが大切です。

一方、親は孤立して育児をしているがゆえの生きづらさを抱え、そこに依存が生じているという円環的理解も必要です。依存そのものがSOSである場合です。

### ②子どもへの影響

依存症の家庭で最も多くあり、後々まで影響がみられるのは、様々な対応に追われて子どもへの配慮を欠く精神的ネグレクトではないでしょうか。1960年代のアルコール問題のある家庭の子どもたちへの調査[2]などで、子どもたちの多くが、アルコール問題のある親だけでなく、もう一方の親についても自分への無関心を認めて怒りを抱えていることが明らかにされています。

子どもへの配慮を欠いた親の態度の影響で、子どもは自尊心や自己肯定感が低いまま対人関係を持ち、その後にトラウマティックなエピソードを重ねやすいと言われます[3]。依存症でない親が子どもに全く構わないのでなく、依存症者に対応するための緊密な関係を子どもと持つことも多いのですが、子どもにふさわしい行動というより親のニーズを満たす行動を求めるため、子どもは親の求めることを読み取ることに懸命になります。子どもが親や状況に必要な役割を意識して生き、それが後に様々な生きづらさを持つようになるというアダルトチルドレンという概念（以下AC）が、アメリカのソーシャルワーカー（SW）たちによって1980年代から広まり、日本でもその概念が広がっています。

支援者は子ども支援の立場でなくても、声を上げにくい子どもたちの声を聴き、アドボカシー（ここでは子どもの立場の支持）を意識して依存症の人の家族に関わる役割があります。子どもへの影響を積極的に情報提供し、予防していくことが求められます。

昨今、子どもを主体者として位置づけ、自分らしく生きる権利を保障する施策が進んでいます。ヤングケアラーへの施策もその一つです。本来親が担うべき責任や負担を担うことで学業や生活に影響が出ていることを指す言葉で、アルコール・薬物・ギャンブル問題のある家族に対応する子どもも含まれています。医療

第8章　家族の特性と対応

機関などではその存在に気づき、必要な家族支援に結びつける役割があります。

## 8.5 ● 多問題のある家族・あきらめている家族

　ある父子二人家庭で生活する10代の息子は統合失調症で通院していました。依存症の父親は仕事を休みがちで、家の中は荒れていました。会社が問題に気づき、受療させましたが父親はすぐに中断し、再飲酒。筆者はコンサルテーションの立場で会社に保健所などとの連携を勧めましたが、会社はそこまで連携できませんでした。半年後、息子が診察時に主治医にもらし、主治医が息子の通院に同伴させる形を作って父親の通院が再開されました。

　上記の事例のように各自が自分の問題でいっぱいだったり、複数の問題があって動けない家族もいます。また、SOSを出さない社会的孤立の見られる家族には、依存の問題がよく見られます。その苦しい状況に依存でコーピング（対処）しているのか、依存が先だったのか。多問題の場合はスタンダードな対応にこだわらず、臨機応変に、また依存問題だけをワンイシューとして取り上げず、家族の望むことを小さなステップにし、他機関と連携した支援が必要になります。

　他にも、依存の問題解決のためにすでに対応をやり果て、もう変わらないのだと動機づけが萎えてしまっている家族や、今日の暴力を何とかやり過ごすことだけに主眼があるケースがあります。パワーレスになっている家族の場合は、どこからでも、どの問題からでも、より積極的に関わる必要があります。

## 8.6 ● 家族の相談対応

　家族が依存の問題について相談に動く時というのは、問題がオープンになり、情報が家族の中に入って変化する好機です。依存症については、現在保健所や精神保健福祉センターで専門相談ができます。また専門病院では受診のための相談ができます。

　仕事や小さな子どもがあって日中に相談に行けない、相談に行くほどの気持ちがない家族も大勢います。家族が相談につながるにもまず身近なところで背中を押される段階が必要です。話を聞いた機関である程度の状況を知り、あなたが動くことが鍵だと力づけ、相談の動機づけに働きかけます。

　家族の相談の動機は様々で、それに合わせた相談対応を工夫しましょう。解決志向アプローチ[4)]でいうと3つのレベルに分けられます。

　ビジタータイプ｜動機が浅く、相談に抵抗がある人。病院から家族も来てくれと言われて来るインボランタリー(援助を求めない／援助を拒む)な家族。主訴も不明瞭ですが、動機の弱さと問題の深刻さとは比例しません。このタイプには「よければ状況を教えてください」というワンダウンポジション(一段下がった立場)に立ちつつも、積極的にニーズの確認、病気と家族の影響について情報提供をする必要があります。支援者側が家族を呼んだ場合はその理由・効果をしっかり伝えます。

　コンプレイナントタイプ｜依存症本人に不平不満があるものの、どうにかなるとは思っていない家族。8.3節冒頭の事例はこのあたりでしょうか。自分の役割は医療機関に本人に関する情報を提供するだけと思っている家族。本人を何とかしてほしいという期待が高く、懸命に本人の様子と自分の苦しさを話します。このまま不平不満を言ってやっぱりなんともならなかったで終わると、無力感は余計増すので、相談に来たことが大正解であると評価します。家族が本人のやめていくための環境を作るキーパーソンであること、イネーブリング行為を理解した家族の対応が鍵になることを伝えます。依存症の問題は子どもにも大きな影響があることを積極的に伝えましょう。

　カスタマータイプ｜本人の問題について自分に何ができるか関心があり、専門家の助言を活用して問題解決しようとする人。すでに自分の問題として考えられているこのタイプは、相談の準備性が高いので、本人の受診のために何ができるかという目標の共有に焦点を当てます。依存症の回復の可能性を示し、専門相談機関や家族会等の社会資源を紹介。近くになければ家族が学べそうな本などを紹介し、目標に向かって進むことへ支援者はエールを送り続けることです。

## 8.7 ● 家族心理教育と家族グループ

　家族心理教育とは、家族が精神疾患の知識や対応法を理解し、落ち着いた理解ある対応をすることで、本人の再発防止に効果が証明されているものです。これは家族が一人ではない、と思えるためにもグループで行われることが効果的ですが、個別で行ってもよいものです。資源がなければ支援者一人一人が社会資源ですから、個別相談の中で依存症についての知識と情報を伝え、どう思うか話し合っていくことも心理教育です。

　依存症の人の家族が心理教育を受けることには更に以下のような目的があります。

・問題を疾病として理解し、回復があることを実感できること。

・断酒治療や自助グループの必要性を理解できるようになること。

・イネーブリング行為から降りるという変化の方向を理解し、よく考えた助力を提供できるようにすること。

・子どもへの影響を知ること。

　家族心理教育は、専門病院や専門相談機関では教育プログラム・家族グループ等の名で実施されています。病院では本人の治療と並行して家族にプログラムに出てもらうことを推奨します。参加の動機や目的を調整し、プログラムによって得られる効果まで伝える"波長合わせ"（予備的接触）をすることが重要です。

　依存症の人の家族のコミュニケーションを意識して変化させ、本人が受療しやすい積極的な環境をつくることを目的にしたCRAFTというプログラムがマニュアル化されていますから、そうしたテキストを使って実施することもできます。

　家族グループは成熟すると、家族がこの問題について主体的に考える場になります。もはや本人の状態にとらわれず、家族は自らのリカバリーを目指して参加するようになります。病院の家族グループに家族だけが長く通うメンバーが出てくるのはそのためで、こうしたメンバーは、新規メンバーには自らの問題として取り組むモデルになっていきます。

## 8.8 ● 家族のための自助グループ・社会的活動

　主な依存症については家族のための自助グループがあります。自助グループには専門的な相談や助言とはまた違う側面があります。同じ問題に悩む仲間の中で感情をありのまま吐き出すことができ、それをわかってもらえること。メンバーの語りの中にある、問題に対処してきた学びや経験、言い伝えを得られること。何より、少し先をゆく存在からのメッセージによって、状況の変化を信じられるようになります。他人との交流の意味がわからない人も多いので、ただ紹介するだけでなく、自助グループの意味や勧める理由を説明する必要があります。

　依存症は個人の疾患ですが、社会的な問題の側面があります。社会システムが様々な依存をイネーブリングしている面があること、問題が気づかれにくいこと、限られるサポート、偏見という障壁。これらに対して個人の体験を超え、社会の問題として考えていこうとする家族もいます。こうした市民活動がアルコール健康障害対策基本法成立の原動だったとも言え、支援者はこのような動きと協働していきたいところです。

■文献

1）小西聖子：ドメスティック・バイオレンス：pp139-140，白水社，2001.

2）マーガレット・コーク：忘れられた子どもたち（2022 年 5 月 26 日閲覧）https://archive.org/details/forgottenchildre00cork

3）H.B. キャントウェル：ネグレクトされている「子どものネグレクト」，虐待された子ども〜ザ・バタードチャイルド：pp658-700，明石出版，2003.

4）インスー・キム・バーグ：家族支援ハンドブック，金剛出版，2007.

第8章　家族の特性と対応

第 **2** 部

# いろいろな依存と
# ケアサポートの
# ポイント

第9章　**アルコール依存**

## 9.1 ● 日本におけるアルコール依存の現状

国立病院機構久里浜医療センター　美濃部るり子

　世界保健機関によると、アルコールは200以上の健康障害を引き起こすとされ、2018年同機関は、全世界で毎年300万人がアルコール有害使用によって死亡していると発表しました[1]。日本でもアルコールは身近な物質であり、健康障害を引き起こすだけでなく、飲酒による社会問題も多岐にわたるため、日常診療や相談業務の中でアルコール関連問題を有する患者に遭遇する機会は多いでしょう。本節では、日本におけるアルコール依存の現状について触れていきます。

### 9.1.1　アルコール依存の有病者数

#### ①推計されるアルコール依存の有病者数

　2003年から5年ごとに成人の飲酒行動に関する全国調査が行われており、アルコール依存の推計有病者数について算出されています[2,3]。2003年から2018年の調査では、その間、生涯有病者数は50万から100万人程度で推移しています。また過去1年に経験している、いわゆる現在有病者数は26万から57万人で推移しています。2018年の調査では、アルコール依存の生涯経験率は0.5％（男性0.8％、女性0.2％）、現在率は0.2％（男性0.4％、女性0.1％）となっており、日本におけるアルコール依存の有病者数は決して少なくない数であることがわかります。

#### ②アルコール依存と受療率

　2017年の厚生労働省の患者調査[4]では、アルコール依存の総患者数は4万6000人となっています。推計されるアルコール依存の有病者数を考えると、受療率は2割以下にとどまっており、ほとんどのアルコール依存の者がアルコール医療につながっていないのが現状です。

　アルコール依存は飲酒欲求が強い疾患であり、アルコールにより何らかの問題が生じていても、治療に抵抗があり拒否するケースも目立ちます。否認という心理的特徴や、自身のアルコールに関連した健康問題や社会的問題に気がつきにく

いことも原因としてあげられます。酩酊のために問題を想起できないこともある
でしょうし、偏見への不安もあるでしょう。アルコール依存による受療率が低い
のは、このような理由が考えられ、アルコール専門医療機関にどのようにつなげ
ていくのかが課題としてあげられます。

### 9.1.2　問題飲酒者数の推移と背景

#### ①アルコール消費と社会的影響

　問題飲酒者数やアルコール関連問題は、アルコールの消費量や飲酒行動と密接
な関連があると考えられ、これらを注視することも重要です。アルコールは嗜好
品でありますが、伝統や文化と密接な関わりがあります。

　COVID-19の流行に伴い、日本では外出控えや酒類の提供を伴う飲食店の営
業時間の短縮などもありました。2020年の酒類市場はCOVID-19の影響で、
世界全体では2019年と比べ約10%縮小し、日本でも約6%の数量減になったと
考えられています[5]。2020年、9ヵ国を対象にロックダウン中の飲酒量につい
てオンライン調査[6]が2回実施されていますが、1回目の5月の調査結果では、
ロックダウン中に飲酒量が減ったと回答した人が世界では14%、日本では11%、
変わらないと回答した人が世界では53%、日本では56%、飲酒をやめたと回答
した人が世界では6%、日本では3%となっています。一方、飲酒量が増えた、
もしくは飲酒を始めたという人は、世界では9%、日本では9%となっており、
酒類市場は数量減となっていても、一部の人ではアルコールの消費が増加する状
態となり、飲酒行動に影響を与えていることがわかります。

　日本のアルコール消費量は経済成長と共に増加していきましたが、近年は横ば
い、もしくは減少傾向でした。国税庁の発表[7]では1人あたりの酒類消費数量は
1992年度の101.8リットルを境に減少傾向となり、2019年度では78.2リッ
トルと2割ほど減少しています。2019年度の時点では、リキュール類の課税移
出数量が最も多く、税率が高いビール等の消費は減少傾向となっています。安く
てすぐ酔える、手軽に入手できる、度数が高くても飲みやすい等の理由から、ア
ルコール度数が9%程度の、いわゆるストロング系アルコール飲料などの普及も
飲酒行動の変化に影響を与えていると指摘されています。このようにアルコール
消費や飲酒行動は社会や時代の影響を強く受けており、社会情勢や時代に沿った、
アルコール関連問題に対する情報提供や支援が求められています。

第9章　アルコール依存

②習慣飲酒者数、生活習慣病のリスクを高める飲酒者数

厚生労働省の国民健康・栄養調査[8]では、週に3日以上飲酒し飲酒日1日あたり1合以上飲酒する習慣飲酒者は、男性は1989年の51.5％から2019年には33.9％と減少していますが、女性は6.3％から8.8％へ増加しています。男女差はあるものの、今後は女性への対策の重要性が増していくと予想されます。

2013年度からの健康日本21（第二次）では、生活習慣病のリスクを高める量（1日あたりの純アルコール摂取量が男性40g以上、女性20g以上）を飲酒している者の割合を2022年度までに男性13.0％、女性6.4％とすることを目標としています。2020年、2021年はCOVID-19の影響で同調査は実施されておらず、直近の2019年の厚生労働省の国民健康・栄養調査[8]では男性14.7％、女性9.8％となっており、未だ達成できていません。

2013年の成人の飲酒行動に関する全国調査[2, 3]では、生活習慣病のリスクを高める飲酒をしている者は1036万人と推計されており、社会経済背景との関連も検証されています。男女ともに親の多量飲酒、12年以下の学歴、離婚・死別で割合が高くなっています。女性では自営業、サービス業での割合が高く、男性では高収入で割合が高くなっていました。

## 9.1.3　アルコール依存の社会問題と対策など

①アルコールに関連する社会的損失

日本では2013年の時点で、アルコール依存の推計生涯有病者数について107万人、アルコールに関連する社会的損失は約3兆3628億円であるとも推定され、2013年の酒税1兆3709億円と比べてもかなり大きな損失であると指摘されています[9]。社会的損失の内訳は、アルコール関連疾患の医療費、死亡や有病による労働損失、問題飲酒者の労働効率の低下による労働損失、自動車事故や犯罪などとなっています。アルコールによる健康障害はもちろん、このような社会的損失を減らしていくためにも、アルコール関連問題に対応していくことは急務といえます。

②飲酒運転

飲酒運転は社会的な問題となり、2001年に危険運転致死傷罪が制定され、2002年6月からは酒気帯び運転の基準引き下げと行政処分を強化する道路交通法改正が施行されました。警視庁によると、飲酒運転による死亡事故は減少傾向でしたが、下げ幅が近年は留まっており、2022年は飲酒運転による交通事故件

数は2167件、そのうち死亡事故は120件あり、社会問題として周知され厳罰化されているにもかかわらずゼロにはなっていない現状です[10, 11]。このような飲酒運転を起こすドライバーは、そもそもアルコール依存などの飲酒に関連した問題の、ハイリスクグループであることが示唆されています[12]。

### ③アルコール健康障害対策推進基本計画[13]

　過度の飲酒による健康障害の防止対策を施行するため、アルコール健康障害対策基本法が2013年に成立し、2014年に施行されました。この法律の基本理念に従い、アルコール健康障害対策の総合的かつ計画的な推進を図るため、アルコール健康障害対策推進基本計画が策定されました。現在は2021年度から2025年度までを対象とした第2期となっています。そして基本的施策は**表9.1**の10項目に分けられます。

表9.1　アルコール健康障害対策推進基本計画の基本的施策

| | |
|---|---|
| 1. 教育の振興等 | 学校教育等の推進、家庭に対する啓発の推進、職場教育の推進、広報・啓発の推進 |
| 2. 不適切な飲酒の誘引の防止 | 広告、表示、販売、提供、少年補導の強化 |
| 3. 健康診断および保健指導 | アルコール健康障害の早期発見・早期介入の推進、地域における対応の促進、職域における対応の促進、アルコール健康障害に関する調査研究 |
| 4. アルコール健康障害に係る医療の充実等 | アルコール健康障害に係る医療の質の向上、医療連携の推進、医療の充実に資する研究の推進 |
| 5. アルコール健康障害に関連して飲酒運転等をした者に対する指導等 | 飲酒運転をした者に対する指導等、暴力・虐待・自殺未遂等をした者に対する指導等 |
| 6. 相談支援等 | 関係機関の連携の促進等により、相談支援体制を強化 |
| 7. 社会復帰の支援 | 就労及び復職の支援、アルコール依存からの回復支援 |
| 8. 民間団体の活動に対する支援 | 自助グループや民間団体との連携の推進、自助グループの活性化支援、幅広い周知 |
| 9. 人材の確保等 | 人材養成 |
| 10. 調査研究の推進等 | アルコール健康障害に関する実態把握、関連データの集積 |

　この基本的な取り組みを基準とし、地域でアルコール健康障害対策を推進するため、例えば都道府県では都道府県計画の策定や必要な対応を適時進めることが求められています。

　日本ではアルコール依存の者の多くが医療につながっておらず、問題飲酒者も少なくない現状です。アルコール依存やアルコール関連問題は、社会的問題であり、個人の問題だけではないという認識が重要となっています。社会情勢や時代に応じ飲酒行動が変化していくことも予測され、それらに応じた知識や医療、回復のための支援等を継続的に講ずることが必要であると考えられます。

### ■文献

1）World Health Organization : Global status report on alcohol and health 2018, Wold Health Organization, 2018.
2）Osaki Y, Kinjo A, Higuchi S, et al : Prevalence and Trends in Alcohol Dependence and Alcohol Use Disorders in Japanese Adults : Results from Periodical Nationwide Surveys. Alcohol Alcohol, 51 : 465-473, 2016.
3）金城文，尾崎米厚，桑原祐樹，他：2018年わが国の成人の飲酒行動に関する全国調査．平成30年度厚生労働科学研究費補助金　飲酒や喫煙等の実態調査と生活習慣病予防のための減酒の効果的な介入方法に関する研究班　総括・分担報告書，2019.
4）厚生労働省：平成29年患者調査（傷病分類編）
　　https://www.mhlw.go.jp/toukei/saikin/hw/kanja/10syoubyo/dl/h29syobyo.pdf（2022年5月閲覧）
5）田中潤：新型コロナウイルス禍におけるアルコール問題　新型コロナウイルスによる酒類市場への影響．Frontiers in Alcoholism, 9（2）: 57-63, 2021.
6）IARD : Alcohol consumption during COVID-19 pandemic
　　http://iardwebprod.azurewebsites.net/science-resources/detail/Consumption-of-Alcohol-during-COVID-19-pandemic（2022年5月閲覧）
7）国税庁：酒レポート令和4年3月
　　https://www.nta.go.jp/taxes/sake/shiori-gaikyo/shiori/2022/pdf/001.pdf（2022年5月閲覧）
8）厚生労働省：令和元年国民健康・栄養調査報告．
　　https://www.mhlw.go.jp/content/000711008.pdf（2022年5月閲覧）
9）尾崎米厚，金城文，松下幸生，他：アルコール関連問題による社会的損失の推計，2003年，2008年，2013年．日本アルコール・薬物医学会雑誌，52（2）73-86, 2017.
10）警察庁：飲酒運転による交通事故件数の推移（平成24年～令和4年）
　　https://www.npa.go.jp/bureau/traffic/insyu/img/03zikokensuu.pdf（2023年7月閲覧）
11）警察庁：飲酒運転による死亡事故件数の推移（平成24年～令和4年）
　　https://www.npa.go.jp/bureau/traffic/insyu/img/04sibouzikokennsuu.pdf（2023年7月閲覧）
12）松下幸生：飲酒運転を起こすドライバーの特徴について，日本アルコール・薬物医学会雑誌，46：29-40, 2011.
13）厚生労働省：アルコール健康障害対策推進基本計画（令和3年3月）
　　https://www.mhlw.go.jp/content/12200000/000760238.pdf（2022年5月閲覧）

## 9.2 ●アルコール依存の症状・治療

国立病院機構久里浜医療センター 湯本洋介

### 9.2.1 アルコール依存の症状

　従来のアルコール依存症は、ICD-11（国際疾病分類第11版）ではアルコールによる「物質依存（Substance Dependence）」として分類されます。以前のICD-10の診断基準は6項目でしたが、ICD-11では4項目（コントロール障害、物質中心の生活、耐性、離脱）を残し、耐性と離脱については「又は」とされ、いずれか一方の項目により該当とするため、診断基準が3項目に減ったことになります[1]。ICD-11の物質依存の診断基準を**表9.2**に示します。

　地域や職域など大きな集団でアルコール依存をスクリーニングしたい場合にはCAGEやAUDIT（Alcohol Use Disorders Identification Test：アルコール使用障害同定テスト）が用いられます。CAGEは4つの質問項目からなるスクリーニングテストです。**表9.3**の4項目中2項目に該当した場合にアルコール依存が疑われます。

　AUDITはWHOによって開発された10問からなる質問票（第4章表4.1）で、アルコール関連問題の早期発見に利用されています。AUDITの区分点は集団の特性や目的に応じて決めることができますが[2]、特定保健指導で用いられている「標準的な健診・保健指導プログラム（改訂版）」では[3]、問題飲酒者としてAUDIT 8点～14点を減酒指導の対象とし、それ以上の点数を有する者については、依存症疑いとしており、依存症専門医療機関受診の目安としています。

　精神的併存疾患の有無を確認することも重要です。アルコール依存を含む物質

**表9.2　ICD-11：物質依存の診断基準[a]**
以下の3項目のうち2項目以上を満たす。

| 1. 物質使用のコントロール障害 |
|---|
| 2. 健康維持や日常活動などの人生の他の側面よりも物質使用を優先することが多くなっており、害の発生にもかかわらず物質使用が持続する、又は、増加している。 |
| 3. 物質に対する神経順応を示唆する、耐性又は離脱症状の存在 |
| 依存の特性は通常、過去12ヵ月以上の期間にみられるが、診断は、使用が3ヵ月以上継続されている場合（毎日またはほぼ毎日）に下すことができる。 |

a）樋口進がICD-11の診断基準を簡略化してまとめた。

表9.3　CAGEの質問項目

| ① | 飲酒量を減らさなければならないと感じたことがありますか？（Cut down） |
|---|---|
| ② | 他人があなたの飲酒を非難するので気に障ったことがありますか？（Annoyed by criticism） |
| ③ | 自分の飲酒について悪いとか申し訳ないと感じたことがありますか？（Guilty feeling） |
| ④ | 神経を落ち着かせる、二日酔いを治すために「迎え酒」をしたことがありますか？（Eye-opener） |

使用障害を抱える人は他の精神疾患を合併している確率が比較的高いと言われます。わが国の全国調査では、3～4割にうつ病や双極性障害、2～3割に不安症、そして約半数に自殺のリスクがあったと報告されています[4]。併存疾患は断酒後に明らかとなってくるものもあるので経過の中で判断する姿勢を持っておくことがよいでしょう。また消化器系・代謝系などのアルコール関連の身体的問題がある場合、必要に応じて身体科受診を促します。

　更に飲酒によってどのような問題が生じているのかを聴取します。暴力・DV・虐待、飲酒運転や就労問題、介護問題など、問題の種類や程度に応じてケースワーカーや地域資源の導入を考慮します。

### 9.2.2　アルコール依存の治療

　アルコール依存の治療では、認知行動療法などの心理社会的治療が主体となり、薬物療法が補助的役割と位置づけられます。以下にアルコール解毒と、それに続く再飲酒の予防について解説します。

#### ①アルコール解毒

　飲酒の制御困難の典型として連続飲酒があります。連続飲酒とは、酒を数時間おきに飲み続け、絶えず身体にアルコールのある状態が数日から数ヵ月も続く状態を指します。初めは酔いを求めて飲酒し続け、やがてアルコールが切れると離脱症状が出現するので、それを抑えるためにまた飲む、というパターンに変わっていきます。連続飲酒や離脱症状を抑えるためにまずはアルコール解毒を行います。アルコール解毒時、離脱症状の予防の第一選択薬はベンゾジアゼピン系作動薬であるジアゼパム（セルシン®、ホリゾン®）を用います。離脱症状が軽い場合は薬物療法を行わない場合もあります[5]。解毒期には食事摂取不良や脱水を呈

しているケースもあるため、離脱症状の予防と共に、充分な補液やビタミン類の補充を行います。

## ②再飲酒予防

解毒後には再飲酒を予防する取り組みが治療の柱となります。

アルコール依存の治療目標は原則的に断酒の達成とその継続です。本項では入院環境下で行われる断酒教育（アルコールリハビリテーションプログラムAlcohol Rehabilitation Program：以下、ARPと表記）を中心に解説します。

ARPでは心理社会的治療が主軸に据えられ、認知行動療法をベースに、動機づけ技法、心理教育、対処スキルの獲得など系統立った治療プログラムが提供されます。

アルコール依存に向けた認知行動療法には実施される医療機関でバリエーションがあります。久里浜医療センターでは独自に認知行動療法テキストを作成しています（GTMACK：Group Treatment Model for Alcohol Dependence, based on Cognitive Behavioral Therapy, Kurihama Version）。

また、久里浜医療センターのARPでは多職種が関わる週2回の心理教育を実施しています。アルコール依存の知識や治療上のポイントが多様な視点から獲得されることを支援しています。知識の獲得を主体とした基礎コース、断酒継続のコーピングを主体とした発展コース、各10テーマ、全講座を受けると20テーマの内容を学ぶことになります。心理教育プログラムの各回のテーマを**表9.4**に示します。

ARPは実施医療機関や時代によって内容もリニューアルされていますが、当院ARPの最も新しい取り組みとして、アルコール依存へのマインドフルネスの活用があります。マインドフルネスは「気づき」を主体としたストレス低減の方法として広く知れ渡っており、依存症の分野でも、飲酒の引き金となるストレスを低減する効果に加え、衝動コントロールにも有用である可能性があります。マインドフルネスは、具体的には瞑想の実践を柱としています。当院ではオリジナルの瞑想ガイドとテキストを作成し、週1回のマインドフルネスのクラスでは参加者で瞑想の体験についてディスカッションをしています。また、参加者には日常生活でもマインドフルネスを意識できるように、日々の瞑想に取り組むことが勧められます。

他のプログラム内容には栄養士による栄養指導、薬剤師による薬剤指導、自助

表9.4　心理教育プログラムの各回のテーマ

| 心理教育　基礎コース | 心理教育　発展コース |
|---|---|
| 1. 依存症概論（精神科医師） | 1. 社会資源について（精神保健福祉士） |
| 2. 家族（看護師） | 2. アルコールと性差（精神科医師） |
| 3. 身体疾患（内科医師） | 3. アンガーマネジメント（精神科医師） |
| 4. 節酒と断酒（精神科医師） | 4. アルコールと公衆衛生（精神科医師） |
| 5. がんとアルコール分解酵素（内科医師） | 5. 心理（臨床心理士） |
| 6. 脳・神経（精神科医師） | 6. 口腔（歯科医師） |
| 7. 治療に使われる薬物（薬剤師） | 7. 筋力、骨密度、リハビリ（作業療法士） |
| 8. アルコール依存の治療（精神科医師） | 8. 精神疾患（精神科医師） |
| 9. 検査について（検査技師） | 9. コミュニケーション（看護師） |
| 10. 栄養（栄養士） | 10. 瞑想を使ったストレス対処（精神科医師） |

グループ参加、外泊・外出訓練、瞑想、作業・運動療法、ウォーキング、また希望者にはアサーティブトレーニング、アンガーマネジメントなどが含まれます。

　上記の集団プログラムの他、担当の医師や看護師などが個別で面談を行います。個人面談については、動機づけ面接の手法が浸透してきています。従来の依存症の面接では、アルコールによって引き起こされる問題を直面化させて断酒の方向性を強く認識させて否認を修正することが要素とされていました。

　その他の特色として、女性向けの入院治療プログラムでは女性精神保健福祉士が治療に積極的に関わり、患者それぞれの個別性や問題点に注目した治療を提供しています。また高齢者の場合には、退職や配偶者との死別などのライフイベントが発症のきっかけとなることが多いことや、加齢・脳萎縮などによる認知機能低下といった、高齢者に認められやすい心理的・機能的な問題に配慮して、高齢者の特性に配慮した入院プログラムを提供しています。

　入院後のフォローアップのための外来通院、また入院を経ずにアルコール依存の治療を外来診療で行う選択もあります。外来診療では動機づけや内服のサポートの提案、再飲酒があった場合には振り返りを行い、飲酒行動に代わる新たな対処策などを話し合います。外来で上記の認知行動療法などの心理社会的治療を提供する医療機関もあります。

### ③飲酒量低減について

近年では、アルコール依存への飲酒量低減の選択肢も認められつつあります。アルコール依存の治療目標の原則は断酒の維持にあります。そのため、患者さんが断酒に応じない場合に、過去には「断酒する気になってから治療が始まる」といったん突き放すことが診療場面でたびたび見られていました。このような「見放すこと」は必ずしもよい転帰に結びつくとは言えず、近年ではいかに治療につなぎ止めておくか、医療とのつながりの中でいかに今できる介入を行うかが重要視されています。それらの介入には身体のケアや、うつや不安などのメンタルのケア、また職業面や経済面、家族問題の相談など社会支援が含まれます。

患者さんが断酒を望まない場合も、まずは断酒が最良の目標だと説得を試みます。もし説得がうまく行かない場合でも、そのために治療からドロップアウトする事態は避けます。一つの選択肢として、まず飲酒量低減を目標として、うまくいかなければ断酒に切り替える提案のやり方があります。また、軽症の依存症で明確な合併症を有しないケースでは、患者さんが断酒を望む場合や断酒を必要とするその他の事情がない限り、飲酒量低減も目標になり得ます。理想的には、男性では1日平均40グラム以下の飲酒、女性では1日平均20グラム以下の飲酒が飲酒量低減の目安になります[5]。これらの飲酒量低減も含めたアルコール依存の治療目標は、2018年に改訂された「新アルコール・薬物使用障害の診断治療ガイドライン」に掲げられています。

以上より、他の疾患の治療と同様の潮流であると思われますが、アルコール依存の治療も患者さんの選択を尊重し、それに寄り添う形での治療や支援の提供が望ましい形と言えるでしょう。

■文献

1) World Health Organization. ICD-11 for Mortality and Morbidity Statistics. https://icd.who.int/browse11/l-m/en（2022年7月閲覧）
2) Babor, TF. Brief Intervention for hazardous and harmful drinking. https://apps.who.int/iris/bitstream/handle/10665/67210/WHO_MSD_MSB_01.6b_jpn.pdf?sequence=3&isAllowed=y（2023年7月閲覧）
3) 保健指導におけるアルコール使用障害スクリーニング（AUDIT）とその評価結果に基づく減酒支援（ブリーフインターベンション）の手引き https://kurihama.hosp.go.jp/research/pdf/20140604_hoken-program3_06.pdf（2023年7月閲覧）
4) 樋口進：厚生労働科学研究費補助金 平成24年度総括分担研究報告書 アルコール・薬物依存と他の重複障害の実態把握と治療モデルの構築に関する研究，2013.
5) 新アルコール・薬物使用障害の診断治療ガイドライン作成委員会．新アルコール・薬物使用障害の診断治療ガイドライン，新興医学出版社，2018.

## 9.3 ● 入院患者への看護

国立病院機構さいがた医療センター　阿部かおり／村山裕子／奥山沙耶／竹内奈緒

### 9.3.1　治療理念

　さいがた医療センター（以下当院）は、2018年に依存症診療部門Sai-DAT（Saigata Division of Addiction Treatment）を創設しました。「信頼障害仮説[1]」と「自己治療仮説[2]」を治療理念とし、アルコールだけでなくすべての依存や嗜癖の問題を持つ方が治療対象です。

#### ①信頼障害仮説と自己治療仮説

　「信頼障害仮説」では、依存患者さんは幼少期からの逆境体験（いじめ・虐待・大切な人との死別等）を通じて、周囲の人の期待に応えようと自分の本音が言えず、我慢を重ねた結果、心の苦痛つまり「生きづらさ」を抱えていると言われています。「自己治療仮説」では、依存患者さんは、心の苦痛を和らげるために孤独な自己治療としてアルコールや薬物に頼らざるを得なくなったと言われています。

　つまり、多くの患者さんは、他人も自分も信じられないし嫌い、自分はどうせ価値のない人間だ、依存する対象だけが裏切らず信じられるもの、という思いの中、それらによって心の苦痛を癒やされ生きてくることができたと考えています。私たちはこれらの理論を治療理念とし、治療プログラムを行っています。

#### ②Sai-DATが大切にしていること

#### a．対象理解の視点

　患者さんがどのような人生を送り、その中で培われた価値観、ものの見方や考え方はどんなものだったかを捉え、患者さんがどのような「人」なのか理解しようという姿勢を大切にしています。

#### b．治療関係─非対決的な姿勢─治療継続性

　私たちは、患者さんとの治療関係作りの一つとして「非対決的な対応」をしています。お酒を「やめなさい」とは強調していません。依存の問題をどうしたいかは、ご本人が一番わかっています。それを私たちが一方的に「やめなさい」と治療の方向づけをしては対立が生まれるのは当然のことでしょう。そのため、治療プログラムの参加も自由選択制としています（**表9.5**）。入院環境も、窮屈な

ルールで患者さんを縛りつけることよりも「しんどくなったら入院してもいいかな」と思ってもらえるような、居場所づくりを心がけています。素面で人とつながれる心地よさや多彩な治療プログラムでの楽しい体験等が治療継続につながっていくのだと感じています。

表9.5　さいがた医療センターの主なプログラム

| プログラム名 | プログラム内容 |
|---|---|
| SHARP-A、SHARP-G | アルコール・ギャンブル依存症を持つ方への認知行動療法 |
| 心理教育 | 疾患についての勉強会 |
| Sai-Cafe | ギャンブル問題を持つ方のミーティング |
| SLP（さいがたランドプログラム） | ボードゲームなどで遊ぶ |
| Sai-ZAP | 本格筋肉トレーニング |
| おふらいんカフェ | ゲーム・ネット依存の子ども対象プログラム。安心できる居場所の提供 |
| 自然の時間 | 病院中庭（Sai-Village）で植物を育てたり、ピザを食べたり |
| 夕陽を見る会 | 近くの海岸に沈みゆく夕陽を鑑賞しにいく |
| 女子力 | 女性限定プログラム。お茶会や手芸、季節イベントを開催 |
| 音楽プログラム | バンドの練習とコンサート |
| 行軍 | 7-10 kmを歩く |
| SST | コミュニケーションの工夫を考える |
| メッセージプログラム | 近隣の自助グループや回復施設メンバーからのメッセージ（体験談）を聴くプログラム |

## 9.3.2　看護の実践

→ケース 1

**事例：離脱期**　Aさんは、50代男性です。20代で結婚し夫婦2人暮らしをしています。建設業やドライバーなどの仕事に従事しましたが、長くは続きませ

んでした。30代より酩酊時の近所トラブルや救急搬送を繰り返し、医師より禁酒をするよう指導されますが、飲酒は続きました。初診3年前より体調不良が原因で、就労困難、経済困窮となり生活保護を受給しています。妻は体調不良が続いており、自宅でかろうじて家事をしています。

　当院へは地域のケースワーカー（以下CW）と妻と受診しました。医師より通院を提案されましたが、1度外来を受診したのみです。その受診から3ヵ月後、再び飲酒が続き食事も摂れない日々が続いたため、妻とCWが入院を提案し、Aさんは納得し入院することになりました。

　Aさんは、入院前日18時にビール（5%）500 mlを2本、チューハイ（9%）500 mlを3本飲酒していました。入院直後は、嘔気が時折出現するため食事は摂れませんでした。コップの水を飲んだり、額の汗を拭いたりする時には手がふるえていました。Aさんは不安そうな表情で「食べられないことがつらい」と話し、ゆっくりベッドで休むこともできない様子でした。バイタルサインは体温37.3℃、血圧158/98 mmHg、脈拍120回/分、幻覚や頭痛はなく見当識も問題ありませんでした。看護師は、主治医よりジアゼパム（セルシン®、ホリゾン®）の内服と、ビタミン製剤を含めた輸液の指示を受け、すぐに実施しました。妻は、ベッド周囲の荷物を整理した後、疲弊した様子で言葉少なく本人の傍に寄り添っていました。

ポイント　アルコール離脱期の看護で重要なことは、患者さんが安心して安全に過ごすことができるようにすることです。離脱症状の管理だけでなく、全身状態の観察を密に行い、清潔保持に努め不快となる原因を可能な限り取り除きます。

　また入院したことを支持し、安全に離脱期を乗り越えるための治療を行っていることを端的に温かい言葉で伝えます[3]。離脱症状の出現が怖くてお酒をやめられなかったという患者さんもいます。そのため、医療者が見守る中、安全に離脱期を乗り越えられるとの見通しを伝えます。

　Aさんは、最終飲酒から24時間以内に入院しました。そのため、アルコール離脱症状の観察が必要です[4]。離脱期には、アルコール離脱症状評価尺度（Clinical Institute Withdrawal Assessment for Alcohol, revised form、以下CIWA-Ar）を使用するか、CIWA-Arを参考にした視点に沿って観察を続け、離脱症状の早期発見と悪化の防止に努めます（**表9.6**[5]）。

　Aさんの入院時のCIWA-Arは、嘔気・嘔吐4点、振戦7点、発汗4点、不安4点、焦燥感4点、合計23点です（第3章図3.1参照）。血圧も高値であり頻脈

**表9.6　離脱症状評価表（琉球病院）**

以下の症状の有無を1日3回（日勤・準夜・深夜の各勤務帯）確認をする。
吐き気、振戦、発汗、不安、興奮、頭痛、見当識障害、幻視、幻聴、触覚障害
複数の症状を認める場合、もしくは1つの項目でも重度の症状を認める場合は、ジアゼパム
5mgの内服を考慮する。

であることからも離脱症状は出現していると考えられます。医師の指示通りベンゾジアゼピン系薬剤を与薬し症状緩和に努めます。

　また、入院前の食事量を確認することは、血液データの結果と併せてリフィーディング症候群（長期飢餓状態で急に高カロリー投与すると意識障害や心不全を引き起こす）の予防治療にもつながります。

　安全対策には、転倒転落などの予防も含まれます。意識障害発生時には、アルコールによる影響以外（硬膜下血腫、高アンモニア血症など）が原因である可能性も考慮し観察する必要があります。そのため、既往歴や入院前の転倒の有無も重要です。

　ご家族への入院時のケアとして大切なことは、ご家族自身の今までの対応を労い休養を促すことです。成瀬らの調査では、家族が本人のアルコール問題に気づいてから、実際に初めて相談に行くまでには7年かかっていることが明らかになっています[6]。つまり、ご家族も不安で心配な孤独な時間を長期間過ごしてきています。ご家族の本人への対応を批判せずに耳を傾け、医療者との関係作りを大切にします。筆者らは、「今日はパジャマを着てゆっくり休んでくださいね」「今晩は、ご自分の好きな物を召し上がってくださいね」など声かけしています。また併せて家族会の紹介を行っています。

**→ケース②**

　**事例：リハビリ期**　Aさんは、翌日の昼食から摂れるようになりましたが、数日間は臥床している時間が目立ちました。入院4日目くらいから、ホールで他患者と談笑したりする様子が見受けられました。プログラムには、入院1週間後から参加し始めました。プログラム中、落ち着きはなく、スタッフの話を聞き返したりする場面も見受けられましたが、数週間経過すると、メモを取ったり、新しい患者さんに声をかけたりする様子も見られました。

　数週間後、Aさんは自宅に外泊しました。帰院時の呼気テストではアルコール反応があり、「今日、コンビニに寄ってビール500mlを1本飲んだよ。

ちょっとね」と、話をしました。Aさんは、翌日からもプログラムに参加し、認知行動療法中には、再飲酒の話も自らしていました。

《ポイント》リハビリ期は患者さんと関わりを深める時期になります。Aさんは活動性が高まりプログラムにも積極的に参加しています。看護師にとってみると、患者さん同士やスタッフとの関わりの中で離脱期には見にくかった患者さんの人となりを知るきっかけとなる時期です。患者さんがどんな生活を送ってきたのか、どんなことを思って生きてきたのか等、患者さん自身を知ることがとても重要です。

　患者さんへの看護をするうえで、「自己評価が低く自分に自信が持てない」「人を信じられない」「本音を言えない」「見捨てられ不安が強い」「孤独でさみしい」「自分を大切にできない」という患者さんの特徴を把握することは大切です[7]。看護面接だからと急に患者さんとの距離を詰めて核心や患者さんの心情を話してもらうのはとても難しいです。そのため、挨拶や雑談を日々続けることが必要となります。そうして患者さんの強みや患者さんらしさを見つけます。Aさんは落ち着かない時でもプログラムに参加していたり、他者を思いやったりしていました。そういった「Aさん自身の強み」を生かした関わりを行うことが心地よい場所づくりの一助となり、治療の継続ができる要因となります。

　そして、患者さんの理解を深め支援するためには院内外の多職種連携が欠かせません。多職種チームで関わり、多角的に支援を考えることが大切です。これは、患者さんの相談窓口が増えることにもつながります。

　看護師の困りごとの一つとして、再飲酒時の対応があるかもしれません。Aさんも外泊時に再飲酒をしています。飲酒量等に応じて離脱症状が出る可能性があるため、アセスメントや安全への配慮が必要となります。そして、「なぜお酒を飲んできたんだ、駄目じゃないか」と叱責したくなるかもしれません。しかし、本人自身が一番再飲酒したことをつらく思い、傷ついています。また、医療者に怒られるのではないか、見捨てられるのではないか、本当のことを言っていいのだろうかと悩んでいるかもしれません。責めたり叱ったりすると一層本人が傷ついてしまったり、本当のつらさを人に話せなくなってしまうでしょう。

　そのため、まずは帰院したことを「よく帰ってきてくれましたね」と労い、肯定的なフィードバックを伝えることが大切になります。そうすることで、患者さんにとって病院が叱られる場所でなく安全に治療を続けられる場所となります。

　そして、看護師が患者さんの見方を少し変えるだけで、再飲酒は失敗から回復過程に変化します。責めるのではなく振り返りとして「どんな時に飲みたくなってしまったのか」「なぜお酒が必要だったのか」などを伺いながら、退院後の生活をより詳しく知るチャンスになります。

　また、帰院後は、飲酒の話だけでなく、嬉しかったことや楽しかったこと、悲しかったことや悔しかったことなども話題とします。素面で家族と食卓を数年ぶりに囲む患者さんも少なくありません。その中で感じた率直な感想を共有し、患者さんから見える世界の理解につなげます。

**→ ケース ③**

> **事例：退院支援**　退院近くになり、Aさんと妻、CWや当院担当スタッフで退院前のケア会議を行いました。本人は、「退院直後より就職活動をするため、飲む暇はない、外来には通うけれど、自助グループは自分には合わない」と話されていました。その後、会議で定めた退院日に退院されました。

《ポイント》依存支援に関わっていると、Aさんのような退院後の希望を聞くことが多いかもしれません。そのような時、看護師として、「退院後はすぐに仕事を探すのはお勧めできない、断酒が必須である、断酒生活を送るためには自助グループに通うことが重要」と、ついつい言ってしまいたくなるでしょう。しかし、ここで大切なことは、まず患者さんの話に耳を傾けることです。退院した後に彼らがどんな生活をしたいと思っているのか、どんな生きがいを持っているのか、どんな夢を抱いているのかなどの話に立ち戻ります。支援者の意見を押しつけるのではなく、患者さんの話を聞きながら強みを見つけます。

　Aさんは「外来には通う」という意思表示をしていますので、外来通院を続けながら、Aさんの考える生活・人生を支えられるよう、本人・家族・地域支援者・当院スタッフと会議で話し合います。Aさんの意思を尊重して、我々は応援しますというメッセージを伝えることが大切です。

　回復には自助グループの役割がとても重要です。しかし、Aさんのように拒否的な方には、無理強いをせず本人のタイミングを見て、介入していくことが重要です。まずは、支援者と一緒に見学に行ってもらったり、オンラインミーティングにこっそり参加してもらったりするなど、彼らに合わせた介入を考える必要があります。

　動機づけ面接では、何かを変えるとしても、何を変えるかは究極のところクライエント本人の選択だと認めることが重要である[8]と言われています。彼らが変化したいという気持ちになるタイミングを、支援者全体で情報共有しながら見守っていくことが必要です。

　支援者は、患者さんを支援者側の枠にあてはめるのではなく、回復過程にある彼らの伴走者として、同じ目標に向かって進んでいくことが大切です。

　ご家族には休養を取っていただいた後に、家族会のお誘いや、CRAFT（Community Reinforcement And Family Training）という方法があることをお伝えします。当院家族会は、心理教育やCRAFTだけでなく、日常生活に関連したフリートーク等をしています。その中で看護師は、ご家族の体験に寄り添い共感的な姿勢を持ちます。ご家族も孤立から抜け出し、仲間と共に癒やされる体験や、看護師との信頼関係作りを大切にしています。

**→ ケース（4）**

> **事例：継続看護**　Aさんは、退院してから3ヵ月後、再び飲酒が続くようになりました。そのためAさんと支援者で話し合い、院内の自助グループのメッセージプログラムに参加してみることになりました。その後、オンラインのミーティングや、様々な院内プログラムに参加し、自分の思いや考えを少しずつ語りつつ、他の参加者への配慮が見られるようになりました。

　ポイント　病棟の看護師は、外来の患者さんにお会いする機会は多くはありません。しかし、病院内やプログラム等でお会いした時には、短時間でも声をかけることを大切にします。声かけする内容は、患者さんの言動や体調の変化だけでなく、「楽しかったこと」「服装の変化」といった雑談でかまいません。一見治療に関係なさそうな話題であっても、自然と依存の話になります。それだけ、彼らの生活にこの疾患が密着していることがわかります。また、退院後再飲酒をする患者さんは珍しくありません。このような時には、特に通院やプログラム参加を支持し、再会できて安心したことを伝えます。Aさんの事例でも、再飲酒を回復経過と理解します。筆者らは、「Aさんがこうして元気にプログラムに参加してくれることに、私たちも患者さんも励まされていますよ」等と本人に伝えています。

### 9.3.3　看護のまとめ

　Sai-DATでは対象理解に努め、患者さんへの敬意も忘れてはいません。私たちが断酒を導くのではなく、患者さんと共に回復について考え、患者さん一人一人の回復があることを信じ、信頼関係作りも大切にしています。そして、退院後に再度入院治療が必要となった時、「もう一度あの病棟で治療してもいいかな」と医療者とのつながりを思い出してほしいと願っています。入院中の患者さんは、新しい生き方を模索し、怒りや悲しみ、喜びなどの表情をあらゆる場面で見せてくれます。こうした患者さんの様々な一面や変化を一番身近で見守ることができるのは看護師です。依存看護、というと肩に力が入るかもしれません。しかし、筆者らは、病を持つ患者さん一人一人を大切にすることは、看護の基本と捉えています。私たちは少しでもその人らしい豊かな表情で日常生活を送ることができるよう看護していきたいと思っています。

■ 文献
1）小林桜児：人を信じられない病　信頼障害としてのアディクション：p220，日本評論社，2016.
2）エドワード・J・カンツィアン，マーク・J・アルバニーズ：人はなぜ依存症になるのか　自己治療としてのアディクション：p232，星和書店，2013.
3）Dolores Y. Elliot：Caring for hospitalized patients with alcohol withdrawal syndrome. Nursing Critical Care 14（5）：18-30, 2019（9）.
4）松本俊彦・佐久間寛之・蒲生裕司編集：やってみたくなるアディクション診療・支援ガイド：p50，文光堂，2021.
5）松本俊彦・佐久間寛之・蒲生裕司編集：やってみたくなるアディクション診療・支援ガイド：p51，文光堂，2021.
6）厚生労働科学研究費補助金障害者対策総合研究事業「アルコール依存症に対する総合的な医療の提供に関する研究（研究代表者樋口進）の分担研究アルコール依存症家族の支援に関する研究班（研究分担者成瀬暢也）編：アルコール依存症のご家族の実態とニーズに関する研究報告，2017.
7）成瀬暢也：アルコール依存症治療革命：p52，中外医学社，2017.
8）ウイリアム・R・ミラー、ステファン・ロルニック：動機付け面接＜第3版＞上：p382，星和書店，2019.

## 9.4 ● 個人カウンセリング

白峰クリニック　河西有奈

### 9.4.1 本音で話してくれる関係性の構築

アルコール依存からの回復は、「人を信頼し、安心していられる場所や仲間の存在を得ること」が重要であり、小林（2016）は、「回復支援とは信頼対象を『物』から『人』へと引き戻す過程である」と指摘しています。

その「人」に信頼感や安心感を持てるかどうかの入り口に、初めて援助を求めて来た時の、保健・医療・福祉スタッフの存在があることは少なくありません。多くの場合、まず行われる「一対一の対話を通して、その人の困りごとを聴く」ことは、個人カウンセリングが基本とするところです。それは、その人の問題や苦しさなどを、どのように聴いて、どのような言葉を返していくか、ということが中心になりますが、それはその後の治療・支援につながるかどうかに大きく関わってきます。

このようにカウンセリングには、支援の始まりに関わるものもあれば、継続をサポートするものもありますし、問題解決や生き方の変容を援助するセラピー機能が中心になるものもあります。いずれの場合も、その人が話すことにしっかりと耳を傾け、問題を整理したり自己理解を援助したり、心の悩みを言葉にすることで少しでも楽になれるように支援していくことが大切です。そのためには、安心感を持って本音で話してくれる関係性を構築できるかが鍵になります。

本節では、個人カウンセリングにおいて、安心して話せる場・存在になるためには、どのような知恵や工夫があるのか、カウンセリングにより回復を支援していくときのポイントは何か、事例をまじえながら実践的に述べていきたいと思います。

### 9.4.2 個人カウンセリングで大切な基本姿勢

①つながること・つなげること

アルコール依存は、健康障害を始め、家族、仕事など心理社会的にも多くの問題が起こり得ますので、カウンセリングの目的は多岐にわたります。また、依存症状に対する治療段階によっても、その目的やアプローチは様々です。ですが、どの段階のどの状態から関わるとしても、大切な基本姿勢があります。それは、カウンセリングでお会いした本人と「つながること」であり、あるいは、必要な

治療、支援、自助グループなどに「つなげること」です。進行性で慢性疾患であるアルコール依存は、一朝一夕には回復しませんので、いかに治療や支援に継続してつなげていけるかは重要なポイントです。その第一歩としての「一対一の関係」は、初回から2回目へ、そして継続治療へとつなげていくことが大切です。

アルコール依存のケースは、治療や支援につながりにくいと言われています。では、どうやったらつながるのでしょうか？ つなぐことは簡単ではありませんが、治療継続のために筆者がカウンセリングで大事にしていることは以下の3点です。

- その人のニーズに沿う。
- 安心して本音が話せることを大事にする。
- 回復に向かうための知識・情報などを適切に提示する。

これらの点について、専門医療機関の外来における事例を提示しながら、実践的な解説を加えていきたいと思います。

**→ ケース 5**

> **事例：Aさん、40代女性。アルコール依存、抑うつ状態あり**　Aさんは夫から「飲み方が異常。病院へ行け」と強く言われて受診した。40代半ばから、夕飯を作りながら飲酒するのが習慣化していたが、酒量が徐々に増え、最近では就寝前まで飲み続けてしまったり、休日は昼間から飲んでしまったり、また、朝、パートに行く前にも少しひっかけていくようになってきてしまった。
>
> 　診察では、伏し目がちで表情乏しく、困りごとを聞いても、「夫に怒られたので来ました」というだけだったが、問診票には、「いつも気持ちが晴れず、うつっぽい。家はストレス」と書いてあった。診察では「そんなに大量に飲んでない」と言っていたが、スクリーニング検査によると「依存症状態」であり、血液検査でも肝機能などは異常値であった。主治医から「うつっぽさや家庭でのストレスもあるのであれば、カウンセリングで少し話をして、状況を整理してみては？」と提案がなされたところ、本人が同意したので、心理士B（女性）が会うことになった。
>
> 　カウンセリングでは、まず〈今日はどのようなお気持ちで来られましたか？〉と受診についての思いをうかがった。「カウンセリングならいいかな、と思って来ました」とのことだったので、治療にはもっと悪い想定や不安があったのかと質問してみたところ「入院と言われたらどうしようかと恐れていた」ことが語られた。心理士Bから、入院が必要となるのはどのような場合か

を簡単に説明し、不安がゆるむよう、今のＡさんの状態は、すぐに入院ということはないと伝えた。また、〈そのように不安に思っていることなどをお話しいただくことはとても大事なことと言われています。お酒の問題は、お困りごとやおつらいことが関係している場合もありますので、差し支えない範囲で、なんでもお話しくださいね。他にも心配なことはありませんか？〉と更に質問をした。Ａさんからは、「今日ここに来たのは、病院に行かないと夫がすごく怒るからです。でもうつうつとしていて体調もあまりよくありません」との返答があった。〈それでは、病院に行っている、という状況があれば、とりあえずご主人は怒らなくなるのですね。お酒のこともですが、うつうつとした気分で体調がよくないのは、それもおつらいですね〉「いつもだるくて、飲まないと抑うつ的になります。夜はいろいろ考えてしまって。朝も少しだけ飲まないとパートに行けないし、家事もできなくて」〈そうだったのですね。朝もパート前に飲んでいかれるのですね。なかなか言いにくい方もおられるので、このようにお酒の状況をそのままおっしゃっていただけることは大切なことと思います。夜はどのような感じなんでしょうか？〉「夜はいろいろと考えてうつ的になってしまうけれど、お酒を飲むと少し楽になるんです」〈差し支えなければ、「夜にいろいろと考えてしまうこと」とはどんなことを考えてしまうのでしょうか？〉。

　このように、飲酒状況や関連する気持ち、状況などが具体的になるように、ピンポイントな質問をなげかけつつ、話しづらいことが言葉にされたときは、具体的に「お話しいただけてよかった」と言葉をかけていった。

　Ａさんは、少しずつ抑うつ状態と、飲酒がないと動けないしつらいし困る、という状態を話してくれるようになった。そして、「夜つらくなる考えごと」は、夫が外に女性関係を持っていること、高校生になる娘の心配ごとを夫に相談できずにいたこと、などを話してくれた。また、夫の女性関係に気づいたとき、それとなく聞いてみたところ、夫は強い言葉で否定した上、Ａさんに対してののしる言葉を浴びせてきたとのことだった。その言葉は具体的に言及されなかったが、夫から言われたその言葉にＡさんは深く傷つき、フラッシュバックのようにしばしば思い出されるとのことであった。そうなると全身の力が抜けて全く動けなくなるとのことで、それを打ち消すために酔うことを必要としていたようだった。Ａさんがつらくて動けなくなるところは、精神的な問題もあるが、アルコールの影響もある可能性を伝えた。そして離脱や、飲酒とうつの関係なども伝え、そのような状態について、診察で医師とも相談するようにすすめた。

②その人のニーズに沿う

　ニーズとは、今日受診したのはどんな困りごとからなのか、この人が治療に求めることは何か、ということです。その人のニーズから逸れていくと、たとえ治療としては正しくても、中断してしまうリスクが高まります。事例のAさんは、確かに飲酒問題はありますが、少なくとも初診時のニーズは、「断酒したい。その方法を知りたい」ではありませんでした。「酒を飲んでいると夫が怒る、でも酒をやめることは、うつになって動けなくなるしすごく不安、いったいどうしたらいいのか」といったところだったのではないかと考えます。

　ニーズを知るためには、その人にそれを言葉にしてもらうことが重要です。したがって、その人が「困っていること、話したいこと」を言葉にできるように、水を向けていくことがポイントです。アルコール依存のカウンセリングは、「傾聴」だけでは問題が具体的に言語化されず、本人のニーズがつかめなくなる可能性があります。「やめたいけど、やめるのは不安」など、両価性を持っていることがほとんどですので、ニーズを語ってもらうときは、やめたくない気持ちも言葉にしてもらい、やめる気持ちになれない状況や心情も丁寧に聴いていきます。

　アルコール以外のことも含めて、本人の困りごとをきちんと理解して聴くということは、「この人に話すことは意味がある、この人に話しても大丈夫」と思う気持ちにつながります。アルコールをやめなければ、と思う気持ちはなくはありませんが、同時に「やめさせられるのではないか、入院させられるのではないか」という不安を持っている人が多いのが実際です。この両価的な感情や不安が言葉にされたら、「入院させられるんじゃないか、と不安なお気持ちでいらしたんですね」と気持ちを受け止めたうえで、「入院という治療もあるけれど、外来でやれる人もたくさんいます。やめる方法を取る人もいるし、減らす方法を取る人もいます」などと、その不安に応える説明はきちんと伝え、治療に少しでも希望が持てるよう敷居を下げていくことも大事です。

　飲酒の関係で心身に問題が出ていますので、もちろん酒害にもアプローチしていきます。ですが、その人のニーズも外さないようにしていかないと、アルコール治療そのものが中断してしまいます。問題を共有したうえで、飲酒問題や困りごとが解決に向かっていくよう、できることをなるべく具体的に明示し、力になりたい旨を伝え励ましていくほうが次回につながります。その人自身がどうしていきたいと思っているのかを聴いて、一緒に取り組んでいける目標を共有することも大切です。

### ③安心して本音が話せることを大事にする

　アルコール依存のケースは、「なかなか正直に話せない、本音が言えない状態に陥っている」ことが多いと言われます。なぜ安心して正直に話せないのでしょうか？　理由の一つは、周囲から非難され自分でもまずいと思っており、非難されないように嘘を重ねるのが常態化しているためです。人が信頼できない人も多くいますので、まずはカウンセラーに安心感を持ってもらうことが重要です。飲酒に関しては、飲酒の仕方や量で非難されることはないこと、正直に話せることは治療上大切であること、を明確に伝える必要があります。また、安心して本音が話せると、わかってもらえた感覚が持てたり、少し苦しさがおろせたりして、次も来ようという気持ちになってくれたりもします。

　「本音」は自然に聴いていれば必ずしも出てくるものとは限りません。水を向けるためには、ピンポイントな質問を適切なタイミングでしていくことが重要です。侵入的でなく、話しやすくなるような質問があると、本音や気持ちを語りやすくなります。「どんなことにお困りですか？」という問いかけがあるからこそ「困りごと」は話されるのであり、「そのときはどのようなお気持ちだったのでしょうか？」と聴くからこそ、「気持ちを話しても大丈夫そうだな」と思ってくれるのです。問いかける時は、依存症の人が持ちがちな感情や、様々な回復の道筋を知っていると、その人の状態により合わせた質問をすることができます。

### ④回復に向かうための知識・情報などを適切に提示する

　つなげていくために、大切なことの3つめは、回復に向かうための知識・情報などを適切に提示することです。リスクアセスメントにより、生命の安全に関わることは無論すみやかに介入しますが、健康や家族問題、仕事など、心理社会的な困りごとへの対応についても、必要な社会資源の情報を伝えたり、問題への対処を提案したりしていきます。このような情報は一度にたくさん提示すればよいものではなく、しっかりとお話を聴くことがメインで、最後に一つか二つ提案するくらいのペースのほうが本人は受け取りやすいと思います。

　加えて、「回復に向かうためのもの」は、「本人の安心感につながること」や「回復への道筋を他患の例などをあげながら伝えること」なども含まれます。小さなことでも自身の回復に希望が持てるように、スモールステップの目標を共有して、次回につなげていくことは大切です。

　そのためには、支援者が「様々な回復の道筋」を知っており、目の前にいる人に何を提示することが、少しでも回復の方向に向けられるのか、という視点を持

てることがポイントとなります。これは、可能な限り多くの当事者に会い、一人
一人の回復プロセスから学んでいくことで身につく支援力です。担当するケース
だけではなく、グループ治療に関わったり、自助グループに参加したりしながら、
多くの当事者の話に耳を傾けることが力をつけるコツです。本で学ぶ知識は大切
ですが、それだけでは太刀打ちできないのが依存症です。また、たくさんの当事
者に会ってきた支援者は、「どうしようもないこと、変えられないこと」がある
ことを知っています。そのようなことを本人が孤独のままに乗り越えることにな
らないですむよう、ともに寄り添ったり、仲間のサポートが受けられる場につな
いだりします。

　当事者と会う経験が少ない支援者は、熱心なあまり本人を無理に変えようとし
たりコントロールしようとしたりしてしまうことがあります。依存症の人の人生
は様々です。その人生を理解し認めていくことなしに、治療的信頼関係の継続は
ないと思います。

### 9.4.3　治療段階別のアプローチ

　導入期を経て治療につながると、断酒に向けて身体治療や精神依存に取り組む
段階になります。入院治療を使う場合もありますが、外来で取り組んでいる人も
たくさんいます。この時期はアルコールがまだ止まっていないですが、なんとか
しようと一歩踏み出していますので、治療から落ちてしまわないよう、サポート
していきます。

　飲酒欲求には我慢で対応していることもまだ多く、本人にとっては苦しい時期
です。カウンセリングに酔っぱらった状態で来ることなどもあるかもしれません。
飲んでいるけれども話はちゃんとできる状態のときは、来ることに緊張や不安が
あったかもしれません。その気持ちは理解することが大切だと思います。

　普通にお会いし、でも最後にはちょっと飲酒にふれていきます。「今日はちょっ
と飲んで来られましたかね。飲まないと来づらかったり不安だったりしました
か？」と声をかけたりします。決して責めるようなことはしていません。それで
も来ようとしたことをサポーティブに返します。お話しできないくらい酔っぱ
らっていたら、カウンセリングとしての会い方ではなく、状態確認をして、必要
に応じて診察につないだり、安全に帰ってもらうための働きかけをしたりします。
その場合は必ず次の予約を決めて、予約日を書いて渡しています。

　断酒ができてきたら、リハビリ期に入ります。この時期のカウンセリングは、
本人の話したいこと／困りごとを聴いていくことは同様ですが、認知行動療法の

第9章　アルコール依存

アプローチも使いながら、再飲酒防止をしっかりサポートします。断酒が安定してきたら、社会生活の回復、飲酒を必要としない新たな生き方を見つけていきます。先ほどの事例のプロセスを見てみましょう。

**→ケース(6)**

> **事例：Aさん（ケース5の続き）**　その後も、個別カウンセリングを継続する中で、徐々に自分自身の生き方を大事にしていきたい、という気持ちが語られるようになってきた。「具体的には、どうしてよいかわからないけれど」との思いを言葉にしてくれたので、〈アルコールの問題を持つ女性の方のグループに出てみませんか？〉と院内の治療グループへの参加を提案した。参加にはためらいがあったが、途中で退席も可能であること、グループ参加後にカウンセリングも続けて予定することで、参加してみることができた。グループでは、他メンバーの「変えられない困難な現実を持ちながらも、自身を立て直していくための新たな生き方や自分の居場所を求めている」などの話を聞いて、「参加してよかった。自分だけでないと思えた」との感想を話された。また、幼少期の過酷な環境があった他メンバーの話を聞いて、「自分も大酒飲みの父がいつも母に強くあたっていたのがつらかったことを思い出した。夫が強い態度に出ると、とても怖くて、夫の問題にも気づかぬふりをして、我慢していた」という自己への気づきをカウンセリングで語った。
>
> 　その後、他メンバーの力がAさんの回復への後押しとなり、地域の自助グループにつながっているメンバーとともに、地域の女性グループにも参加することができた。グループへの参加とともにカウンセリングの頻度は下げ、サポートの柱を複数にしていった。それは、つらさを酔いで忘れる必要性を下げていくうえで重要なことであった。

　この事例で見られるように、その人が自身のことを話せるようになるための入り口に、個人カウンセリングが役立つことは多々あると思います。その信頼関係を土台に、当事者が当事者に会えるようにサポートすることが大切であると考えます。信頼できる人ができ、人の中で安心してサポートを受け、アルコールを必要としなくても生きられることが回復です。その「人」は、最終的にはカウンセラーではなく、地域で暮らす本人の環境の中に位置する人々であり、そこにつないでいくことがリハビリ後期における支援の目標となります。

## 9.4.4 セラピーとしてのカウンセリング

セラピーとしてのカウンセリングは、1対1でコンスタントに会い、その人に関心を寄せ続け、支持的・共感的にその人の話に耳を傾けるプロセスです。かたわらに寄り添い、ゆっくりと話を聴くことで、その人をサポートする存在になることは、心の痛みや不安の軽減に寄与する側面もあります。それが継続的に行われていくと、話す側にはカウンセラーに対する信頼感が芽生えその関係性が変化に向かう力となります。聴く側はよりその人を理解し支え方が見えやすくなってきます。

「構造化された継続面接に基づくよい治療関係は、患者自身に重要な変化をもたらすためのハードワークの基盤となる」とタタルスキー（2012）は言っています。このような継続的なカウンセリングがセラピーとして機能するときの強みは、「依存の背景にある問題」へもアプローチができることです。それを扱う前提として、アルコールによるリスクアセスメントを念頭に置き、その人の安全と環境を守る視点（Ⅰ軸）を常に持つことです。そのうえで、依存の背景にある生き方にかかる問題、生きづらさの背景、対人関係や感情コントロールの問題等にも必要に応じてアプローチしていきます（Ⅱ軸）。

セラピーとしてのカウンセリングでは、これらⅠ軸、Ⅱ軸の両軸でアプローチしていくことにより、依存症状そのものだけでなく、回復に向かうための生き方の変容にも関わることができると考えます。

アルコール依存のカウンセリングでは、カウンセラー側が苦しくなったり陰性感情が湧くことも起こり得ることです。サポーティブにと思っていても、依存のケースでは、攻撃的な言葉がとんできたり、行動化が起こったり、嘘をつかれたり裏切られたり、支援者側が疲弊することが少なくありません。成瀬（2021）が述べているように、そのようなケースと対立したり、コントロールしようとしたりはしないことです。支援者が耐えられなくなったりつぶれてしまったりしないために大切なことは、支援者が自分自身を支えるサポートシステムを持っていることです。医療チームであれば、皆でケースを共有し、役割を分担したり、皆で担当を支えたりできるようなチームを作ることだと思います。

## 9.4.5 依存治療の選択肢の一つに

アルコール依存からの回復に、集団療法や自助グループが多大に寄与することに異論はないことと思います。ですが、実際アルコール依存で受診するケースに

は、グループは合わない人がいます。人への抵抗感や、傷つき体験がある場合もあります。神経発達症やパーソナリティ症など、いきなり集団に入ることに困難さを抱える人もいます。そういう場合に個人カウンセリングが関わりの入り口として果たせる役割があるのではないかと思います。依存治療の選択肢の一つに、個人カウンセリングがもっと広く使われることを願っています。今後カウンセリングで関わる支援者の皆様に、本稿が少しでもお役に立てば幸いです。

■**参考文献**
・小林桜児：物質関連障害および嗜癖性障害と小児期逆境体験．精神医学，Vol.61 No.10：1151-1157.
・樋口進・斎藤利和・湯本洋介編：新アルコール・薬物使用障害の診断治療ガイドライン，新興医学出版社，2018.
・河西有奈：依存症の治療について．一般社団法人日本臨床心理士会雑誌92，January Vol.30 No.2：17-20，2022.
・河西有奈：心理学からみたアディクション，朝倉書店，2021.
・信田さよ子：実践アディクションアプローチ，金剛出版，2019.
・Tatarsky A, Harm Reduction Psychotherapy, Rowman & Littlefield Publishers, Inc., 2012.
・成瀬暢也：厄介で関わりたくない精神科患者とどうかかわるか，中外医学社，2021.

## 9.5　● 認知行動療法

国立病院機構久里浜医療センター　伊藤　満

### 9.5.1　アルコール依存治療における認知行動療法

　近年ではアルコール依存を対象とした新しい薬物療法が導入されているものの、断酒補助薬であるアカンプロサート（レグテクト®）の処方において心理社会的治療の併用が必須となっているように、認知行動療法（CBT）を基盤とした心理社会的なアプローチが治療の中心を担っています。CBTは、臨床での介入に学習理論を応用した行動療法と、ものの捉え方や思考パターンといった認知面へアプローチする認知療法とが融合したものです。

　本節ではアルコール依存におけるCBTの概要を説明したうえで、その一例として実際のCBTプログラムを取り上げて、ワークブックの内容や使い方について紹介します。

⑴行動面について

　アルコール依存の患者は、いろいろな問題が発生しているにもかかわらず、な

ぜ飲酒行動を続けてしまうのでしょうか。あるいは、部屋にこもって飲み続ける
ような不健康な生活習慣から脱却し、規則正しい健康的な生活習慣へと変えるこ
とが、どうして難しいのでしょうか。それは、飲酒問題に対する自覚が足りない
ためでしょうか。それとも、生活習慣を変えていくことについて、あきらめてし
まっているためでしょうか。

　もしも自覚が足りず、自暴自棄になっているということであれば、叱咤激励し
て説得することが医療者の役割となりそうですが、そのような対応でうまくいく
とは思えません。飲酒に関する不適切な行動が維持されている背景や、適切な行
動を新たに獲得するためのヒントを、まずは行動の視点から考えてみましょう。

## a. 三項随伴性

　ある行動が増加するかどうかは、その行動の直後に起こる結果事象が好ましい
ものであるか、あるいは好ましくないものであるかによって左右されます。ある
行動によって好ましい結果が得られる経験をすれば、その時と同じ状況に遭遇す
ると、再び同じ行動を取る頻度が高くなります。一方で、行動の直後に好ましく
ない事態が引き起こされると、その行動を取る頻度は減少するでしょう（**図9.1**）。

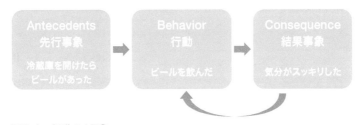

**図9.1　行動のABC**
ある行動の直後に好ましい事象が手に入れば、同じ先行事象に遭遇すると同
じ行動を取る頻度が増える一方で、ある行動の直後に望まない事象が得られ
ると、その行動を取る頻度が減少する。

　そして、行動が起こる前の環境がどのようなものであったのか（先行事象）を
含めて、先行事象（どういう状況で：Antecedents）－行動（どのような行動
がとられ：Behavior）－結果事象（どのような結果が随伴したか：Conse-
quence）という3つの項から行動を捉えることを三項随伴性といい、この一連
の流れを分析することで、対象となる行動によって得ているものや、どのような
状況下で行動が発生しやすいのかを予測することができます[1]（英語の頭文字を
とってABC分析ということがあります）。

　例えば、気分がイライラしていて、その時によく冷えたビールが冷蔵庫にストックされている状況で（先行事象）、ビールを取り出してゴクゴクと一気に飲み干したところ（行動）、気分がスッキリする（結果事象）ということを繰り返している人がいたとすると、その人は気分転換を求めて飲酒していることや、イライラした時に飲みたい気持ちが湧いてくることが理解できます。

### b．結果事象（C）

　結果事象（C）には、**図9.2**のように4種類あります。上段の2つは好ましい結果事象にあたるもので、行動の生起頻度を増加させます。下段の2つは好ましくない結果事象にあたり、行動の生起頻度を低下させます。そして、結果事象の現れ方にはそれぞれ2つのパターンがあり、左の2つでは好ましい、もしくは好ましくない何かが与えられ、右の2つでは今ある好ましい、もしくは好ましくない何かが取り除かれます。

|  |  | 結果事象の現れ方 | |
|  |  | 新たに与えられる | 今あるものが取り除かれる |
| 行動 | 増える | 正の強化<br>（ご褒美がもらえる）<br><br>友人とビールを飲む⇒楽しい | 負の強化<br>（嫌なものがなくなる）<br>痛み止めを飲む⇒痛みがなくなる<br>酒を飲む⇒ストレスを忘れられる |
|  | 減る | 正の弱化<br>（嫌なものを与えられる）<br>イタズラした⇒叱られた | 負の弱化<br>（好ましいものを取り上げられる）<br>イタズラした⇒小遣いを取り上げられた |

**図9.2　結果事象の現れ方と行動の増減**
正の強化であれば、「友人とビールを飲む」という行動の直後に、「楽しい」という好ましい事象が得られる経験をすることで、「友人とビールを飲む」頻度が増加する。
行動の増減（強化と弱化）
　強化：結果事象が「好ましいこと」であり、行動が増加する
　弱化：結果事象が「好ましくないこと」であり、行動が減少する
結果事象の現れ方（正と負）
　正：新たに与えられる
　負：今あるものが取り除かれる

　アルコール依存の患者は、飲酒によって問題が引き起こされているにもかかわらず、飲酒習慣が続いています。飲酒という行動が維持されているということは、飲酒の直後に好ましいものが得られている（正の強化）か、今ある嫌なものが取り除かれる（負の強化）かのいずれかの機能が働いていると考えることができま

す。アルコール依存ではない人にとっては、「お酒を飲むと楽しい」「お酒は美味しい」のように、正の強化によって飲酒をすることが一般的ではないでしょうか。しかしながら、アルコール依存の患者は、飲酒の理由として「酔っているときだけは嫌なことを忘れられる」「根本的な解決にはなっていないけれど、飲むと現実逃避ができる」としばしば語っており、負の強化によって飲酒していることが多いようです。

　飲酒行動の変容を目的とした介入においては、「飲酒を維持させているものは何か」を把握することが重要です。現実逃避として飲酒している場合で考えてみましょう。飲酒以外の生活が変わらないままに飲酒だけを禁止してしまうと、逃避したいほどの状況はそのまま放置されていることになるため、いつの日か再び飲酒したくなることがあるかもしれません。あるいは、例えばギャンブルなどの飲酒以外の好ましくない方法によって、逃避するようになってしまうかもしれません。酒を用いずに「何か」を補うためにはどのような工夫ができるか、検討することが有用になるわけです。

### c. 弱化によって飲酒行動を減らせるか

　ある行動の直後に好ましくないものを提示したり（正の弱化）、好ましいものを取り上げたりしたら（負の弱化）、その行動は減少します。不適切な飲酒行動を減らすための介入として、正の弱化や負の弱化を利用することは、有効な手段になると思われるかもしれません。つまり、飲酒した直後に懲罰を与えたり（正の弱化）、飲酒したら大切なものを取り上げたりする（負の弱化）という方法です。もしかしたら、普段の臨床においても、「お酒をやめないと入院になってしまいますよ」「離婚することになるかもしれませんよ」などと伝え、相手の恐怖心を煽ることで断酒に導こうとした経験があるかもしれません。しかしながら、弱化を用いて行動を抑え込もうとする試みは、現実的ではないことが示されています[2]。

　その理由の一つは、弱化は一般的に不快なものであり、混乱や攻撃などの反応を引き起こす可能性があるということです。また、弱化による抑止効果は必ずしも持続的なものではないことに加えて、特定の場面では行動が抑制されたとしても、それ以外の場面では行動が維持される可能性もあります。更に、その行動が望ましくないとわかったとしても、どうすればよいかがわからなければ、他の望ましくない行動に置き換わる可能性があります（飲酒は止まったがギャンブルが始まったということが起こりうる）[2]。

　それでは、どのようにしたら飲酒行動を抑制し、適応的な行動を獲得できるの

でしょうか。それは、非適応的な行動を消去するのではなく、適応的な行動を新たに獲得することを通して、非適応的な行動を相対的に抑制していくというものです。ストレスを忘れるために飲酒しているのであれば、飲酒以外の方法でストレスへ対処できるように促していきます。また、飲酒行動とは同時に行うことのできない新たな行動を獲得したり、飲酒していない時に行っていた行動を強化したりできれば、結果として飲酒行動を抑制することにつながります。例えば、新しい趣味としてスポーツを始められたならば、スポーツをしている間は飲酒することができなくなるでしょう。

### d. 先行事象（A）への対処を考える

結果事象（C）と同時に、先行事象（A）にも注目してみましょう。いつも決まった先行事象（A）において同じ行動（B）を繰り返しているうちに、「この状況に置かれたらこの反応をする」というように行動が習慣化し、その先行事象に遭遇すると、機械的に決まった行動を取るようになります[3]。そのため、ある特定の状況やパターンで飲酒し続けると、その特定の状況やパターンでは、意図せずに飲酒したい欲求が湧いてくることがあります。

アルコール依存の患者は「コンビニの酒コーナーを通ると危険」「繁華街の飲み屋の前を通ると飲みたくなる」「お酒のCMを見ると欲しくなる」と語ることがあります。これは、これまで自分がお酒を手に入れたり飲んでいた状況に遭遇したり、お酒を思い出させる刺激に出会ったりすると、飲酒欲求が湧いてくることを示しています。

そして、ひとたび先行事象と行動とのつながりが形成されると、行動の生起頻度に対する結果事象の影響が小さくなってしまいます[3]。つまり、結果事象を操作しても行動は変わらないということであり、飲酒行動によって好ましい結果事象が得られず、むしろ好ましくない結果事象が与えられるようになっても、飲酒行動をやめられないということにつながります。

行動を変容させるためには先行事象を操作する必要があり、どのような状況で飲むことが多かったか、飲酒を誘うものはなにかといった飲酒リスクの高い状況を同定し、その状況を回避するための工夫や、その状況下でも飲まないでいるための対処を検討します。

### ②認知面について

行動の次は内面にある「考え」や「感情」についてみていきましょう。

## a. 考えや思考

アルコール依存の患者には、飲酒欲求を引き起こしたり、飲酒行動を正当化したりするような思考や考えがみられることがあります。例えば、「休日くらいご褒美として飲んでもいいだろう」とか、「お酒さえ飲めば眠れるのに」といったものです。しかも、こういった危険な考えは、意図せず自動的に頭の中に湧き出ており、自分でも気づかないうちに飲酒行動に向かってしまうことがあります。

こういった考えに対処するためには、まずは危険な考えの存在に気づくことが必要です。そのうえで、「そのような考えに客観的な根拠があるのか？」「合理的な捉え方だろうか？」と検討することで、現実的でバランスのとれた考え方ができるようになります（**図9.3**）。

## b. 気分・感情

不安や怒りや悲しみといったネガティブな感情は、誰にとっても心地よいものではなく、できることならそれらの気分を感じずに生活したいと思われるかもしれません。一方で、ネガティブな感情をしっかりと捉えられるということは、健康的な生活を送るうえで大切な役割を担っています。なぜならば、ネガティブ

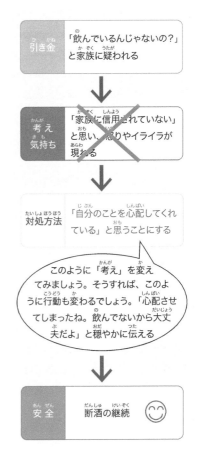

**図9.3 認知についての例**
飲酒につながる「考え」がどのようなものであり、それを変えることでその後の行動がどう変わるのか検討する。
（GTMACKテキストより引用）

な気分をキャッチすることによって、「これほど不安を感じるほどの状況にいるのだから、慎重に物事を進めていこう」「こんなにイライラするほどに、嫌な思いをさせられている。この状況を解決できるように行動しよう」といった具合に、自分の置かれた状況に気づいて、それに対処する行動を取ることができるようになるからです。

しかしながら、ネガティブな感情は不快なものであるために、つらい現実を忘

れさせてくれるものとして（いわば心の痛み止めとして）アルコールを用いているうちに、アルコールを手放せなくなることがあります。つらい感情を上手に対処できるかどうかは、飲酒行動を変容させる鍵となりうるわけです。どのような感情が飲酒行動と結びついているか、そもそもどのような感情が湧いてくると自分では対処できないのか、といったことについて検討するとともに、ネガティブな感情との折り合いのつけ方を考えていきます。

## 9.5.2　アルコール依存のCBTプログラム

### ①GTMACK（久里浜版新認知行動療法プログラム）の概要

　久里浜医療センターでは、アルコール依存の集団CBTプログラムとしてGTMACK（Group Treatment Model for Alcohol Dependence, based on Cognitive Behavioral Therapy, Kurihama Version：久里浜版新認知行動療法プログラム。ジーティーマックと読みます）を作成し、web上で公開しています[4]。GTMACKの作成に際しては、国際的に有効性の示されている包括的な物質依存治療プログラムであるマトリックスモデル[5]や、その他の心理社会的プログラムを参考にし、取り入れています。

　久里浜医療センターの入院治療プログラムにおいては、週1回のペースでGTMACKを実施し、全8回のセッションで終了します。1回あたりの所要時間は45分から60分程度で、1名のリーダー（医師・公認心理師・作業療法士が担当）と1名のコ・リーダー（看護師が担当）がファシリテーターを務めています。

### ②GTMACKの内容

　各セッションの内容は**表9.7**に示した通りです。まずは飲酒習慣を振り返り、飲酒によるメリットとデメリットを整理したり、飲酒による生活への影響を考えたりしつつ、断酒に向けた動機づけを行います。飲酒のメリットを聞き出すことによって、先に紹介したABC分析におけるC（どのような強化子があったか）を明らかにすることができます。断酒を続けていくためには、飲酒以外の方法でCを手に入れる工夫を考えることが必要になります。あわせて、どのような状況で飲酒が繰り返されていたのかを明らかにしていきます。

　そして4回目以降では、断酒を継続するための具体的な方策について検討していきます。つまり、危険な状況を避けるための工夫や、その状況でも飲酒しないでいるための工夫を準備します。ここでいう危険な状況とは、入院前に飲酒していた場面や状況であり、ABC分析のAに相当します。退院後に同じ状況に遭遇

表9.7 GTMACKのセッション

| 個人ワーク | | アルコール依存の自己診断 |
|---|---|---|
| 基礎編 | 1回目 | はじめに<br>・アルコール依存について<br>・飲酒に対する考え方の偏り<br>・アルコール依存の治療プログラムとは<br>1日の生活を振り返る |
| | 2回目 | 飲酒問題の整理 |
| | 3回目 | 飲酒と断酒の良い点・悪い点 |
| 応用編 | 4回目 | 引き金といのち綱 |
| | 5回目 | 飲酒欲求への対処と「思考ストップ法」 |
| | 6回目 | アルコールへの誘惑 |
| | 7回目 | もしもの時に備える |
| | 8回目 | 将来を考える(まとめ) |
| 社会生活編 | | ストレスに対処する<br>・ストレス対処法を習得しましょう<br>・怒りのコントロール |
| | | 楽しい活動を増やす<br>・退院後の生活設計 |

GTMACKのテキストにおいて、社会生活編は5回目と6回目に独立して実施するように組まれている。久里浜医療センターでは、以前は基礎編および応用編の8セッションと社会生活編の2セッションの計10セッションを行っていた(応用編の5回目と6回目を実施する週は、週に2回のセッションを実施。それ以外の週は1回のみ実施)。現在ではメインのセッションの中で社会生活編のテーマを扱っており、全8回で終了している。

したり、一緒に飲んでいた人(飲み仲間など)と会ったりすることは、飲酒欲求を引き起こす可能性があるためです。

　また、飲酒と関係した思考や考えを整理したり、飲酒につながる気分や感情を振り返ったりします。不安や焦りといったネガティブな感情はもちろんのこと、喜びなどのポジティブな感情も、内的な飲酒の引き金として作用することがあります。そこで、ストレスへの対処法を考えるとともに、飲酒以外の楽しみを持つことで時間が埋められるように、今後の生活設計を検討していきます。同時に、一回の再飲酒が連続飲酒につながらないように、再飲酒時の対応を考えておきます。

### 9.5.3 円滑な認知行動療法の実施のために

　ここまでアルコール依存治療における認知行動療法（CBT）を紹介してきました。GTMACKのような体系的なテキストを用いることで、アルコール依存の治療的なアプローチが行いやすくなるものと思われます。一方で、いかに有効性の高いCBTのテキストがあったとしても、あらゆる依存患者においてその効果が発揮されるわけではなく、CBTを導入するにあたっては、治療を受けることへの準備性を高めることが重要となります。

　アルコール依存は否認の病と言われることがあるように、依存患者は自らの飲酒問題を認めることができず、治療に対して拒否的な態度を示すこともしばしばです。そういった傾向を示す依存患者に対して、共感を示しながら関係性を築いていくためには、治療への動機を引き出すためのカウンセリングの技術を身につけておかなければなりません。

　また、長期間にわたる大量の飲酒の結果として、認知機能の低下が見られることがあります。認知機能の低下したアルコール依存の患者においては、GTMACKのすべての項目を実施することが負担となることも考えられます。とりわけ高齢者においては、認知機能の状態を考慮しつつ、CBTの内容を選択することが必要な場合があります。個別性に対応できるように、まずは一人一人についてしっかりとアセスメントすることが、スタートになると言えるでしょう。

■文献
1）三田村仰：はじめてまなぶ行動療法，金剛出版，2017
2）吉野俊彦：罰の効果とその問題点―罰なき社会をめざす行動分析学．心理学ワールド，80：5-8，2018.
3）澤幸祐：私たちは学習している，ちとせプレス，2021.
4）独立行政法人国立病院機構久里浜医療センター　アルコール依存症の集団治療プログラム
https://kurihama.hosp.go.jp/research/pdf/gtmack.pdf（2022年7月閲覧）
5）原田隆之：薬物依存症治療に対する新しい方略：Matrixモデルの理論と実際．日本アルコール・薬物医学会雑誌，45（6），557-568，2010.

## 9.6 ● 家族の対応

日本福祉教育専門学校／家族相談室ドラセナ **板倉康広**

### 9.6.1 アルコール依存問題における家族支援

①家族の葛藤と支援の目標

アルコール関連問題は家族にとって自分たちの生活に直結する問題です。「家族だからこそ何とかしたい」と思いつつ、「本人がやめない限り解決しない」と思い悩みます。家族は長い経過の中で対応に疲弊し、限界や危機感を覚えてやっとの思いで相談に訪れます。多くの場合、そうした家族からの相談が支援の出発点となります。

家族支援で目標とするのは、飲酒者（以下本人）の行動変容ではなく、「家族がどうしたら今より楽になれるか」「どうしたら家族自身がその人らしい生活を取り戻せるか」ということです。家族自身の理解や行動、考え方や状況の捉え方の変化、いわば家族自身の回復を目指します。家族が変わっていくことで、多くの本人が影響を受けて変わっていきますが、変化の予測はしても、家族支援の観点からはあくまで結果として考えます。

初回相談の時点で多くの家族が望むことは「本人の飲酒をやめさせたい」「本人をどうにかしてほしい」といった、本人への働きかけです。しかし、この段階で本人が相談や治療の場に訪れることはあまりありません。その際に支援者が「本人が来ないと対応ができません」「治療は本人の意思ですから、無理やり治療はできません」などの対応をしてしまうと、家族は「対応できない」「関われない」と言われたように感じ、相談継続をあきらめたり、ようやく起こした援助希求行動を取りやめてしまったりします。

また、家族会などへの参加を提案しても、「本人の問題なのに、なぜ家族が時間や労力を払わなくてはならないのか」と家族から強い抵抗感を示されることもしばしば見受けられます。

更に強引に本人を治療の場に連れてきて無理やり入院させようとしたり、その逆に「もう関わりたくない」と治療についての関わりを拒否したりする場合もあり、支援をする側からするとアルコール依存患者の家族は独特の関わりづらさを感じることもあるのではないでしょうか。

これらの対応の難しさは、家族の「問題は本人にあり、それが変わらなければ私たちは楽になることができない」という認識や、「もうこんな大変な人に巻き

込まれるのは疲れた」という徒労感にあるのではないかと思います。また支援者も本人をどうにかしなくてはいけないと考え、目の前で助けを必要としている家族に寄り添うことができなくなってしまうことが起きているように感じます。

　近年では8050事例やヤングケアラーなどの問題の背景に、アルコール問題が隠れていることも少なくありません。関連する相談機関や医療機関、学校現場等においては、問題の背景にアルコール問題が隠れていないかを意識してアセスメントを行い、本人への関わりが難しい場合には、速やかに家族に対して必要な情報提供をしたり相談に乗るなど、積極的な介入を行う必要があります。

### ②援助関係を築く

　家族支援では、相談者である家族との間に安心できる援助関係を築くことが非常に大切です。

　世間には依存症について「疾患」というより「性格的なもの」と捉え、個人や家族の責任と考えたり、家族に対して解決役割を期待する傾向が根強く残っています。結果として家族はなかなか周囲に相談ができなくなり、社会的に孤立した中で必死に問題に対応し続けます。その中でいよいよ対応に困り果ててやっとの思いで相談に来る家族は、「専門家なら本人の問題を解決してくれる」と期待しがちです。そしてその期待は「専門家が本人の問題を解決する」という家族の望む解決方法以外の提案への強い抵抗にもつながります。

　こうした状況を踏まえ、相談の最初に支援者が行うべきことは、「これまでこういう風に努力を繰り返されてきたのですね」と家族の思いを丁寧に聞き取り、これまでの家族の努力を支持し労うことです。そのうえで「それでも状況がよくならないのでこうして相談をしてくださっているのですね」と現状を共有し直すと、「それでは今度は考え方を変えて、アルコール依存という病気の対応として考えてみましょう」と新しい提案がしやすくなります。

　この段階で支援者が、「あなたは共依存です」「家族の病気の部分を考えていきましょう」と家族の問題点を指摘する対応は逆効果になりがちです。家族は「依存症本人の問題で来たのに、家族のせいにするのか」と責められている感覚を持ったり「これまでどれだけ苦労をしてきたと思っているのか」と受け入れてもらえない気持ちになったりすることが多いように思います。

　安心で安全な援助関係を築き、家族の孤立を予防することが重要です。

③アセスメント

アルコール依存に至るまでには必ず長い経過があり、その間家族には問題に対応し、過酷な状況に適応してきた歴史があります。これは一方でアルコール問題があってもどうにか日々の生活を送ることができる形を作り上げてきたということでもあります。そしてそれはしばしば家族の悩み事を増やしながら飲酒を継続させる要因となります。アセスメントにおいてはどのような家族文化や関係性、対処行動がアルコール問題を維持することにつながっているのか、その家族システムを把握することが重要です。

例えば「アルコール」そのものについて、家族内ではどのように認識されているでしょうか。よく見受けられる例としては、本人だけではなく、家族にとってもアルコールは長く嗜んできた「飲料」であり、なかなか依存性のある「薬物」とは考えにくいということです。また家系の中で大酒家が多い場合には飲酒に対して寛容であったり、酩酊者に対して家族が世話をするのが当たり前になっている場合もあります。

飲酒に寛容な家族文化の中では「アルコール依存」という病名自体が抵抗感のあるものとして受け取られ、アルコールが原因で様々なことが起こっているにも関わらず「まだアルコール依存にまでは至っていない」「お酒さえ飲まなければ大丈夫」と話す家族もいます。こうした家族文化は「父もそうだったから、夫もいつか落ち着くかもしれない」と病気を否認しやすくしたり、「私も若い時には苦労したのだから、夫の酒の不始末に対応するのは嫁の当然の務めだ」と家族が助けを求めること自体に抵抗を感じさせる圧力となったりする場合があります。

慣れ親しんだ習慣や価値観をすぐに変えることは困難です。一方的に「正しい知識」を伝えようとするのではなく、家族が状況を受け止め新しい価値観を受け入れる過程や葛藤を意識しながら、関わっていく必要があります。その際には、支援者との二者関係の中で説明を行うより、後述する家族のグループでの関わりが有効です。

また、アルコール問題に対して家族内ではどのような対処機能が働いているでしょうか。例えば、本人が泥酔して失禁したとします。家族とすれば、そのままでは臭いし、世間体もあるし、可哀そうにも感じるので、酔っている間に着替えさせて布団に寝かせてしまいます。そうすると、本人はそのことが記憶に残らなかったり、それが大変なことと自覚しにくくなったりするため、飲酒を繰り返します。

家族からすれば、日々の生活をどうにか送っていこうと必死に対応した結果が

自然と飲酒を継続させるような形になってしまいます。支援者は家族が相談もできず情報も少ない中でそうせざるを得なかった状況を察し、その対処を評価したうえで家族の気持ちや対応を変えていく必要性について説明することが重要です。

　また、本人からの暴力が常態化したり虐待が起こったりするなど、家族、特に立場や力の弱い女性や子ども、高齢者の安全が損なわれている場合があります。あるいは本人についても事故や突然死のリスクが高いと予想される場合があります。アルコール問題との関連において何が起きているかを十分にアセスメントし、リスクマネジメントを行う必要があります。

### ④危機介入〜安全の確保〜

　関わりにおいてまず念頭に置かなくてはならないのは、家族の安全の確保です。前述しましたが、アルコール問題を抱えた家庭では虐待、DVなどにより身体的精神的な安全を脅かされる場合があります。こうした状況は家族の自尊心を傷つけ、常に本人の顔色を窺う関係が形作られるなど、関係性を歪ませていきます。また、怪我や事故などのリスクも高い状況ですので、速やかに家族の安全を確保する必要があります。緊急避難的な対応としては、抑うつや不眠等の症状に対応する形での家族自身の入院や、シェルターへの入所、必要な場合は別居についても具体的に検討するなど、関係機関と連携しながら積極的な介入を行う必要があります。

　一時的な避難先としては、実家が協力してくれる場合は実家でもよいでしょうし、ビジネスホテルなどに避難するのも一つの方法です。リスクが予想される場合には、普段から宿泊用のセットを作っておき、避難する際にさっと出られるような工夫が効果的です。また、避難先もなるべく家族自身にとって心地よい環境を用意しておくとよいでしょう。

### ⑤家族教育について

　家族自身が落ち着ける状況を確保しつつ、家族教育を行います。専門医療機関や保健所などでは、「酒害教育」や「家族教育プログラム」などが行われているところもあります。「家族教育」や「家族の回復支援」については、個別の関わりだけでなく、他の家族の経験も共有できるグループでの関わりがあると効果的です。

　家族教育ではアルコール依存の情報などを提供しつつ、今後の対応や、家族自身の在り方について考えます。具体的な情報としては、アルコール依存は病気で

あり回復すること、回復の過程は直線的でなく失敗体験や経験を回復に活かしていく過程をたどるため時間がかかること、飲酒による影響やそれが続く期間、関連する身体疾患や離脱症状などの基礎的な疾病理解や、危機回避、家族への影響などの知識を身につけます。

　特に大切なのは、回復する病であること、回復にはそれぞれの回復プロセスがあること、そしてアルコールを「やめる」ことと「やめ続ける」ことは全く異なるということです。そこで関わりとして重要となるのは「病気から回復するためと家族も納得できることは協力する／飲酒につながるあるいは飲酒を肯定する言動には関わらない」ということとなります。具体的には通院や自助グループに行くのであれば、移動や治療費、時間、家事負担などについては可能な範囲での協力をしたり、逆に飲酒に絡んで起こるトラブルについては尻ぬぐいをしないなどが挙げられます。

　しばしば家族は本人に「アルコールをやめる」という約束を取りつけようとしたり、決心を促したりしますが、その場の約束や決心はあまり意味がありません。重要なのはアルコールをやめようとすることを、本人がどのように行動化しているか、ということです。例えば「通院の継続」や「抗酒剤を家族の前で飲む」「自助グループに行く」など、断酒を継続するための行動が続いているか、「飲みたい気持ちに向き合い治療者と話す」「ミーティングなどで話す」など飲酒欲求への対処ができているか、仮にスリップ（再飲酒）したとしても早い段階で打ち明け「受診をする」「抗酒剤を飲む」「入院をする」など飲酒をやめるための必要な対応がとれているかなど、「飲む・飲まない」ではなく「回復のための行動ができているか」が大切な判断材料になります。

　そうは言っても、散々飲んできた経過を知る家族は、なかなか回復が信じられるものではありません。家族にとってもアルコール依存という病を受け入れる、いわば障害受容のプロセスがあります。回復については、支援者が言葉を尽くすより、回復者に実際に会うことや、同じ境遇の他の家族と語りあうことのほうが納得を得られやすいかもしれません。

　また家族は、対応は問題が起きた時にするものと考える場合が多いように思います。酩酊時の関わりは、記憶にも残りづらく、また感情も不安定なのでリスクが高く、ほとんど意味がありません。酔っていない時に話をすることや、飲んでいない時にこそやめ続けるための関わりが必要となることを丁寧に説明します。

　これまで必死の思いで本人を支えてきた家族は、距離を置き、本人に責任を返していくことについて、不安だけでなく自分がすべきことをしていないかのよう

な罪悪感を覚えることがあります。支援者による説明だけでなく、すでに取り組みを始めた他の家族の体験談などが非常に大きな支えとなります。

　もう一つ大切なのは本人に対するリスクマネジメントです。長期に大量の飲酒が続いている場合は身体へのダメージが深刻です。特に夏場は締め切った状態で引きこもって飲酒をしていると脱水症状も起きやすく、突然死のリスクも高まります。こうした場合は、単に距離を取るだけでなく、定期的な安否確認の必要性と緊急対応について情報提供しておくことが重要です。この場合は本人を早期に医療につなげることも検討します。

　また、本人に認知症が併発している場合にはアルコール問題から認知症への対応（介護保険の導入など）に切り替えていく必要があります。

## ⑥家族の回復支援について

　家族支援で最も大切なのは家族自身の回復です。前述したように家族支援という文脈から考えるのは「家族がどうしたら今より楽になれるか」「どうしたら家族自身がその人らしい生活を取り戻せるか」ということです。そのためには家族自身が合理的で現実的な対処を学び、自身の持っている力を前向きに発揮しながら、心身の健康を自ら取り戻し、主体的に生きていけるよう支援することが大切です。

　家族の主体性の喪失は本人との関係において非常に顕著に表れます。例えば、本人に対し無理やり入院を迫ったり、断酒の約束を取りつけようとしたり、本人が入院をしても機嫌を損ねたりしないように毎日のように面会に来たりと、相手を必死にコントロールしたり、相手の顔色を窺ったりする関係はその典型例です。会話においても、主語のない、あるいは本人を主語とした語りになるなど自他境界が不明確な発言もしばしば見受けられます。自分自身が「どうしたい」「どうする」ということではなく、相手の言動ばかりが関心事となり、世話焼きに明け暮れるのは代表的な例と言えるでしょう。

　対応としては、その行動の意味や本来本人に伝えたかった思いは何かを一緒に考えていきます。例えば家族が本人に無理やり入院を迫るのはなぜかを考えていくと、「私はあなたの健康が心配でたまらない」「家族としては、大切なあなたがボロボロになっていくのがつらい」という思いや「私はあなたに元気でいてほしい」という入院をさせたい本当の理由が見えてきます。更にそこには「健康に生活したい」という家族自身が本来求めている生き方が見えてきます。

　そこから考えると「あなたの状況が変わらないならば、私はつらいから一緒に

いられない」「実家に帰りたい」など自身が主体的に行動したい方向性が選択肢として現れてきます。支援者が支持するのはそうした家族自身が主体性を持ってどのように行動したいか、どのように生活をしていきたいか、ということです。

　家族の回復支援においては、こうした家族自身の変化を日々の関係性にも反映させていきます。例えば今まで「お酒をやめてよ」「いい加減にしてください」と否定的なやり取りだったものを、「私はつらい」「私は悲しい」と「私」を主語として自身の気持ちを伝えるコミュニケーションに変えていきます。コミュニケーションを変えていくことで、今まで曖昧になっていた自他境界がはっきりして健康な距離感が戻ってきます。

　自他境界が健康に働くようになることで自身の気持ちとは別に、本人の気持ちも「私の気持ちはこういう気持ちだけれど、あなたはそういう気持ちなのね」と理解しやすくなり、本人と家族のコミュニケーションが変わっていきます。例えば「仕事が終わったら寄り道せずに帰ってきて」と言う風に伝えていた内容が「帰宅途中は誘惑が多くて大変なのね」「大変だと思うけれど、素面で帰ってきてくれると嬉しい」と変わっていきます。内容としては同じですが、コミュニケーションとしてはストレスや緊張感の少ないやり取りとなり、また肯定的な思いが伝わりやすくなります。

　また、これまで飲むか飲まないかばかりを気にしていたコミュニケーションを、「酔っていないあなたと穏やかに話せる時間は楽しい」「こうして飲まないでいるあなたはとても好き」と飲まない時間を肯定的に評価するやり取りに変えていくことも重要です。家族もどういう関係でいたかったのかを思い出し、その関係を大切にすると同時に、本人にとっても断酒が肯定的に意味づけられていきます。

　家族教育で正しい知識が得られ、関わりの中で家族が回復し本人とのコミュニケーションが変わっていくと、飲む飲まないだけでなく、本人のやめ続ける大変さにも理解が及び、アルコール依存という病気そのものが家族のなかで普通に語られる話題になっていきます。飲んだか飲んでいないかというだけでなく、「家族として何か協力できることはないか」と家族として本人の治療に対する責任を共有したり、自助グループ参加を家族が肯定することは、本人の断酒継続を支えるだけでなく、家族としてもアルコール依存という病気を前提にしながら望ましいコミュニケーションを取り戻すことにつながっていきます。

　なお、こうした関わりを効果的に行うプログラムとして、近年「CRAFT」が支持されています。

　時に、残念ながら本人が病気を認めなかったり、本人の回復が思うように進ま

ないこともあります。その際には、丁寧にやり取りをしながら、本人との関係をどうしていきたいかを家族が考えられるように支援していきます。別居や離婚など、家族が本人と距離を置く選択をすることを支援する場合もあります。

## 9.6.2　アルコール依存問題における家族グループの関わり

### ①グループを導入する意義

　家族との関わりでは、グループの存在が欠かせません。家族の多くは社会的孤立の中におり、仲間の存在はその孤立から家族を救う大きな役割を担っているからです。

　同じような体験をした他の家族の話は、理屈抜きに共感しやすく、また回復のモデルとしても受け入れやすいものです。支援者がいくら知識を駆使しても、体験談のほうがずっと強い説得力を持つこともあります。また、家族の自助グループにおけるつながりは、家族自身の生活の中で重要な関係として生活の中に根差していくことも多いようです。

### ②家族グループの導入と運営について

　支援者がグループを行う場合、原則的には支援者は構造を維持しつつ、メンバー同士が体験を分かち合えるようにすることが重要です。話しにくい内容も多く含まれるためプライバシーの配慮については注意深い対応が必要です。

　初めて参加をする家族は緊張が強いことが多いので、支援者はメンバーの自己紹介などを行った後に「まずは他の人の話を聞いてみてください」と促すなど、話す順番に配慮するとよいでしょう。また時に困り果てていたり、混乱して周囲が見えなくなり、自分の話をし続けてしまう家族もいます。その場合には適切なタイミングで介入し、メンバーの話を聞いてみてどう感じたかを聴いてみたり、逆に似た体験をしたことのある周囲の仲間に話を求めるなど、周囲に目を向けられるように配慮をすると、少し冷静さを取り戻したり、他者の意見を取り入れて考えやすくなります。

　グループの最中は、支援者はメンバーの話に耳を傾けつつ、他のメンバーの反応を見たり、反応を引き出したりすることが重要です。「私も同じ」「今の話を聴いて、昔を思い出した」「そのつらさはすごくわかる」などの共感や「私もそうだったけれど、それがいけなかった」「私も悩んで、こういう風にして乗り越えてきた」などの先を行く体験やアドバイスは、メンバーに対して相互に影響を与えます。

　また、自他境界が曖昧な状態の家族はしばしば主語がなく、聞いていて誰の話なのかわからなくなります。「誰の話ですか」「主語は誰ですか」と質問して明確化を図ることも重要ですが、これも「今の話、わかりましたか？」とメンバーに尋ねると、メンバー同士では伝わっていたり、他のメンバーから「私もこうだったわ」と解説されることで、家族が自分自身の状態に気づいたり、先行く仲間の中に具体的な希望を見出すことにつながります。

　自助グループにおいては、それぞれの構造が異なるため、各グループのルールが守られることが重要となります。

　こうしたグループでの交流は援助が終わってからも仲間関係として続き、孤立していた家族にとってはかけがえのないつながりとなることも多く、長い回復の過程を支えていきます。

■参考文献
・山本由紀編著，長坂和則著：対人援助職のためのアディクションアプローチ，中央法規，2015.
・窪田暁子：こころをしっかりと育てるということ，心と社会，No.148，公益財団法人日本精神衛生会，2012.
・信田さよ子著：共依存・からめとる愛，朝日新聞出版，2009.
・信田さよ子著：タフラブという快刀，梧桐書院，2009.
・窪田暁子：多重問題ケースへの社会福祉援助，東洋大学紀要，30-1，1993.
・吉岡隆編：援助者のためのアルコール・薬物依存症 Q & A，中央法規，1997.

## 第10章 薬物依存

### 10.1 ● 日本における薬物依存の現状

国立精神・神経医療研究センター 嶋根卓也

#### 10.1.1 レセプトデータによる薬物依存患者数

　NDB（ナショナルデータベース）によれば、年間約2万人の薬物依存患者が医療機関で治療を受けていることが報告されています（**表10.1**）[1]。ここでいうNDBとは、厚生労働省が構築したレセプト情報および特定健診等情報によるデータベースです。

　NDBは悉皆的なレセプト情報に基づく固いデータではありますが、いくつかの留意点があります。第一に、NDBにおける患者数は、あくまでも医療につながった患者のみであり、氷山の一角となっている可能性があります。地域には依然として医療につながっていない患者が多数存在していると想定されますが、一般人口における潜在的な患者数は不明です。なぜなら、わが国の薬物依存の有病率は極めて低く、地域住民を対象に、薬物依存患者数を推計するためにはかなりの大規模集団を調べる必要があるからです。残念なことに、そういった調査に研究費がつくことは稀です。

　第二に、NDBでは、乱用・依存の対象となっている物質の詳細までは公開されておらず、その内訳はわかりません。実際、薬物依存といっても、覚醒剤や大麻といった規制薬物から、ベンゾジアゼピン等の処方薬、ドラッグストア等で処方箋なしで購入できる市販薬に至るまで、多種多様な依存性物質が乱用・依存の対象となっています。

　第三に、患者数の増減の解釈が難しいという点です。NDBによれば、確かに薬物依存患者数は年々増加しています。その一方で、薬物依存治療を行う医療機関数も同様に増えています。つまり、受け皿となる医療機関が増えたため、それに伴って全体の患者数が増えたという見方もできるでしょう。患者数の増加は必ずしも、薬物依存の問題が拡大していることを示しているとは限りません。

表10.1　NDBにおける薬物依存患者数および医療機関数の推移（2013年〜2019年）

| 算定年度 | 精神入院患者数 | 精神外来患者数 | 精神総患者数 | 一般入院患者数 | 一般外来患者数 | 一般総患者数 | 総患者数 | 精神総医療機関数 | 一般総医療機関数 |
|---|---|---|---|---|---|---|---|---|---|
| 2013 | 3,372 | 9,768 | 11,712 | 2,417 | 5,636 | 7,604 | **18,397** | 2,317 | 2,383 |
| 2014 | 3,568 | 10,451 | 12,544 | 2,581 | 5,850 | 7,932 | **19,506** | 2,433 | 2,467 |
| 2015 | 3,145 | 10,831 | 12,628 | 2,672 | 6,160 | 8,301 | **20,048** | 2,461 | 2,556 |
| 2016 | 3,159 | 11,208 | 13,014 | 2,735 | 6,077 | 8,325 | **20,434** | 2,524 | 2,556 |
| 2017 | 3,143 | 11,851 | 13,591 | 3,011 | 6,060 | 8,494 | **21,049** | 2,523 | 2,673 |
| 2018 | 3,067 | 12,415 | 14,168 | 3,030 | 6,213 | 8,748 | **21,858** | 2,620 | 2,724 |
| 2019 | 3,081 | 13,083 | 14,847 | 3,277 | 6,334 | 9,049 | **22,891** | 2,630 | 2,761 |
| 平均値 | 3,219 | 11,372 | 13,215 | 2,818 | 6,047 | 8,350 | **20,598** | 2,501 | 2,589 |

文献1を引用し、作表。

### 10.1.2　地域における薬物使用者

　地域住民における薬物使用の状況については、定期的なモニタリング調査が実施されています。国立精神・神経医療研究センターが実施する「薬物使用に関する全国住民調査」は、わが国で唯一の、一般住民を対象とした薬物使用に関する全国調査です[2,3]。住民基本台帳を用いて無作為に選ばれた15〜64歳までの一般住民7000名が調査対象となっています。1995年から隔年で、これまでに14回の全国調査が実施されています。

　2021年に実施された調査によれば、過去1年以内に何らかの違法薬物を使用した住民は、全国で約32万人（95%信頼区間：約16万人–約49万人）と推計されています（**表10.2**）。わが国で最も使用されている薬物は大麻です。大麻使用者は、2015年（約3.5万人）、2017年（約9.5万人）、2019年（約9.2万人）、2021年（約12.8万人）と増加傾向にあります。医薬品の乱用者は、違法薬物の使用者よりも多く、解熱鎮痛薬（約51万人）、精神安定薬（約38万人）、睡眠薬（約7.8万人）と報告されています。医薬品乱用も含めると過去1年以内に何らかの薬物を乱用した経験のある一般住民は、全国で約114万人と推計されます。

### 10.1.3　大麻使用者の増加

　大麻使用者の増加は、薬物事犯の傾向にも表れています。令和3年版犯罪白

表10.2　一般住民における薬物使用の現状（2021年調査）

| | 使用率（Total） | | | 使用者数（Total） | | |
|---|---|---|---|---|---|---|
| | 点推定値 point estimation (%) | 95%CI | | 点推定値 point estimation (人) | 95%CI | |
| | | 下限 lower | 上限 upper | | 下限 lower | 上限 upper |
| 何れかの違法薬物（Any illicit drugs） | 0.36 | 0.22 | 0.61 | 325,909 | 156,893 | 494,925 |
| 大麻（Marijuana） | 0.14 | 0.06 | 0.36 | 128,304 | 10,846 | 245,763 |
| 有機溶剤（Inhalants） | 0.04 | − | 0.18 | 38,069 | − | 92,998 |
| 覚醒剤（Methamphetamine） | 0.06 | − | 0.19 | 51,392 | − | 112,285 |
| MDMA（Ecstasy） | 0.08 | − | 0.21 | 67,216 | − | 135,961 |
| コカイン（Cocaine） | 0.08 | − | 0.23 | 69,821 | − | 145,126 |
| ヘロイン（Heroine） | 0.10 | 0.04 | 0.23 | 89,459 | 13,617 | 165,300 |
| 危険ドラッグ（NPS） | 0.09 | − | 0.26 | 77,522 | − | 161,615 |
| LSD | 0.08 | − | 0.26 | 70,611 | − | 155,103 |
| 何れかの医薬品乱用（Any medication misuse） | 0.94 | 0.65 | 1.35 | 837,831 | 537,870 | 1,137,792 |
| 解熱鎮痛薬（Painkillers） | 0.57 | 0.37 | 0.89 | 513,050 | 292,251 | 733,849 |
| 精神安定薬（Tranquilizers） | 0.43 | 0.24 | 0.78 | 384,037 | 157,190 | 610,883 |
| 睡眠薬（Sleeping pills） | 0.09 | − | 0.27 | 77,595 | − | 166,206 |
| 何れかの薬物乱用（Any drug abuse） | 1.27 | 0.94 | 1.73 | 1,139,676 | 799,109 | 1,480,244 |

文献2から引用し、一部加筆・修正を加えた。過去1年使用率および使用者数の推計値を表記。「−」：統計誤差内のため推計不能

書[4]によれば、令和2年における大麻取締法違反の検挙人員は5,260人（前年比15.1％増）であり、これは統計が公表されている昭和46年以降における最多記録です。検挙人員の多くが20歳～30歳代の初犯者です。20歳未満の検挙人員も増加傾向にあり、令和2年における検挙人員は887人（前年比45.6％増）と報告されています。

　大麻使用者が増加する背景として考えられる要因の一つが、米国やカナダなど海外における合法化の影響でしょう。わが国の大麻取締法違反の検挙者のうち、違反態様が単純所持であった者を対象とする、警察庁の調査[5]によれば、大麻の危険性を軽視する理由として「大麻が合法な国がある」を選ぶ者が最も多いことが報告されています。このように海外における大麻合法化がわが国に与えるイン

パクトは大きいと考えられます。

更に近年では、高濃度のTHC（テトラヒドロカンナビノール）を含有するリキッド・ワックスタイプの大麻製品（**図10.1**）の流通が国内で確認されています。こうした大麻製品は主として電子タバコを使って使用するため、煙が発生せず、大麻特有の匂いも少ないという特徴があります。また、クッキー、グミ、チョコレートといった食品にTHCが添加されているケースもあります。電子タバコや菓子の形をした大麻製品は、従来の乾燥大麻や大麻樹脂に比べて、使用に対する抵抗感が少ないかもしれません。こうした新たな大麻製品の登場も、大麻使用者が増加する背景として考えられます。

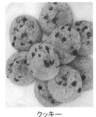

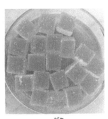
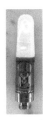

クッキー
THC 10mg/1個

グミ
THC 5mg/1個

カートリッジ
THC 400mg/1個

**図10.1　THCを含有する大麻食品およびリキッドタイプの大麻製品**
写真提供：舩田正彦（国立精神・神経医療研究センター）

### 10.1.4　市販薬の乱用・依存

薬物依存治療を提供している精神科医療施設では、処方薬や市販薬といった医薬品の乱用を主たる問題とする患者が増加しています。国立精神・神経医療研究センターは、1987年以来、ほぼ隔年で「全国の精神科医療施設における薬物関連精神疾患の実態調査」[3, 6]を実施しています。これは精神科医療施設における薬物関連精神疾患の実態を把握できる、わが国で唯一の悉皆調査です。2020年に実施された調査によれば、過去1年以内に薬物使用が認められた症例の内訳は、覚醒剤症例（36.0％）が最も多いものの、睡眠薬・抗不安薬（29.5％）、市販薬（15.7％）のように医薬品の乱用症例が続いています。ちなみに、大麻を主たる問題薬物とする症例は、全体の5％程度です（**表10.3**）。つまり、地域住民では大麻使用者が多いものの、医療的な支援が必要となる大麻症例は必ずしも多いわけではありません。

経年変化として注目すべきは、市販薬症例の増加でしょう。市販薬症例が占め

第10章　薬物依存

表10.3　全国の精神科医療施設における薬物関連精神障害患者の主たる薬物の構成比率（%）

| 調査実施年 | 2012 | 2014 | 2016 | 2018 | 2020 |
|---|---|---|---|---|---|
| （対象者数） | （n＝546） | （n＝1,010） | （n＝1,098） | （n＝1,149） | （n＝1,129） |
| 覚醒剤 | 28.9 | 27.5 | 38.1 | 39.3 | 36.0 |
| 睡眠薬・抗不安薬 | 20.9 | 16.9 | 27.9 | 29.9 | 29.5 |
| 市販薬 | 2.7 | 3.8 | 8.2 | 9.1 | 15.7 |
| 多剤乱用 | 7.3 | 4.9 | 7.3 | 5.9 | 7.3 |
| 大麻 | 1.8 | 2.7 | 4.9 | 5.6 | 5.3 |
| 有機溶剤（シンナー） | 5.3 | 4.4 | 7.7 | 4.3 | 2.7 |
| 非オピオイド性鎮痛薬 | 2.0 | 1.8 | 1.0 | 0.7 | 0.7 |
| その他 | 4.8 | 3.0 | 1.2 | 2.3 | 0.7 |
| オピオイド | 0.0 | 0.0 | 0.5 | 0.6 | 0.5 |
| コカイン | 0.2 | 0.0 | 0.1 | 0.3 | 0.4 |
| MDMA以外の幻覚剤 | 0.4 | 0.0 | 0.3 | 0.1 | 0.4 |
| 危険ドラッグ | 25.1 | 34.7 | 2.5 | 1.2 | 0.3 |
| ADHD治療薬 | 0.2 | 0.2 | 0.1 | 0.4 | 0.2 |
| MDMA | 0.0 | 0.2 | 0.1 | 0.0 | 0.1 |
| ヘロイン | 0.4 | 0.1 | 0.3 | 0.3 | 0.1 |

文献6から引用し、若干の修正を加えた。主たる薬物は「現在の精神科的症状に関して、臨床的に最も関連が深いと思われる薬物」と定義されている。対象は、過去1年以内に薬物使用が認められた症例である。

る割合は、2012年（2.7％）から2020年（15.7％）にかけて約6倍に増加しています（表10.3）。高頻度で乱用されている市販薬に含有される成分・製品名として、ジヒドロコデイン等を含有する鎮咳去痰薬（ブロン錠®など）や総合感冒薬（パブロンSゴールドW®など）、ブロムワレリル尿素を含有する鎮静薬（ウット®など）や解熱鎮痛薬（ナロン®など）などが報告されています。

現在、市販薬の乱用防止対策の一環として、厚生労働大臣が指定した6成分（エフェドリン、コデイン、ジヒドロコデイン、ブロムワレリル尿素、プソイドエフェドリン、メチルエフェドリン）を含有する市販薬を販売する際には、原則として1人1包装単位（1箱、1瓶）に制限されています。

しかし、実際にはジフェンヒドラミンを含有する医薬品（レスタミン®、ドリ

エル®など）や、デキストロメトルファンを含有する医薬品（コンタック®、メジコン®など）も乱用対象になっていますが、これらの製品については販売規制がかけられていません。市販薬を販売する薬局・ドラッグストアは国内に6万店以上あり、その数はコンビニエンスストアを上回ります。このような入手可能性の高さや、使っても捕まらないという合法性が、市販薬乱用の増加に影響していると考えられ、依然として根本的な解決には至っていない現状にあります。

■文献
1）大正大学地域構想研究所 精神医療・モニタリング研究班．NDB 分析．2022.
2）嶋根卓也，他：薬物使用に関する全国住民調査（2021 年）．厚生労働行政推進調査事業費補助金医薬品・医療機器等レギュラトリーサイエンス政策研究事業「薬物乱用・依存状況の実態把握と薬物依存症者の社会復帰に向けた支援に関する研究（研究代表者：嶋根卓也）」令和3年度総括・分担研究報告書，2022.
3）Shimane T, Inoura S, and Matsumoto T : Proposed indicators for Sustainable Development Goals（SDGs）in drug abuse fields based on national data in Japan. Journal of the National Institute of Public Health, 70（3）：252-261, 2021.
4）法務省法務総合研究所：令和3年版犯罪白書－詐欺事犯者の実態と処遇，2021.
5）麻薬・覚醒剤乱用防止センター：大麻乱用者の実態に関する調査結果．NEWS LETTER KNOW 第 103 号：35-36，2020.
6）松本俊彦，他：全国の精神科医療施設における薬物関連精神疾患の実態調査．厚生労働行政推進調査事業費補助金医薬品・医療機器等レギュラトリーサイエンス政策研究事業「薬物乱用・依存状況の実態把握と薬物依存症者の社会復帰に向けた支援に関する研究（研究代表者：嶋根卓也）」令和2年度総括・分担研究報告書，2021.

## 10.2 ● 薬物依存の症状・治療

国立病院機構肥前精神医療センター 武藤岳夫

### 10.2.1 「薬物」といっても千差万別

薬物依存の診断基準は、アルコール依存と基本的に共通ですので、依存の主な症状はアルコールと変わりありません。しかし、一口に「薬物」といっても、その種類も薬理作用も千差万別で、摂取方法も異なりますので、症状を一概に論じることは非常に困難です。

薬物には大きく分けて中枢神経を抑制するものと興奮させるものがあり、更に依存性、精神毒性の有無などで、それぞれの薬物の特徴を分類できます（**表10.4**[1]）。

本節の前半では、これらの薬物のうち、臨床上比較的多く遭遇する、代表的な

表10.4　代表的な依存性薬物の特徴[1]

| 中枢作用 | 薬物のタイプ | 精神依存 | 身体依存 | 耐性 | 催幻覚 | 精神毒性 | 法的分類 |
|---|---|---|---|---|---|---|---|
| 抑制 | アヘン類 | ＋＋＋ | ＋＋＋ | ＋＋＋ | − | − | 麻薬 |
| 抑制 | バルビツール類 | ＋＋ | ＋＋ | ＋＋ | − | − | 向精神薬 |
| 抑制 | アルコール | ＋＋ | ＋＋ | ＋＋ | − | ＋ | その他 |
| 抑制 | ベンゾジアゼピン | ＋ | ＋ | ＋ | − | − | 向精神薬 |
| 抑制 | 有機溶剤 | ＋ | ± | ＋ | ＋ | ＋＋ | 毒劇物 |
| 抑制 | 大麻 | ＋ | ± | ＋ | ＋＋ | ＋ | 大麻 |
| 興奮 | コカイン | ＋＋＋ | − | − | − | ＋＋ | 麻薬 |
| 興奮 | 覚醒剤 | ＋＋＋ | − | ＋ | − | ＋＋＋ | 覚醒剤 |
| 興奮 | LSD | ＋ | − | ＋ | ＋＋＋ | ± | 麻薬 |
| 興奮 | ニコチン | ＋＋ | ± | ＋＋ | − | − | その他 |

薬物の特徴や支援のポイントについてまとめました。

　薬物依存の治療内容も、アルコール依存と比べて大きな違いはないのですが、なぜか治療を行っている医療機関はアルコールに比べて大幅に少ないのが現状です。本節の後半では、これらの背景について考察したうえで、薬物依存の治療における対応の留意点、およびしばしば問題となる、治療における司法的対応を中心に整理しました。

## 10.2.2　主な薬物別の症状と支援のポイント

### ①覚醒剤

　覚醒剤は、長らくわが国で乱用される薬物の中心となっています。検挙者数は最近10年間で減少傾向にありますが、特筆すべきはその中の再犯者の割合で、2021年の再犯者率は67.4%[3]です。その一因には、覚醒剤の持つ精神依存の強烈さ、すなわち、これまでのつらい経験（逮捕・服役）が記憶から薄れ、「一度だけなら大丈夫」などと使用を正当化する考えが生じ、使いたいという強い欲求（渇望）に苛まれてしまう、という症状が関係していると思われます。

　覚醒剤は、一度使ったらすぐに習慣的使用に陥るわけではなく、しばらくは表面化しないことがほとんどです。しかし、着実に耐性は上昇していくために、使用する量や頻度が増えていったり、加熱吸煙（あぶり）では効果が得られずに静脈注射に摂取方法が変化したりします。次第に、入手した分をすぐに使ってし

まったり、テレビで注射器の映像を見ただけで欲求が抑えられなくなったりと、コントロールが利かなくなります。

　依存が進行し、使用量が多くなると、覚醒剤離脱後に長時間の睡眠や脱力などの「つぶれの時期」が数日続いた後、急激に薬物への欲求が強まり、易怒的になったり、入院していたら急な退院を要求したりといった「渇望期」に入ることがしばしばあります。支援するうえでは、あらかじめ患者さんにもサイクルを説明したうえで、渇望期に治療からドロップアウトしない方策が求められます。

　また、覚醒剤は精神毒性の強い薬物ですので、使用時に「警察に追われている」「身体を虫が這っている」などの精神病症状が出現することがあります。通常は、使用後1ヵ月以内に消失することがほとんどですが、以前よりも少量で精神病症状が出現するようになったり（逆耐性現象）、飲酒などを契機に症状が再燃したり（フラッシュバック）することもあります。更に、断薬後、何年も幻聴や被害妄想など、統合失調症と鑑別困難な精神病症状が残遺することもあり、その場合は統合失調症に準じた薬物療法や、生活リズムの維持、就労支援や経済的な相談など、生活上のきめ細かな支援が断薬の維持のためにも有効です。

### ②大麻

　大麻に含まれる化学物質はカンナビノイドと呼ばれ、非常に多くの種類が存在しますが、症状を引き起こす主な成分は、テトラヒドロカンナビノール（THC）と呼ばれるものです。THCは、酩酊感、多幸感、食欲増進、知覚変容（色彩や音の感覚が変わり、映画や音楽の感動が増す）などの作用がある反面、強い猜疑心や不安・恐怖、妄想、思路障害などを引き起こします。更に、自発性の低下、感情鈍麻、記憶や注意障害を引き起こすことがわかっており、THCは統合失調症を始めとする精神病性障害の発症リスクを高める因子と考えられています。

　大麻は、「アルコールより依存性が低い」「医療でも使われている」など、その危険性を過小評価する傾向が根強く、インターネットにも同様の情報があふれており、患者さんはそうした情報をよく知っています。依存性の強さという一面だけを見れば、確かにそうかもしれませんが、上記のような薬理作用を考慮すれば、大麻を決して無害と言い切ることはできません。支援するうえでは、どちらの情報も知っておくと、困る場面は減少すると思われます。

### ③睡眠薬・抗不安薬

　睡眠薬・抗不安薬（本項では主としてベンゾジアゼピン（BZD）受容体作動

薬）は、近年薬物依存の臨床において、第二の乱用薬物として大きなウェイトを占めるようになっています。

　BZD受容体作動薬は、従来のバルビツール酸系薬に比べ呼吸抑制作用が少なく、依存性も低いため、比較的安全とされてきましたが、長期使用や高用量の使用で、転倒リスクの増大や認知機能低下などの問題が指摘されています。もちろん、依存性も低いとはいえ無視できない問題で、安易に服用を続けていると、徐々に耐性が上昇し、同じ量では効かなくなり、さらなる乱用につながるという悪循環に陥ります。

　BZD受容体作動薬の依存を形成する最大の要因は、長期間の使用です。依存が形成されると、薬剤を減量・中止する際に離脱症状を生じます。DSM-5における、鎮静薬、睡眠薬、抗不安薬の離脱症状は、自律神経の過活動、手指振戦、不眠、嘔気、一過性の幻覚、けいれん発作など多種多様で[4]、不快なものであるため、その不快感を回避するために使用を再開し、更に長期化します。

　依存形成のリスクが高い薬剤の特性としては、短時間作用型のもの、最高血中濃度到達時間の短いもの、高力価の（少量で効果がある）ものなどが挙げられます[5]。全国調査では、乱用症例の多い薬剤の上位4剤は、①エチゾラム（デパス®）32.9%、②フルニトラゼパム（サイレース®）22.5%、③ゾルピデム（マイスリー®）20.8%、④トリアゾラム（ハルシオン®）12.9%で[2]、この4剤は順位の変動はあれ、過去10年以上変わっておらず、上記の特性に一致しています。

　BZD受容体作動薬は、元々気分症や不安症などの疾患を抱えている方が、苦痛を緩和する目的で服用開始しているケースも多いことから、本人が乱用に対する問題意識を自覚しにくく、それが治療導入の妨げとなることもあります。また、治療目標が必ずしも断薬とはならない場合もあり、より慎重な対応が必要となります。

⑷市販薬

　市販薬の乱用は、若者で特に深刻で、最近1年以内に薬物使用歴のある10代のうち、57%は市販薬の乱用となっています[2]。現在最も多く乱用されている市販薬は、鎮咳去痰薬のブロン錠®です。1980年代にブロン液®の乱用が社会問題となり、販売会社が問題となる成分（興奮作用を持つdl-メチルエフェドリン塩酸塩と、オピオイドであるジヒドロコデインリン酸塩）を液剤からは除去しましたが、錠剤にはこれらの成分はそのまま含有されており、ドラッグストアの普及やインターネット販売の規制緩和による購入の手軽さ、SNSでの情報など

も相まって、広がりを見せているものと推測されます。興奮作用と抑制作用の両方を持っているブロン錠®は、精神依存性・身体依存性ともに強力で、かつ手軽に入手できてしまうため、やめ続けるのは非常に困難となります。

　市販の鎮静薬ウット®も、古くから救急医療や薬物依存の臨床現場では問題となってきました。含有されるブロムワレリル尿素は、BZD受容体作動薬に比べても依存性が高く、大量摂取時に呼吸抑制を引き起こし、またアリルイソプロピルアセチル尿素は、血小板減少性紫斑病発症の原因となるため、その危険性からすでに医療現場では使われなくなっているのですが、現在も販売が継続されています。

### 10.2.3　薬物依存の治療

#### ①基本的対応のあり方について

　薬物依存の治療は、基本的にはアルコール依存と大きく変わりはなく、心理教育や治療への動機づけ、認知行動療法の手法を用いた集団プログラム、自助グループ（Narcotics Anonymous：NA）や回復施設（ダルク等）へのつなぎ、家族支援などから構成されます。最近でこそ、薬物依存の外来治療プログラムである、SMARPP（Serigaya Methamphetamine Relapse Prevention Program）の普及や診療報酬改定などにより、少しずつ治療を行う機関は増加傾向にはありますが、多くの精神科医療機関では、薬物依存の患者さんは受け入れない、という状況が長く続いていました。

　この背景には、薬物依存の患者さんに対しての、「怖い」「厄介そう」「犯罪者」といった陰性感情や、警察通報など、司法的対応（後述）を求められる可能性への苦手意識や忌避意識が関係しているのではないかと思います。患者さんはそれらを敏感に感じ取り、これまで何度も傷ついた経験を持っています。

　成瀬がまとめた、薬物依存の治療における留意点について、**表10.5**に示します[6]。薬物依存の患者さんの中には、幼少時から虐待、いじめ、性被害などの過酷な経験を持つ人も多く存在します。薬物使用は単に興味本位でやっているのではなく、人の中で癒やされず、人と信頼関係を築けずにそれを誰にも相談できず、その生きづらさに対する孤独な自己治療、という視点を持つことが必要です。また、気分症やADHD、PTSDといった精神疾患を併存する人も多く、それらがもたらす苦痛を薬物で対処している場合もあります。

　薬物依存の治療にあたっては、薬物使用の有無ばかりにとらわれるのではなく、その背景にある生きづらさ、孤独感、安心・安全感の欠如、などを見据えて、そ

表10.5　薬物依存治療の留意点(文献6より一部改変して引用)

| 1 | 依存症は「病気」であると理解できれば治療はうまくいく |
|---|---|
| 2 | 治療を困難にしている最大の原因は、治療者の患者に対する陰性感情である |
| 3 | 回復者に会い回復を信じられると、治療者のスタンスは変わる |
| 4 | 依存症患者を理解するために「6つの特徴」※を覚えておく |
| 5 | 依存症患者の薬物使用は、生きにくさを抱えた人の孤独な自己治療である |
| 6 | 断薬を強要せず再使用を責めなければよい治療者になれる |
| 7 | 断薬の有無に囚われず信頼関係を築いていくことが治療のコツである |

※6つの特徴：「自己評価が低く自分に自信を持てない」「人を信じられない」「本音を言えない」「見捨てられる不安が強い」「孤独でさみしい」「自分を大切にできない」

の人にとって薬物がどのような役割を果たしていたのかを想像しながら丹念に耳を傾けていくと、患者さんとの治療関係構築はもとより、病態理解、治療計画の策定にも役に立つことでしょう。

### ②初診時の対応について

　薬物依存に限らず、精神疾患の治療全般に言えることですが、治療において最も大事なことは、良好な治療関係の構築であると思います。ファーストコンタクトの際の対応が、その後の治療の成否のカギを握ると言っても過言ではありません。

　薬物依存の患者さんは、受診するまでに幾多の不安や葛藤を乗り越えて、ようやく治療の場に登場していることがほとんどです。違法薬物であれば「通報されるのではないか」、処方薬であれば「いきなり中止されるのではないか」との不安もあるでしょう。司法関連機関からの強い促しなどで、本意ではなく受診する場合もあります。中には、今朝使ってきたという人もいるかもしれません。それでも、特に初診時には、受診したことを歓迎し称賛する姿勢が、関係構築のうえで非常に重要です。

　また、治療の場が安心して正直に話せる場所であると感じてもらうことも重要です。そのためには、診察時やミーティングで話したことは守秘義務を遵守し、了解なく家族に漏らしたり、警察通報などは行わないこともはっきり伝える必要があるでしょう。むしろ、欲求や使用をわざわざ教えてくれること自体、本人が「このままではいけない」「何とかしたい」という気持ちの表れであり、称賛に値

するとさえ感じます。たとえ断薬はできていなくても、診察の際正直に欲求や使用を語ることができていれば、初期の治療関係構築はうまくいったと考えてよいでしょう。

### ③治療の動機づけ

先に述べたように、受診に訪れる患者さんの動機づけの程度は様々です。治療初期の段階では、何より優先すべきは治療の継続です。患者さんの健康な面を積極的に評価しつつ、医療者として望ましい治療計画を提示しはしながらも、無理強いはせず、本人のニーズとすり合わせながら、方針を決定していくとよいでしょう。この時、本人のニーズが生活上・経済上の問題解決に偏っていることもあります。医療者としては、依存の治療、断薬の継続を優先したくなるところですが、ニーズのずれが大きいと、治療からドロップアウトする可能性が高くなります。問題の優先順位を患者さんとすり合わせ、生活上の問題等は多職種スタッフで援助し、問題解決ができれば、患者さんの信頼度は飛躍的に高まり、治療継続の可能性も向上すると思われます。

当然、断薬が継続できないケースもしばしば生じます。しかし、本人のニーズをくんだ治療の中で起こった再使用は、本人の問題意識や治療への動機づけを高めることにもつながり、医療者側からの治療に関する提案も受け入れやすくなります。

この際、再使用に至るまでの生活パターンや行動の振り返りを積極的に行いましょう。薬物への欲求の引き金は何だったのかを明らかにしたり、その引き金を回避したり、再使用につながらないためにはどのような対処が可能か、など、できるだけ具体的に検討していくことがポイントです。

ただし、こうしたアプローチが成立するのは、患者さんが正直に使用を申告してくれることが前提です。したがって、断薬ばかりに囚われず、正直に話してもらうことを重視するという治療姿勢が、最初の段階でしっかり伝わっていることが何より重要なのです。

### ④薬物依存の治療における司法的対応について

薬物依存の治療においてしばしば問題となるのは、患者さんが薬物を再使用したと話したり、尿検査で陽性反応が出たりした場合の司法的対応、すなわち警察に通報しなければならないのか否か、という問題です。この点について整理します。

　大前提として、いずれの違法薬物においても、医療従事者が警察に通報することを義務づけた法令は存在しません。よく誤解されるのは、麻薬向精神薬取締法58条の2に規定された、医師の届出義務がありますが、ここでの届出先は警察ではなく都道府県知事です。また、この法律に定義する「麻薬中毒」の定義は非常に曖昧で、治療アクセスの阻害、過剰な人権制限の可能性などの問題点も指摘されており[7]、どうしても判断に迷う場合は、まず薬物依存に詳しい精神科医師に相談することが望ましいと言えます。

　また、国公立の医療機関や行政機関で勤務する公務員の場合は、犯罪告発義務（刑事訴訟法239条2項）がありますが、この点についても、犯罪（違法薬物使用が疑われること）が職務上知り得た秘密である場合は、治療・支援上の観点から司法的対応を取らないという裁量は許容される、すなわち告発義務を負わない、と解釈されています[8]。仮に、警察通報した場合においても、過去の判例からは正当な理由がある場合は守秘義務違反にはあたらないとされているため、通報するかしないかはまさに裁量に委ねられていると言えます。

　価値観、倫理観により、考え方は様々だと思いますが、少なくとも薬物依存の治療において、司法的対応に頭を悩ませる必要はなく、治療・支援を優先することは法的には問題ないと考えられます。


　薬物依存の症状・治療について、支援や対応のポイントを中心にまとめました。治療の成否は、技法やテクニックではなく、治療者のスタンスによる部分が大きいと感じます。人の中で安心を感じられ、安心して人に依存できるようになれば、少なくとも薬物に依存する必要はなくなります。大変に感じることも多々ありますが、長い目で回復を見守る姿勢こそが必要だと思います。

■文献
1）成瀬暢也：薬物依存　現状と新しい治療的アプローチ．精神医学，第60巻2号：141-152，2018.
2）松本俊彦（研究分担者）：「全国の精神科医療施設における薬物関連精神疾患の実態調査」令和2年度厚生労働科学研究費補助金（医薬品・医療機器等レギュラトリーサイエンス政策研究事業）分担研究報告書.
3）警察庁組織犯罪対策部：令和3年における組織犯罪の情勢（確定値版）（2022年6月10日閲覧）https://www.npa.go.jp/sosikihanzai/kikakubunseki/R03sotaijousei/R03sotaijousei.pdf
4）日本精神神経学会：DSM-5 精神疾患の診断・統計マニュアル，医学書院，2014.
5）Hallfors DD. Saxe L：The dependence potential of short half-life benzodiazepines：a meta-analysis. Am J Public Health：83：1300-1304, 1993.
6）成瀬暢也：誰にでもできる薬物依存症の診かた，中外医学社，2-7, 2017.

7）松本俊彦：麻薬中毒者届出制度の意義と課題．精神経誌，122（8）：602-609, 2020.
8）柑本美和：公務員の犯罪告発義務をめぐる問題．精神経誌，122（8）：610-615, 2020.

## 10.3 ● 入院患者への看護

埼玉県立精神医療センター **青柳歌織**

　薬物依存の患者の入院は、依存症の専門病棟に限りません。精神科救急病棟に非自発的な入院をする場合もあります。また、標準化された入院患者への看護というものもありません。ここでは、どのような入院においても、薬物依存の患者の特徴を理解したうえで考慮すべき看護のポイントをお示しします。

### 10.3.1　入院生活の援助

#### ①入院を決めた患者への関わり

　薬物依存の患者が入院につながる目的は、薬物の使用によってどうにもならなくなった生活を立て直すことです。そして立て直すために、解毒や休息が中心の短期間の入院であったり、集団プログラムを受ける治療期間満了の入院であったり、ダルクなどの回復施設へつながるための入院であったりと、様々なタイプの入院があります。

　どの患者も、渇望と薬物使用を繰り返すなかで、対人トラブルや離職、借金などの困りごとを抱えるなど八方塞がりとなり、不安や孤独を抱えています。依存している薬物が違法であれば、逮捕されるのではないかという不安が常にあり、それは入院してからも変わらないのです。また、多くの患者が薬物を介さない素面の対人関係を苦手としており、「入院」というコミュニティにとても強い不安を抱いている可能性があります。

　ポイント　まずは入院という決断に至ったことを労い、病棟は安全な場所であると、温かい雰囲気で迎え入れることが大切です。たとえ切羽詰まった入院であっても、患者自身で決定した入院であれば、回復に向けて大きな一歩を踏み出したことになります。生活の立て直しのために困りごとに耳を傾け、共に考える関わりが大切です。そしてこの関わりは、この患者が今後治療につながり続けるかどうかにも大きく関係します。再び生活が立ち行かなくなった際に、「入院」という決断ができるかどうか、困った時に相談する人として医療者を頼れるかは、病棟の受け入れる雰囲気が大きく影響しているのです。

　初めて入院する患者には、当たり前のことですが、丁寧に入院治療や療養生活

第10章　薬物依存

135

におけるルールを説明します。とりわけ、依存症専門病棟はこの療養生活におけるルールが多種多様であり、患者は「こんなルールは聞いてない」「あれもダメ、これもダメと言われた」と受け取り、いったん高まった入院治療へのモチベーションに水を注すことも、残念ながらあります。とは言え、集団での生活や依存症治療の場での必要なルールですので、ご協力いただく必要があります。上からの高圧的な態度になっていないか、十分に気をつけて伝えることが大切です。

## ②情報収集とアセスメント

入院時の患者情報は主に以下の内容を聴取し、アセスメントします。

■身体状況
・薬物の最終使用歴（何をいつ、どのくらい）
・離脱症状や精神症状の有無
・既往歴や合併症の有無

■生活状況
・薬物の使用歴
・医療機関の受診歴、入院歴
・社会資源の利用状況
・クロスアディクションの有無
・家族との関係
・職場や学校、近隣との対人関係
・経済、就労状況
・生活史上のネガティブな出来事（虐待、親しい人の喪失、解雇など）とその対処方法
・キーパーソンの有無
・生活リズム（起床から就寝までのパターン）

《ポイント》身体状況に関する情報からは、薬物の影響をどの程度受けている状態なのかをアセスメントします。使用した薬物によって、出現する離脱症状が違い、対応も変わります。離脱症状、精神症状の有無や程度により、病室の選定や行動制限も検討が必要です。また、最終使用時期がわかると、このあとに訪れる「渇望期」がいつ頃になるのかがわかります。

生活状況に関する情報からは、薬物の使用が、どの程度生活に影響を及ぼしていたのかをアセスメントします。家族との関係や生活上の対人関係が、薬物を使用するきっかけになっている場合もあります。身近にキーパーソンがいない単身

者もまた、孤独が引き金になります。どちらも退院後の生活を視野に入れた回復支援を検討するためには、人とのつながりに関する情報は重要になります。また、今までのコーピングにも注目し、薬物使用や飲酒、自分を傷つける行為などでしか対処してこなかった患者とは、一緒にコーピングについて考え、健康的な対処方法を見つけることができるとよいです。

生活リズムについては、夜型の生活で昼夜が逆転し、朝はなかなか起きられない患者も少なくありません。入院治療は、生活リズムの立て直しも目的の一つですので、パターンを把握して介入します。

### ③看護計画と患者参画

入院初期には、離脱症状の出現の可能性や生活リズムの変化による心身の不調などがアセスメントされ、看護計画を立案します。行動制限を要する状況であれば、それによる二次障害の出現も予測し、立案します。また、依存症専門病棟に入院して間もなく、疾患教育や動機づけを目的とした集団プログラムに参加する患者については、その参加状況や疾病理解、回復への意欲なども評価できるよう計画を立案します。

《ポイント》医療者主体で立案する看護計画の他に、ここでは患者主体で立案する患者参画型のケアプランの作成も推奨します。情報を聴取するなかで、何に困っているのか、自分ではどうなりたいのかなど、患者自身が考えている課題を共有します。課題の内容は問いません。当然、薬物依存と直接関係していなくてもいいのです。患者が変わりたい、どうにかしたいと思うことについて、入院中に一緒に考えることが重要です。医療者への相談のハードルも低くなり、目標に近づくことができれば、成功体験を積み重ねることができます。

課題と目標に対し、具体策の部分である「患者さんが取り組むこと」「看護師がお手伝いすること」「一緒に取り組むこと」も話し合って考えます。定期的に評価をしていくことも説明し、次回の評価日を決めます。評価は、単なる「できた」「できなかった」だけではなく、そのプロセスを見ていきます。筆者の勤務する病棟では、一緒に考えたケアプランを患者参画用に「です」「ます」調に文言を整え、カラー印刷したものを患者に差し上げています。カルテにも同様のものを入れ、すべての職種が見られるようにしています。

### ④「渇望期」を乗り越える

渇望期は、薬物の欲求や環境変化から、イライラや不眠、頻回な薬の要求、攻

表10.6　渇望期チェックリスト

| 【症状】 | 月/日 | 月/日 |
|---|---|---|
| ①焦りの気持ちが高まり、ちょっとしたことが気になる。腹が立つようになる。<br>周囲に怒りっぽくなり、暴力的な態度に出してしまう。 | | |
| ②病棟のルールが守れなくなる。自分勝手な言動が出てしまう。 | | |
| ③過食傾向となったり、タバコの量が増える。 | | |
| ④異性やギャンブルなどへの関心が高まる。 | | |
| ⑤頭痛、歯痛、不眠、イライラなどの苦痛を訴え、すぐに薬が欲しくなる。我慢ができず、薬がもらえないとイライラが高まる。 | | |
| ⑥借金や仕事上の約束、やり残したことが気になり、突然外出泊がしたくなる。 | | |
| ⑦入院生活に対する不満が出てきたり、または、断酒・断薬の自信が湧いてきて、突然退院したくなる。 | | |
| ⑧弱々しい患者や若いスタッフに対して、「弱いものいじめ」や「あげ足取り」をし、仲間はずれにしたり、攻撃を向けてしまう。 | | |
| ⑨面会者や外来患者さんに、アルコールや薬物の差し入れを依頼する。 | | |
| ⑩生活のリズムが乱れ、昼夜逆転傾向が目立つ。 | | |

◎かなり当てはまる　　　○少しあてはまる

撃的な態度など、様々な症状が出現します。その時期は入院（最終使用後）1～2週頃から始まり、2～3ヵ月が経過する頃には落ち着くと言われています。入院時とは人が変わったように攻撃性や焦燥感が目立ちます。**表10.6**は渇望期の主な症状をチェックするためのリストです。①のような易怒性や、②のような自己中心的な態度、⑧のような他者への攻撃性が顕著になると、病棟内でのトラブル（他患者に向くものや医療者に向くものなど）に発展しかねません。⑥のような唐突な外出泊希望は、これが許可になると、帰院ができずそのまま退院となってしまうケースもあります。この症状の対応に疲弊し、医療者が患者に対して陰性感情や無力感を持ってしまうことも少なくありません。

　ポイント　いったん症状が顕著になった患者に渇望期について説明をしても、あまり耳を傾けてもらえません。否認の状態も助長され、「自分は違う」と言われてしまうこともあります。ですから、渇望期はその症状が出現する前から、対応の準備をしておく必要があります。入院の早期から、いずれやってくるこのよう

な不安定な時期と症状について教育し、患者自身も症状を自覚できるよう、表10.6のチェックリストでモニタリングすることを勧めます。この時期がずっと続くわけではなく、落ち着く時期が必ず来ることも伝え、乗り越えるために協力することも説明します。イライラや不眠などは待たせずに、不穏時薬や不眠時薬などの屯用薬を積極的に使用してもらいます。対応はスタッフ間で統一し、この時期の患者の状態は「症状」によるものであることを、医療者も認識しておきます。

### ⑤集団プログラム

依存症専門病棟では、集団療法を中心としたプログラムが行われています。内容やその導入期間は各医療機関で異なりますので、各プログラムの詳細はここでは触れませんが、近年は、認知行動療法の手法を活用した集団療法の導入も増えています。入院時期によって参加できるプログラムも異なる場合があるので、筆者の勤務する病棟では患者用のクリニカルパスを作成し、自身の治療経過と参加可能なプログラムを照らし合わせて確認できるようにしました。

**ポイント** 集団プログラムの導入を目的として入院している患者が、あれこれ理由をつけてプログラムに出てこないという困りごとをスタッフから聞くことが時々あります。看護師からすると、入院しているのに肝心な集団プログラムに参加しないのは意味がないという思いもありそうです。多くの患者は対人関係に課題があり、それを支える杖の役割を薬物が担っていた可能性があります。入院している状況は物理的に薬物から離されている状況で、支えとなる杖もなく、集団のなかで自分を曝け出すのはとても苦痛な作業でしょう。

患者は「だるいから」としか話さないかもしれませんが、その奥に上記のような葛藤が潜んでいて、言語化できないでいるだけかもしれません。参加を拒んでいる理由に耳を傾け、そのような苦痛な心理状況であるかアセスメントします。もしかすると、他患者の薬物の話を聞くだけで薬物の欲求が高まってしまったり、薬物と密接しているネガティブな出来事が思い起こされてしまうことに不安を抱いている可能性もあります。大切なのは、参加ができない患者を放っておかないことです。発言しなくてもプログラムの場にいるだけでもいいことも保障します。

### ⑥自助グループ

薬物依存の当事者が参加できる自助グループには、NA（Narcotics Anonymous ナルコティクス・アノニマス）があります。依存症専門病棟のなかには、

このNAのメンバーが定期的に訪れて、「メッセージ」という形で院内ミーティングを開催してくださっているところがあります。初めて入院した患者は、この「メッセージ」が初めての自助グループ体験になります。

　患者によって個人差はありますが、最初から自助グループにつながろうという積極的な患者はあまりお会いしたことがありません。患者から感想として聞く言葉には、「宗教みたい」「傷の舐め合いだ」など、否定的な内容もあります。それでも、薬物を手放せずに、どうにもならなくなったという同じ悩みを語り合い、回復を目指せる場は唯一無二です。医療機関によっては、入院時の治療契約に自助グループへの参加が条件として挙げられているところもあるくらい、切り離せない重要な社会資源の一つです。

《ポイント》患者から自助グループについて否定的な言葉が聞かれ、参加も拒否的であることはそう珍しくありません。ただし、自助グループについて誤解のない理解をしてもらうことは重要です。そのためには、看護師自身も自助グループのことをきちんと理解しておく必要があります。看護師自身も地域の自助グループのミーティング会場に足を運び、患者にリアリティのある説明ができるとよいです。否定的な患者は同じような意見に同調しがちです。そうなる前に看護師と一緒に参加してみることや、すでにつながっている患者に紹介し、一緒に参加してもらうことをセッティングしてみる、「メッセージ」に訪れていただいたNAのメンバーに声をかけ、誘っていただくのもよいでしょう。最終的に参加するかどうかは、患者の意思です。患者自身が行ってみようと思い、内発的に行動できることが重要です。そのきっかけを作り、種をまくことができればよいのです。

### ⑦入院中の薬物の再使用

　入院中に薬物の再使用が発覚した場合、入院の継続などに関するルールは各医療機関で異なると思われますが、大事なのはその事実をどう扱うかです。薬物はアルコールのように「酒臭」を感じることもないため、その再使用は呼気チェック等でわかるものでもありません。何となくいつもの患者と違う、寝ない、逆に寝てばかりいる、など生活のちょっとした変化に「再使用かも」と感じることがあるかもしれません。

《ポイント》「再使用かも」と感じても、その決めつけをそのまま伝えることはしていません。その前に、患者が自ら話せる関係を普段から築いておくことが大切です。正直に伝えられない背景には、「怒られるかもしれない」「通報されたらどうしよう」「自分への信頼が揺らいでしまう」「やめられないでいる自分が恥ずか

しい」など様々な考えが浮かんでいることでしょう。これらはすべて、再使用＝失敗という考えに基づいている思考です。しかし、再使用は失敗ではなく「依存症の症状」であることや、再使用してしまった時に正直になれることが回復への近道であること、再使用がわかっても責めたりはせず、むしろ一緒に対策を考えるチャンスであることを患者と共有しておきます。

### ⑧療養生活における*ルール*から逸脱した患者

　療養生活におけるルールから逸脱した場合も、その入院処遇は各医療機関で異なると思われますが、筆者が勤務する病棟には重要な3つのルールがあり、このルールが守れない場合は、入院治療はそこで中止し、退院をお願いしています。一つは男女間の性的な逸脱行為の禁止です。2つめは、暴力行為の禁止です。これには、言葉の暴力や威嚇なども含む場合があります。3つめは、アルコールや薬物などの持ち込みや病院内での使用、譲渡の禁止です。入院時にはこの説明を必ず実施しています。

　これらのルールの逸脱は薬物依存の患者に限ったことではないのですが、渇望期の症状がわかりやすいことや、アルコールに比べ持ち込みやすい形状であるという特徴から、薬物依存の患者に多い印象があります。退院という処遇になるのは、病棟の治療環境をクリーンに保つ必要があり、他の患者への影響も大きいというのが理由です。

　**ポイント**　退院という処遇に関しては、上記のような理由があり仕方のないことではありますが、当事者の患者にとっては大きな失敗として認識し、病棟から「追い出された」と捉えても不思議ではありません。この退院の意味を患者にきちんと説明し、入院から外来に治療のフィールドは替わりますが、依存症の治療は必ず継続してほしいことを伝えます。このような退院はほとんど、主治医のいない夜勤帯であることが多いため、明日の日中に必ず主治医へ連絡し、外来受診の予約をするよう念を押して、帰路を見送ります。外来受診が継続できているか、外来看護師とも連携し、退院後の治療継続も確認します。

### ⑨回復施設へつながる患者

　依存症専門病棟には、ダルクなどの回復施設へつながることが目的の入院もあります。複数回の入院歴がある患者の場合が多く、生活の立て直しのためには施設につながり、回復にむけての行動に、より集中する必要があると判断された患者に提案されます。入院中から一定期間の通所や入寮を体験し、最終的には施設

に退院していきます。入院中は、日中は施設に通所し、夕方に戻ると食事を摂って再び地域のNAに向かうという生活になります。NAから戻るのは夜遅く、すぐに就寝して翌朝には施設に向かうという日々の繰り返しです。

《ポイント》この入院では、患者のコミュニティが病棟から施設に移行していきます。以前入院していた患者は「ここは（病棟は）自分の居場所ではない。ダルクのほうが話せる人もいるし、あっちにいるほうが自分自身でいられる」と話していました。そのようなコミュニティが見つかったことは大変すばらしいことではあります。しかし、その後「自分とここの患者は違う。自助グループにも参加せず、だらだらしている人と一緒にされたくない」という感情が沸き上がり、朝の出発時や帰院時はイライラしていることも多くなりました。そして、とうとう通所の途中で薬物の再使用に至ってしまいました。

　回復に向けて大きく前進していく変化が見られる一方で、医療者と言葉を交わす時間も減ってしまう環境となるリスクもはらんでいることを理解し、小さな変化も拾い上げる介入が必要です。夜遅くなっても、じっくり話を聞く時間を設けることや、時には出発を遅らせて主治医との面談を勧めてもよいかもしれません。とにかく今の患者の変化が心配であることを伝え、否認や抱え込んでいる感情のガス抜きを図ることが重要です。そして、変化が見られてからではなく、日頃から時間を作って関わることができていると、信頼関係もより強くなり、患者がSOSを出しやすくなると思われます。

### 10.3.2　退院に向けての援助

#### ①不安を認識すること

　退院が近づくと、今後の生活を考え、多くの患者は不安が高まります。不安を吐露できる患者は、それだけ慎重に退院後のことを考えている証であり、具体的な不安の内容を共有し、共に対処方法を考えられるため、安心して送り出せることも多いのです。逆に、「不安はひとつもないし、大丈夫」と退院する患者は、実際には退院後の生活があまりイメージできておらず、「どうにかなる」と考え、同じ生活に戻ってしまう方もいます。退院後の生活をより現実的に確認し、社会資源の活用や不調時にSOSが出せるつながりをしっかり組み立てて送り出すことが必要です。少なくとも、医療機関への通院は継続できるよう動機づけができるとよいです。

### ②病棟-外来連携で患者を見守る

退院後に同じ医療機関の外来に通院する場合、看護師間の連携を図るシステムがあると、更に回復支援のつながりが強化されます。特に他の回復支援の場につながりがない患者の場合は、通院だけが唯一の支援の場となります。筆者の勤務する医療機関では、病棟と外来間の「継続看護システム」というものがあります。退院前に外来に患者と赴き、退院日や次回の外来受診の確認、外来の継続看護の担当者がいればそのスタッフと顔を合わせておきます。受診時には外来看護師から声をかけ、再使用の状況や困りごとがないかを尋ねてもらうことなど、具体的な関わりの依頼をしておきます。患者には相談できる医療者が増えるということも大きなメリットになります。

## 10.4 ● 個人カウンセリング

埼玉県立精神保健福祉センター 山神智子

### 10.4.1 個人カウンセリングの役割

医療機関やカウンセリング機関に勤めていても、薬物依存の患者さんと出会うことは少ないかと思います。私自身も、学生の時には依存症について学んだ記憶はほとんどなく、働きだしてからも依存症病棟に配属されて初めて薬物依存の患者さんと出会うこととなりました。本節では、右も左もわからない中で、患者さんに教えてもらいながら治療に携わってきた経験から学んだことを中心に、お伝えさせていただきます。

依存症治療の中でも敬遠されがちな薬物依存ですが、それは薬物依存の患者さんがどのような人たちなのか、どのような治療の場なのかを支援者が体験する機会が少ないことが要因の一つでしょう。患者さんたちの言葉や体験を知ることは、我々支援者が、薬物依存の患者さんを他の疾患の患者さんと同じように、臆することなく迎え入れることを後押しすると思います。

治療では回復を目指していくわけですが、薬物を使っているかやめているかがすべてではありません。本質は生き方を変えていくことです。患者さんは、「薬物があったから生きてこれたんだよ」と口を揃えて言います。回復の道のりは長く、私たちが出会うのは回復のスタート地点に立ったばかりの人たちでしょう。治療での大切なポイントは、①治療継続、②生きていること、③正直になること、④患者も支援者も希望を持ち続けることです。

　一般的なカウンセリング機関等での個人カウンセリングでは、患者さんが自主的に現状をどうにかしたいと訪れ、積極的に自分について語り、内面と向き合うような過程をたどる場合が多いかと思います。しかし、依存症治療では、個人カウンセリングを治療の主軸にすることはほとんどありません。患者さんが依存症を認め、正直になることや、治療継続することは非常に難しいため、多職種チームや様々な治療プログラム、自助グループ、生活に必要な社会資源の利用など、使えるものはすべて使う総力戦で立ち向かう必要があります。個人カウンセリングにおいても、チームの一員として、治療を継続し、希望を持ち続けることを支える役割を担います。

### 10.4.2　支援者が徹底すること

#### ①基本姿勢の徹底

　薬物依存の患者さんは、治療関係がゆらぎやすく、死と隣り合わせの人たちであると思います。薬物依存だから特別な治療をするということではなく、そのようなゆらぎやすい繊細な人たちだからこそ、カウンセリングの場においても依存症治療の基本姿勢を徹底し、関わり続けることが重要です。どのような態度で接するか、どのような心持ちで迎えるかといった基本姿勢は、私が薬物依存治療に携わり始めた最初に学んだことです。そして、経験を重ねるほどその重要性をひしひしと感じます。具体的には、以下の10項目です。

　①患者一人一人に敬意を持って接する。
　②患者と対等の立場にあることを常に自覚する。
　③患者の自尊感情を傷つけない。
　④患者を選ばない。
　⑤患者をコントロールしようとしない。
　⑥患者にルールを守らせることにとらわれすぎない。
　⑦患者との一対一の信頼関係づくりを大切にする。
　⑧患者に過大な期待をせず、長い目で回復を見守る。
　⑨患者に明るく安心できる場を提供する。
　⑩患者の自立を促す関わりを心がける。（成瀬、2016）

　これらの基本姿勢は、支援者なら心得ているだろうと思う当たり前のことばかりですが、治療がよい方向に向かうかどうかの9割9分を決めると言っても過言ではないと感じています。基本姿勢が徹底されると、敬語を使う、患者さんが頭を下げたら更に丁寧に頭を下げる、視線は患者さんより低くし威圧感を軽減する

などの振る舞いも自然にできます。しかし、基本姿勢がおろそかになると、どんなに経験豊かなカウンセリング技法も効果はありません。

## ②出会いの瞬間を大切に

患者さんたちは、我々が想像できないような苦しい体験を重ね、生きるために薬物を使い、薬物を使うようになったことでまた苦しい体験が増え、人が離れ孤独になり、治療の場にやっとの思いで登場してきます。

支援者との出会いの瞬間は、患者さんは本能的に相手が安全か、自分を傷つけないか見極めます。

ある映画のワンシーンが、薬物依存の患者さんとの出会いの瞬間によく似ていると私は感じています。主人公の少女が狐のような小動物と出会うシーンです。少女は「大丈夫だよ、おいで」と迎えますが、小動物は毛を逆立てて威嚇しています。小動物は大きな脅威に対して、捕まってしまうのではと怯え、命がけで威嚇しているわけです。少女は急かすでも、媚びるでもなく、静かに穏やかに大丈夫だよと伝えます。小動物は耐え切れず噛みついてしまい、少女の指から血が出ます。それでも少女は怒るでも、振り落とすでもなく、嫌な顔もせず受け止めます。すると小動物は我に返り、少女の指の傷を舐め、すまなそうに少女に近寄りました。

患者さんは緊張し、臨戦態勢で面接の場に登場して、時には怖い顔をしていたり怒っていたりします。でもそれは、自分が傷つけられないように、「やられる前にやる！」という自分の守り方なのです。ちょっとくらい噛まれても支援者は傷つかないし、あなたを傷つけない存在であることを、わかりやすく伝え続ける必要があります。

## ③陰性感情に振り回されない

患者さんに対して「薬をやめる気が本当にあるの？」「どなられて怖い思いをしたから、もう嫌だ！」「嘘ばっかりで、もう関わりたくない」と思うようなことが治療の場で頻繁に起こるのも事実です。支援者も人間なので、陰性感情を抱くことは自然なことですし、悪いことではありません。

しかし、陰性感情は必ず伝わります。特に薬物依存の患者さんは陰性感情を感じ取る天才です。相手に少しでも疑わしい空気感があると警戒し、多くの場合、自分のことを煙たがっているに違いないと受け取ります。信頼関係が築けているから大丈夫と油断するのも危険です。安心できる関係にゆらぎが生じると、どん

なに熱心に支援してもうまくいきません。そうすると悪循環の始まりです。患者さんは更に支援者が困るような反応をし、支援者の陰性感情は更に大きくなり、互いに苦しい思いをします。

　幸い私は頭のネジがどこか足りなかったのか、陰性感情で苦しむことはほとんどありませんでした。陰性感情がほとんどないというのは、正直言うと私自身が楽なのです。私自身が楽で、患者さんも楽で、支援もうまくいくことが多かったのです。

### 10.4.3　カウンセリングの中で

#### ①支援者も無力を認める

　「無力を認める」とは、歴史ある自助グループの考え方の一つです。治療に携わり始めた頃、全力で支援すれば患者さんは薬物をやめられ、穏やかな生活を送れると思っていました。しかし、1年経っても薬物は止まらず、状況はひどくなるばかり。面接を続けても改善しないことを主治医に相談すると、「ずいぶん力を入れてるね。生きてるんだからいいじゃない」と言われてしまいました。私はもうなすすべがないことを正直に患者さんに伝えました。そうすると「自助グループに行くしかないよね」と、ぼそっと答えてくれました。私がその患者さんの回復を引き留め、コントロールしようとしていたと気づいた瞬間でした。

　薬物に対して無力を認めることから回復はスタートします。支援者もまた、無力を認めることから支援がスタートするのだと思います。

#### ②患者さんの見ている世界を尊重する

　患者さんとの何気ないやりとりの中で、私が「普通は…」と意識もせず言葉にした時に、「先生の普通と俺の普通は違うよ」と言われた経験は貴重でした。私は薬物を使っていても同じ社会で共通する感覚を当たり前に共有できると考えていたことが、そもそも間違っていたのだと気づきました。薬物を使ったことがある人とない人は同じではないのです。薬物を使ったことのない私が精一杯想像しても、患者さんの体験には程遠く、わかった風に言われたと感じさせてしまったのだと思います。

　「薬使うのは特別なことじゃない。先生が3食ご飯食べるのと一緒。わざわざ意識しなくてもご飯食べるでしょ？　それくらいのこと」「薬があったら使っちゃうよね」。これらの患者さんの言葉を、別の患者さんに聞くと、「ああ、わかる」「そうそう」と返事が返ってきます。患者さんも薬を使ったことがない人に

はわからないと思っています。実際わかりません。しかし、患者さんも「使ってから言えよ！」とも思っていません。「使ったら自分のように大変になるから、ダメだよ」と思っているでしょう。

　支援者が理解しようとしている、歩みよりたいと思っている、大切な存在だと伝えたいと思っていることが本気であれば、患者さんには伝わります。多くの患者さんの言葉を借りながら、目の前の患者さんとやりとりしていくことは、患者さんの見ている世界を垣間見ることができ、患者さんの理解を深めることにつながります。

### ③嘘と真実をどう見分けるか

　患者さんは、ついつい嘘をついてしまう癖があるようです。「嘘をつきすぎて、自分でも時々嘘なのか本当なのかわからなくなるよね」と言う方さえいます。患者さんの話を嘘かもしれないと疑っているときりがありません。しかし、いつ出てくるかわからない、やっと言えた正直な一言を支援者がしっかりキャッチできないと、信頼関係はそこで終わってしまいます。

　賛否両論あるかと思いますが、私が治療の中で見つけた苦肉の策を紹介します。患者さんが話すことを10とします。10の内、9が嘘で、1がやっと言えた正直な一言だとします。9の嘘に騙されてしまうことよりも、1の正直を支援者が信じられないことのほうが治療においては致命的です。そのどれかわからない1を100％疑わないためには、10を信じる方法しか思いつきませんでした。9の嘘は、日常の中の小さな嘘が多いので騙されてしまってもそんなに支障はありません。また、小さな嘘が大きな問題になるのは、支援者が「信じていたのに騙された。ショック！　ひどい！」と傷つく時です。支援者が「9ぐらいは嘘でもいいや。正直な話が増えるといいね。嘘でも治療に来ているからOK。私が傷つく必要はない」と思っていれば案外平気なものです。

### ④見えづらい治療動機を見える形に

　患者さんに「薬をやめたいけれど使いたいって気持ちがゆれ動いていると思いますが、それは日によって違うという感じですか？」と聞いたことがあります。すると「いやいや違うよ。今はやめたいと思ってるよ。でもこの部屋を出た瞬間に変わるかも。数秒後に違う時もあるし。目の前に薬が出てきたら、使うことしか考えられない。一瞬一瞬って感じかな」と教えてくれました。「やめたいと本当に思ってるのかな私。正直、使いたいとは思ってるよ。みんなそうでしょ？

自分でもわからない」という患者さんもいます。本当に薬物をやめる気があるのか不安で、心細くなるのは患者さんのほうなのです。

　動機づけ面接法などを用いて治療動機を高めるようなやりとりを進めていくわけですが、私は患者さんが頑張っていることを目に見える証拠として残すようにしています。態度が悪くても、薬を使う話をしていても、治療の場に登場できている事実を○（まる）と評価することは誰でも可能です。例えば、カレンダーに、面接をした日、診察日、自助グループに行った日、売人に連絡しそうになったけれどしなかった日、使ったけれど使ったと正直に言えた日など、適応的な行動がとれた時に○をつけていきます。

　患者さんは、自分の中に○を積み重ねるのが苦手ですが、自分に×（ばつ）をつけるのは得意です。支援者もまた×を探すのが得意です。しかし意識して×に注目せず、どんなに小さな○も見落とさず、患者さんと一緒に○を集める練習をしていきましょう。

　これは再使用時にも役立ちます。薬物をやめたいと頑張っている患者さんほど、久しぶりに使ってしまった時のショックは大きく、「もうどうでもいいや。やっぱり私はやめたいとなんか思っていなかったんだ。どうせやめられない」と自暴自棄になり、治療中断や自殺のリスクも高まります。「そんなことはない、頑張っていましたよ」と伝えても、あまり届きません。しかし、一緒に○を積み重ねたカレンダーは説得力があり、治療をまた続けていく原動力の一つとして役立ちます。

### ⑤治療への患者さんの本音

　患者さんから教えてもらった本音を3つ紹介します。

　1つ目は、治療自体が薬物使用の引き金になるのではという話題についてです。「病院には来たいけど、帰りに薬を使ってしまいそうになる」「病院の帰りに売人に連絡しちゃって自己嫌悪」「治療なんて無駄じゃない？」と、患者さんはもがいています。私も支援をしながら悩み、引き金になる場合があるのではと話題にしました。患者さんからは、「病院に来るか来ないかは本人が決めるから、先生が気にすることじゃないんじゃない？」「使いたい時は、何でも使う理由になるよ。正当化ってやつでしょ」「それでも病院に来れるかどうかじゃない？」などと話がありました。

　2つ目は、患者さんは支援者が期待する答えをよくわかっているということです。認知行動療法のワークブックに1年ぐらい取り組み、私が期待するような回

答をする優等生の患者さんから「このワークって意味ないよね」と正直に言われた時には、さすがにガクッときました。でも、初めて正直に言ってくれたのだと感じました。それでも、認知行動療法の考え方を他患者との会話の中で自然と語れていたりするのを見かけると、少しは意味もあったのではと思います。

　3つ目は、どんな治療なら継続できるのだろうかと患者さんに聞いた時の答えです。答えはとてもシンプルでした。「楽しかったら来る、楽しくなかったら来ない」と皆さんはっきり。特に薬物の患者さんたちは、快・不快にとても正直です。支援者は、患者さんが楽しく取り組める治療を提供し、気長に、期待せず、がっかりもせず、希望を持ち続けることが必要です。

#### ⑥個別カウンセリングでどこまで取り組むのか

　患者さんの中には性被害、暴力、LGBTQのテーマ、HIVなど様々な課題を抱えている方もいます。薬物の必要ない生き方を見つけていくためには、抱えている課題にどこかで取り組む必要はありますが、薬物を使わない素面での生活にある程度慣れてからでないと、取り組むにはリスクが高いと思います。本人や主治医と、今どこまで課題に取り組む必要があるのか慎重に検討する必要があります。また、薬物使用が止まってくる頃には、自助グループの仲間の中で日々自身の課題に向き合っていけるようになるので、結果的にカウンセリングは必要なくなるようにも思います。

### 10.4.4　できることを続ける

#### ①支援者ケアの重要性

　支援者は無力とわかっていても、患者さんを亡くした時はとてもつらいです。積極的に治療を受けられている患者さんでさえ突然亡くなります。笑って楽しそうに治療に来た患者さんが、その日の夜に飛び降り命をたつこともありました。無理して笑っていたのだろうか、苦しいと言える関係が築けていなかったのでは、と繰り返し考えていた時、あるダルクスタッフが、「できることを毎日するしかない。関わってるだけでいいんだよ」と声をかけてくれたことがあり、私の支えとなりました。支援者にもつらい、悲しい、苦しいと言える仲間が必要です。

#### ②目指すところ

　「人間は裏切るけれど、薬物は裏切らない」と患者さんからよく聞きます。生きるエネルギーを手っ取り早く確実に与えてくれる薬物は偉大で、支援者は無力

です。患者さんの言う「命よりも大事な薬」を使いたい時や再使用した時に、患者さんの頭の中に我々の顔が一瞬でも浮かぶような存在になれるかを目指しているように思います。支援者は、基本姿勢など当たり前のことを続け、その時できる支援を提供し、患者さんと歩み続けていくことが大切です。

■参考文献

・成瀬暢也：薬物依存症の回復支援ハンドブック─援助者，家族，当事者への手引き，金剛出版，2016.

## 10.5 ● 認知行動療法

埼玉県立精神医療センター　小川嘉恵

### 10.5.1　薬物依存と認知行動療法

アメリカのマトリックス研究所が薬物依存の治療法として開発したマトリックスモデルの中に、マトリックスプログラムと呼ばれる認知行動療法に基づくプログラムがあります[1]。近年日本でも導入され、SMARPP[2]として、今や全国的に、これを基にしたプログラムが実施されています。精神科病院やクリニックのほか、精神保健福祉センターや保護観察所でもプログラムが実施されています。ワークブックがあるので、経験がなくても比較的実施しやすいのではないでしょうか。

埼玉県立精神医療センターでも、LIFEという名前で外来プログラムを週に1度、1時間半実施しています。このような薬物依存の認知行動療法は、覚醒剤や大麻、危険ドラッグの依存と対象は限定はされていますが、診療報酬を取ることができるので、病院では導入がしやすくなっています。実際には、処方薬や市販薬の依存の方にもご利用いただいています。

当センターで実施した研究では、9ヵ月以上参加していると3ヵ月以上断薬できる率は61.5％になり、参加9ヵ月未満の方の断薬率（25％）と比較して有意に高いという結果が出ています[3]。長期的なプログラムへの参加が、断薬継続に有効といえることから、LIFEは回数が多く作られており、全40回のプログラムとなっています。

認知行動療法を薬物依存からの回復に活かす流れが**図10.2**です。薬物依存の患者さんは、回復に向かおうとしていても、ちょっとした引き金で、スリップ（薬物再使用）から連続使用になり、元のような状態に戻ってしまいます。人間

は同じ出来事に出会っても、その人の認知（考え）や取る行動によって、気分や結果までも変わります。引き金に出会うと瞬間的に「ちょっとくらいなら」と考えたり、使う方向に進むような行動をしてしまいますが、その考えや行動を安全なものに変えることで、回復の道に戻れるようにします。

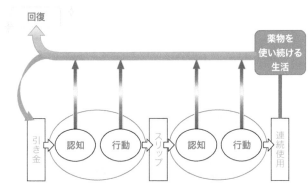

**図10.2　認知行動療法を薬物依存からの回復に活かす流れ**
引き金に出会った後、スリップした後、に浮かんでくる認知や行動を
変えることで、回復の道に戻れるようにします。

　一方、いくら気をつけていてもスリップは避けにくいものです。治療のうえでは、一度のスリップよりも、薬物の連続使用を避けてほしいと考えます。日常生活に不具合が生じ、様々なダメージが大きくなるからです。スリップをすると「どうせ自分はやめられない」と考えたり、連続使用につながるような行動を取りがちですが、それを安全なものに変えることでも、回復の道に戻れるようにします。

　患者さんは、気づいたらスリップして、連続使用になっていた、と言います。今自分がどの段階にあるかに気づき、一呼吸置くこと、それぞれの段階で、安全な考えや行動を選択できるように事前に準備しておくことが大事となります。

### 10.5.2　プログラムの実際

#### ①引き金からスリップまで

　薬物依存の患者さんは、薬物と、薬物を使用していたときの状況が条件づけされています。薬物を使おうと思っていなくても、条件づけされた状況に出会うと、引き金となって薬物の欲求につながってしまいます。引き金は外的な環境であったり、内的な感情や身体状況であったり、ありとあらゆるものが考えられます。

　また、依存症になると、「ちょっとくらいならいいんじゃ」といった薬物使用を正当化する考えが頭をよぎりやすくなります。引き金に出会ったときはなおさらで、そのままにしておくとあっという間にスリップしてしまいます。

　プログラムでは、自分にとっての引き金や危険な考えを確認します。常に薬を使っていたからわからない、と言う人も、あらゆる状況が危険と知ることに意味があります。そして、対処を検討し、実際の場面で行動できるように準備していきます（**図10.3**）。引き金や危険な考えに出会った時に気づき、対処が思い浮かぶよう新たな条件づけを作っていくイメージです。

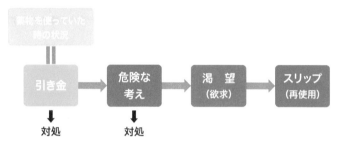

**図10.3　引き金や危険な考えへの対処**
スリップに至らないように、引き金や危険な考えを同定し、対処を準備し、実行します。

## a. 引き金への対処

　引き金への対処としては、①引き金を避けることと、②引き金に出会った時にどう行動するかを考え、実際その新しい行動をしてみることになります。例えば、薬物を使う仲間から連絡がくる、という引き金への対処としては、①事前に携帯電話の番号を変えることや、②実際に連絡がきた時には「もう連絡をしないでほしい」と伝えると事前に決め、実践してみることが考えられます（**図10.4**）。

## b. 危険な考えへの対処

　危険な考えへの対処としては、まず①安全な考えを用意しておきます。例えば、これまでに「ちょっとくらい」でやめられたのか振り返り、「ちょっとで済んだことはなかった」といった安全な考えを用意しておくのです。一方、「ちょっとくらいなら」という考えと「だめだ」という考えを戦わせても必ず負けてしまうので、それらの考えを止める②思考ストップ法を用意し、実践してみることも重要になります。

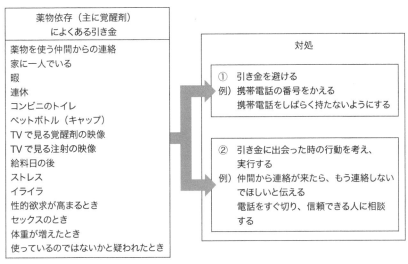

図10.4　引き金への対処

　例えば、腕にはめた輪ゴムをはじく時に薬物とは関係のないイメージを思い浮かべる、という練習をしておきます。そうすると、「ちょっとくらいなら」という考えが起きた瞬間に輪ゴムをはじくと、条件づけされた別のイメージが浮かび、薬物を使わせようとする思考を一度断ち切ることができるのです。また、実際に行動を起こすと考えを止めやすくなるので、誰かに相談したり、集中できる運動や活動をする、という方法も有効です（**図10.5**）。

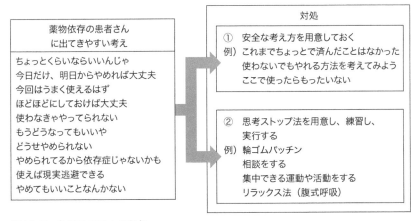

図10.5　危険な考えへの対処

②スリップから連続使用まで

　多くの薬物依存の患者さんは、使いたいと思う一方、心の奥底では「もう二度と使いたくない」と思いながら治療に臨んでいます。そのため、スリップの衝撃は大きく、一度使ってしまうと「これまでの努力は無駄」「どうせ自分はやめられない」という危険な考えに陥ってしまいます。また、罪悪感や、自暴自棄といった危険な感情になり、病院にも来なくなり孤立するという危険な行動を選択します。連続使用までは時間の問題です。

　「スリップだけなら回復の道に戻ることはできる」、むしろ「スリップから今後の対処を考えることができる」という安全な考えを準備しておくことが有用です。患者さん自身が「一度使ったらおしまい」と考えていますが、「そうではない」ということを繰り返し伝える必要があります。また、孤立して考え込むよりも、誰かにスリップしたことを話すことも大切です。そうすることで、ネガティブな感情に流されるのを止めることができ、新たな回復のための行動を考えることができるようになります（**図10.6**）。

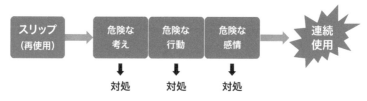

**図10.6　スリップから連続使用まで**
連続使用に至らないように、危険な考え、行動、感情を同定し、対処を準備し、実行します。

③再発

　薬物依存の患者さんは、スリップする前に、先に依存症的な考えや行動に陥っている場合があります。例えば、「しばらくやめているからもう大丈夫か試してみたい」と考え、薬物を使っている友人に近づいたり、決められた通院やNA（ナルコティクス・アノニマス）を休んだりするのです。

　自分がどのような考えや行動に陥りやすいか、事前にチェックをし、いざそのような時には、危険と気づき、受診して、自分の状態について相談する、と対処を決めておいてもよいでしょう。

　また、薬物を使わせる引き金と反対に、薬物を使わなくて済む状況を、回復に留めてくれる「錨」と言います。先の例でいうと、通院やNAに行き続けると

いったことです。錨を活かした行動をできるだけとれるように考えておくことも大事です（**図10.7**）。

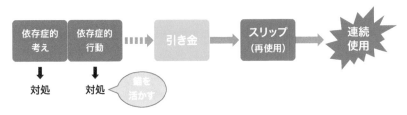

**図10.7　再発**
スリップに至る前の依存症的考え、行動を同定し、対処を準備し、実行します。

④回復のために必要なこと

薬物使用が落ち着いてくると、本来の生きづらさが見えてくることがあります。プログラムでは、日常生活における考え方のクセや、対人関係での行動パターンについても考え、新しい考え、行動を準備していきます。

### 10.5.3　認知行動療法で大事なこと

①正直に話せること

薬物依存の患者さんは、薬物を使っていることを正直に話せる場はありません。正直に話せば、叱責されたり、逮捕されたりするからです。また、元々自信がなく、人を信用できない方も多いため、すべてを正直に話すことは難しいかもしれません。ただ、この場が正直に話しても安全であると感じてもらえるよう、常に意識をすることが大事です。LIFEでは、お互いのやりとりを大事にしていますが、支援者もメンバーも相手を非難しない、自分の意見であることを意識することなど、ルールを設定して、安全を守れるようにしています。

②気づくこと

プログラムの場は、「気づく」練習をする場でもあります。支援者は、薬物を使うに至った状況をなるべく詳細に聞きます（薬物を使っている時の状況は、欲求を高める危険性があるため聞きません！）。やみくもに「使わないようにしよう」と決めても難しいですが、細かな状況に目を向けることで、どのようなパターンで薬物に近づくかに気づき、対処を考えることができるからです。たとえば「孤独」という感情から「仲間の誘い」という引き金を「断れない」パターン

があるとしたら、孤独を埋める方法を考えることで、引き金を避けたり、断ることができるようになるかもしれません。

　特に、薬物使用の引き金にもなる感情については、気づきにくい患者さんが多いです。これまでの人生で傷つきすぎて、目を向けないようにしてきていたり、薬物を使い続けるために、自分にも他人にも様々な嘘を重ねて、自分の気持ちもわからなくなっていたりするためかもしれません。「なんかムカつく」と表現していたものが、実は傷つきや、悲しみといった感情であることも多く、どのような感情なのかワークブックを用いたり、支援者が言い換えたりして、気づくことができるだけで楽になることもあります。

　患者さんの多くは、その場でじっくり考えずに行動を決定しやすい傾向があります。何を感じ、考えているかなどと気づくことなく、衝動的に薬物で対処してきています。「気づく」ことを繰り返し練習していくと、普段の生活でも、「これは引き金だ」「今危ない考え方をしてる」と気づくことができ、立ち止まることができるので、新たな考えや行動を選べる可能性はぐーんと上がるのです。

### ③グループの力

　気づくことができると、多くの人はどうするとよいかという答えにも気づけます。プログラムでは、その場にふさわしい正解を出すので終わりではなく、実際に行動に移せるように、具体的にイメージすることが大事です。例えば「NAに行きますよ」と対処を挙げる患者さんには、どこのNAか、自宅からどのように行くのか、実際のところ不安はないのか、支援者から尋ねると同時に、NAに行ったことのあるメンバーから意見をもらうようにします。

　一方、「どうしていいかわからない」と途方にくれる患者さんもいます。そういう時にはワークブックというツールを用いて、対処法を提案しますが、やはりメンバーの意見を聞きたいところです。

　グループの力は、様々な場面で、支援者の言葉やワークブック以上に大きな影響力を発揮します。薬物を使ってしまったときに「わかるわかる」と心から頷け、やめ続けることの大変さをわかっているのは、同じ薬物依存の患者さんだけです。同じ悩みを共有する仲間の言葉は具体的で、説得力もあるのです。仲間から理解されるという新しい経験があることで、薬物を使っていた自分自身を受け入れることができ、新たな考えや行動を選ぶ構えが生まれることもあります。お互い支え合うという体験が、自分の存在価値を高めることにもなります。

④罪悪感を強めない

　薬物依存の患者さんは、完璧主義、白黒思考の方も多く、「やめるなら今すぐやめるし、やめられないならもうあきらめる」という思考パターンを持ちがちです。回復を目指す中でも、薬物を使い続けている自分や、コントロールできない自分に罪悪感を持ち、「そもそも欲求が出ること自体、間違っている！」とも思っています。また、元々の自信のなさに加えて、薬物使用によって更に自信を失っており、自分の非を責められるのではないかと警戒しています。

　そのような方が治療場面に現れるだけでも、本当にすごいことです。しかし、プログラムが「～すればよかった」「～するべきだった」という話ばかりになると、罪悪感や自己嫌悪を強め、「次こそはうまくやる」「やれなかったらおしまい」と考えるでしょう。そして、次にスリップした時には、「うまくやれなかったことを指摘されて傷つきたくないから言わない」「できなかったことを見つめてつらい思いをするのが嫌なので来たくない」とプログラムや治療から離脱してしまうかもしれません。

　どのような状況や考えで自分が薬物を使うに至ったか、ということに気づいているだけで意味があります。またすでに自分なりに工夫できていること、そもそも治療やプログラムにつながっていること自体が大きな一歩であること、完璧に一気にやめられなくても当然であることを、支援者も理解し、本人に気づいてもらいたいと考えます。

⑤変わることを強要しない

　誰しも自分を変えることは非常に難しいことです。そもそも、「変わろう」とすることは、これまでの自分を否定するやり方にもなりかねません。支援者は、薬物依存の患者さんが「これまで薬物を使わなければ生きてこられなかった」という視点を持つことが必要です。逆境体験や生きづらさを抱える患者さんも多く、そのような患者さんの背景、体験、社会的な事情、特性を念頭に置き、「必要があったから、生き延びるために、薬物が必要であった」「ここまで薬物を使ってもよく生きてきた」というメッセージを繰り返し伝えています。そのようにがんばってきた患者さん自身を変えようとするのではなく、がんばってきたからこそ、「もうこれ以上損をしないような、新しいやり方について考えてみませんか？」と共有するようにしています。

### 10.5.4　目指すところは「幸せに、楽に生きてもらうこと」

　薬物を使わないための認知行動療法ですが、目指すところは「幸せに、楽に生きてもらうこと」です。「薬物があると、捕まる不安や、使ってしまった罪悪感、嘘をつかなくてはいけない苦しさがあってハッピーでないなら、ハッピーになる方法を考えよう」というスタンスが大事と考えます。

　また、いろいろと「気づく」ことができるようになると、自分の生きづらさに「気づく」こともあるかもしれません。認知行動療法によって、薬物を使うかどうかだけに関わらず、生きやすくなるための認知や行動を選択できるようになってほしいです。また、認知行動療法というツールを通じて、同じ考えや行動をする仲間の存在にも気づき、これまでの自分を徐々に受け入れられるようになることを願います。

■文献
1）原田隆之：薬物依存症治療に対する新しい方略：Matrix モデルの理論と実際．日本アルコール・薬物医学会雑誌，45（6）：557-568, 2010.
2）小林桜児，松本俊彦，大槻正樹，遠藤桂子，奥平謙一，原井宏明，和田清：覚せい剤依存患者に対する外来再発予防プログラムの開発．日本アルコール・薬物医学会雑誌，42（5）：507-521, 2007.
3）山神智子，寺嶋友美，山縣正雄，成瀬暢也：埼玉県立精神医療センターにおける薬物依存症再発予防プログラムの取り組み．日本アルコール関連問題学会雑誌，12：149-152, 2010.

## 10.6 ● 家族の対応

静岡福祉大学　長坂和則

### 10.6.1　薬物依存における家族支援

#### ①身近な病の薬物依存

　薬物依存は誰でもなりうるものです。しかし社会的には、他の依存同様、やめられないのは「意志の問題」「我慢の問題」といったように、誤った捉え方をされています。薬物依存に対しては「やめる気がない」「やる気がない」「甘えている」といった人々の誤解が根底にあります。

　マスメディアの報道のあり方にも課題があります。芸能人が違法薬物を使用して逮捕された事件でマスメディアの報道が求めるのは、「反省の気持ちはありますか」「カメラに向かってひとことお願いします」といった声の中、深いお辞儀

表10.7 薬物依存の一般的な捉え方のモデルと医療（治療）モデル

| | 一般的な捉え方のモデル | 医療（治療）モデル |
|---|---|---|
| 薬物がやめられない状況 | 意志や性格の問題 | コントロールの喪失という病気 |
| 家族の対応 | 問題を隠す・懲らしめる・反省させて再使用を抑制する | 家族会や家族教室への参加（心理教育など） |
| 家族が求められる役割 | 監視して管理する・厳しく責める・強い意志を求める | 世話焼きやイネーブリングへの気づき・本人と家族の問題を区別する・自助グループの導入 |
| 再使用に対する捉え方 | 本人はやっぱりダメなヤツだ・意志が弱い・反省が足りない・誓わせる | 再使用は回復に向けた一つのプロセスと考える |

と謝罪をし、警察署を後にする本人の映像です。ここで強調したいことは、「病気は謝罪と反省では治らない」ということです。社会的に厳しい制裁を受けて排除され、やがて芸能界への復帰も茨の道となってしまいます。本来であれば、治療が優先されるべきなのです。そして、再発（再度薬物を使用すること）があれば、「懲りていない」「やっぱりやめられない」と思われてしまうのです。

一般的な考えとして、司法（刑罰）による猛省が有効とされますが、現実的には、薬物に関する専門的な治療が必要なのです。薬物依存に対する一般的な捉え方のモデルと、現実的に行うべき医療（治療）モデルを対比して**表10.7**に示しました。

薬物の使用により事件と関連し警察沙汰となることで、家族は本人へ関わることの限界を感じ、苦渋の決断として、多くは本人と縁切り状態になる選択肢しかなくなるのです。薬物によって逮捕され刑に服することは、猛省のみを促すことにつながっていきます。

②家族の思い

家族は、本人が引き起こす様々な問題に対し、家族自身もその対応に努力を重ね、疲労困憊していくプロセスをたどります。そして、どこに相談をすればよいのか具体的な相談機関がわからないこと、薬物依存に関する情報が不足していることも介入を遅らせる一つの要因となります。

　引き起こされる問題や事件から、家族自身が周囲への世間体の悪さを感じ、薬物依存に対する知識がないことで病気としての誤解と偏見が生じ、すべての対応が対症療法的になってしまうことが明らかとなっています。そして、警察への通報や逮捕への不安などがストレスとなって出現します。これらによって家族が薬物の問題を相談することへのハードルを上げてしまうのも事実となります。そして、「まだそこまで（薬物依存）にはなっていないのではないか…」と考えて行動をしてしまうのです。

　本人と家族の間には薬物の問題の誤解から深い溝ができてしまい、本人は孤立していき、薬物依存を悪化させる方向へと舵を切り始めます。反省と懲らしめの対応こそ「傷口に塩を塗る」ように強いストレスが加わり逆効果となってしまいます。むしろ本人に薬物を使用させてしまうことにつながり、悪化の一途をたどることになるのです。

　治療的介入や回復を阻む「否認」は、本人だけでなく家族にもみられます。親からみれば「何で自分の子どもが…」「そんなふうに育てたわけではない」と感情だけが先走った関わりとなってしまいます。

### 10.6.2　家族の対応と支援

#### ①家族としての関わり

　薬物依存の家族の支援を実践して実感するのは、本人の配偶者より親がイネーブラー（支える役割を持った人）の役割を担う特徴があります。これまで「本人のために」「それが効果的であろう」という思いの中でやってきてしまった共依存を理解する必要があります。

　そこでとても重要なのが、相談に行った場所で「家族が責められないこと」です。これまで家族は、本人から育て方を責められたり、社会的にも薬物使用を責められたりして傷つきながら生きてきたのです。

　依存の問題には必ずイネーブラーの存在があります。家族の努力は、その薬物によって出現した問題をなかったことにしたり（尻拭い）、再使用をしないよう懸命に本人を管理してしまう傾向があります。そして、薬物の問題を本人に気づいてほしいという願いを持った行動が、結果的に本人が薬物を使用することにつながってしまっている、すなわちイネーブリングをしてしまっているという実感を持つことは全くありません。更に、薬物依存の知識や情報がないことから、関わりが深みにハマっていくメカニズムを持ち合わせます。

　家族には、たとえそれらの対応が間違っていても、これまでの努力を受け止め

てもらう「場」が必要となります。回復につながる場（自助グループや保健所等のアディクション家族教室等）において、これまで本人に対してやめさせることに躍起になり時には本人からの攻撃や暴言にも傷つきながら懸命に頑張って努力してきました。専門機関や自助グループなどで、これまでの自分の関わりを受け止めてもらい間違っていたやり方だったと認めていくことが回復のプロセスとなります。しかし、家族がこれまで信じてやってきたことに対して、その「場」に参加することによって、自分が否定をされるような感覚を伴い時に「参加すること」「自分を語ること」に苦痛を感じる作業につながることもありますので、十分なフォローも必要となります。

②家族が向き合うこと

　支援のポイントは、家族に、本人をコントロールすることから手を離してもらうことです。家族には、本人を責め過ぎずに、自尊感情を傷つけないように本人との信頼関係を築いてもらいます。

　本人の回復を見守り続けることがとても必要となるのですが、なかなかそのように距離を置くのが難しいことが事実でもあります。

→ケース 1

**本人と家族の事例：20代後半の娘と40代の母親**

身体の弱い娘のために薬を買う母親

　小さい頃から身体の弱い子ども（娘）で、よく風邪の症状を訴えていた。母親は子どもが大人になっても心配して、その症状が改善するように、週に1度、市販の風邪薬をひと瓶、ドラッグストアで購入し、その20代後半の娘に与えていた。ある日、娘が会社で体調が悪くなり救急車で病院へ運ばれた。そこで判明したのは、薬物（風邪薬）を1日に2瓶も飲む大量服薬の状態だったことだ。親が与える風邪薬と娘本人が購入して服薬していた風邪薬の影響だった。この日、娘が一度に2瓶を全部飲み倒れたことを、母親は知った。

母親の対応は…

　救急外来へ運ばれた娘の処置をした医師から「オーバードーズの状態です。保健所などに相談をしたほうがいい」と言われ、保健所へ連絡をした。すると、「アディクション家族教室があるので参加してみてください」と日時が伝えられた。「アディクション？」「家族教室？」と半信半疑で参加すると、自分が娘

に薬を買って与えていた対応は、まるで飲酒を支える家族の方々が話されることと同じであることを知り、更に自分の娘が、薬物に問題があることに愕然とした。しかし、参加者から温かいフォローを受け、ミーティングに参加する日々となり、娘も専門病院で治療を受けることにつながった。

### ➡ ケース 2

**本人と家族の事例：20代男性と家族**

深みにハマるのに時間はかからなかった

　高校の帰り道にスーパーで買った安いワインを飲み干し、家ではシンナーを吸いその酔いを求めていた。高校生で依存症へまっしぐらに陥ってしまった。そのほか、好奇心からライターのガスを吸い込むようになった。

　ぐっすり眠りたいという気持ちから鎮痛剤を服薬し、それが増量していき、すぐに1シートの数を飲むようになってしまった。鎮痛剤より睡眠薬と考え、複数の病院で睡眠薬を処方してもらうようになった。やがて、いけないことだと知っていたが、バレなければ大丈夫と思うようになった。

　「やばい…」「薬が切れてきた…」。襲って来る幻聴や幻覚から逃れたいから、また「薬を…」と深みにハマっていった。

家族の対応は…

　恥ずかしいからこの問題は隠しておく、という対応だった。「こんな子に育てた覚えはない！」と本人を責めた。家族は「本人を懲らしめる」「本人に延々とお説教を繰り返す」「お金を管理してまでコントロールする」といった行動を繰り返し、恥ずかしいから「薬が欲しいため借金を重ねたお金を返済（肩代わり）する」ことをしていた。やがて無理やり精神科病院へ入れるなどの対応を取るようになった。

③家族の回復への道を知る

　家族が一番躊躇してしまうのは、違法薬物の場合です。すぐに警察に通報されてしまうのではないかなど不安や心配が先に立ってしまいます。また、相談に来られた場合には性急に「すぐに何とかしてほしい」「やめさせる方法が知りたい」と畳みかけられ、混乱の状況にある場合が多くあります。

　家族には、本人の現在の状況を受け止めてもらい、薬物に対する知識や情報を得てもらうことが重要となります。

　家族はこれまで、本人との関わりの中で、本人から傷つけられ、周囲からも対応がよくないなどと言われ傷ついています。家族が相談の電話をくださるということは、本人への対応に限界を感じて、プライドを捨てて恥を忍んで、勇気を出してくださったということです。切羽詰まった感情や自分たちがしていることが否定されることが予想されていても、今の苦しい胸の内を話そうとしているのです。

　そのような家族に対し、現実では、電話を受けた医療機関は、家族の具体的な話を聴かずに「うちは専門病院ではありませんので…」「本人が来ないと治療はできません…」などと返し、すぐに専門病院へ行くように指示をする傾向があります。このような対応では、家族を更に傷つけることになり、家族は二度と相談に行くことなく、自分たちで解決しようとさらなる努力を続け、更に多くの苦労を重ねていくことになります。

　これを防ぐために、相談を受けた機関は、まず家族の話をじっくりと聴くことが重要と考えます。

　本人の状況だけでなく、家族のこれまでのつらさ、恨み、切なさ、憎しみ、悲しみなどが入り混じった話を一つ一つ丁寧に聞きましょう。そして薬物に問題があることを焦点化していき、更に現在家族が取り組むべき課題は何であるのかを整理して、次に家族が情報や知識を得られる場を紹介していくプロセスが大切となります。家族が専門医療機関や専門相談機関に結びつく動機づけを高めましょう。家族が「自分は一人ではない」ことを知り、否定されず他の人に受け入れられ、かつての自分と今の自分を語りながら、新たな取り組みへの動機づけと家族自身が回復することを理解していく場こそが必要となるのです。

### 10.6.3　家族の相談窓口として

　支援者としての関わりの中で、最も大切なことは「家族の言葉と話を受け止める」ことです。ご家族から性急で様々な発言があるかもしれませんが、一つ一つしっかりと受け止めながら、一緒に今の問題を整理しつつ何が一番となるのかをアセスメントしていきます。すぐに自助グループや家族教室へ結ぶのではなく、「聞いてもらえた」という気持ちを大切にして、必要とされる適切な情報を提供しつつ、自己決定を促すのです。無理強いは禁物です。徐々に他の社会資源へのアクセスが必要であることの提案をしつつ語られる内容をしっかりと受け止めていくのです。その社会資源の例としては下記が挙げられます。

・精神保健福祉センターや保健所のアルコール・薬物相談などのアディクション

家族教室への参加：家族の方々の体験談が中心となり、アルコール・薬物のメカニズムなどを学び語り合える場もあります。
・専門病院での家族教室や家族プログラムへの参加：家族への心理教育や認知行動療法を取り入れたプログラムなどが実施されています。

● 回復へ向けた支援とプログラム（自助グループ）

　本人には、まずは専門的な治療を受けてもらうのと同時に、家族は家族として回復の場につながることをお勧めします。

　ナラノン（Nar-anon／ナラノン　ファミリーグループ）｜薬物依存の本人の自助グループNA（Narcotics Anonymous）の英字からNarとanonを取った、薬物依存の家族・友人の自助グループです。

　ナラノン（Nar-anon）では、同じ問題を持ち分かち合える仲間に出会うことができ、本人の回復と同様に家族の方々も、同じ悩みを持った方々とつらい体験を話し、そして聞くという体験から、自分一人ではない共感が生まれてきます。それが回復への大きな一歩となります。ミーティングとして一人一人それぞれの体験談を話し合います。その人の体験を受け止めながら「聞きっ放し」「言いっ放し」のルールがあり、個人の秘密や情報がこのミーティングの場だけであり、他の人に口外することはないことがミーティングの冒頭に確認されます。仲間の話を聞くことで、自分の思考や行動の修正が図られ、「自分を語る」ことがとても重要となります。

■ 参考文献
・エドワード・J・カンツィアン，マーク・J・アルバニーズ著，松本俊彦訳：人はなぜ依存症になるのか－自己治療としてのアディクション，星和書店，2013.
・山本由紀，長坂和則編著：対人援助職のためのアディクションアプローチ，中央法規，2015.
・松本俊彦編：やさしいみんなのアディクション．臨床心理学，金剛出版，2016.
・竹村道夫，吉岡隆編集：窃盗症 クレプトマニアその理解と支援，中央法規，2018.
・長坂和則編著：よくわかるアディクション問題，へるす出版，2018.
・吉岡隆編集：ギャンブル依存症 当事者から学ぶその真実，中央法規，2019.
・松本俊彦：「ハマる」の来し方・行く末　アディクションの概念の変遷について．こころの科学：205，日本評論社，2019.
・松本俊彦監修：ギャンブル障害回復トレーニングプログラム（SAT-G）活用ガイドブック，中央法規，2022.

## 11.1 ● 日本におけるギャンブル行動症の現状

国立病院機構久里浜医療センター 松下幸生

### 11.1.1 ギャンブル行動症やギャンブル関連問題の実態調査

　パチンコ・パチスロの市場規模は、以前は30兆円前後で推移していましたが、2010年頃から減少が目立つようになって、その後は年々縮小しています。しかし、2020年の推計でも14.6兆円の巨大な市場規模であることに変わりはありません[1]。一方、競馬、競輪など公営ギャンブルの市場規模は2020年で6兆5310億円と推計されていて、更に近年、公営競技はネット投票によって売り上げを伸ばし、成長を続けています[1]。その規模から、社会に大きな影響を及ぼしていることは想像に難くありません。その最たるものが、ギャンブル行動症です。

　ギャンブルは、娯楽の範囲にとどまる社会的ギャンブルから、借金を重ねたり、詐欺や窃盗などの犯罪行為、あるいは自殺と結びついたりして深刻な問題の原因となる病的なギャンブルまで、様々なレベルがあります。わが国では、カジノを含む統合型リゾート（IR）推進法が成立したことをきっかけとして、ギャンブル等依存症対策基本法が成立し、法的には遊技とされているパチンコやパチスロを含むギャンブル行動症への対策が急務となって、注目されるようになりました。しかし、医療の現場では、ギャンブル行動症の診療を行う医療機関は限られており、必要な人に医療が提供されないのが現状で、今後の課題となっています。

　ギャンブル行動症の有病率は、主に一般住民を対象とした調査から推計されています。有病率は、過去1年と生涯の経験から推計されますが、2000年から2015年までの世界の疫学調査のレビュー論文によると[2]、過去1年間の問題ギャンブルの有病率は、0.12%〜5.8%、生涯の有病率は、0.7%〜6.5%と報告されています[2]。

　一方、国内では、2017年に日本医療研究開発機構（AMED）研究班による全国調査が実施されました。この調査は、層化2段無作為抽出法によって全国300地点から成人男女1万人を無作為に抽出して、ギャンブル行動症のスクリーニングテストであるSOGS（South Oaks Gambling Screen）[3]の点数でギャ

ンブル問題を評価しています。生涯のギャンブル問題に加えて、過去12ヵ月の問題の有無についても聴取しています。この調査でのSOGS 5点以上（生涯）の割合は、3.6％（95％信頼区間：3.1〜4.2％）、過去12ヵ月に限ると、0.8％（95％信頼区間：0.5〜1.1％）でした[4]。

　これらの結果を諸外国の調査結果と比較すると、生涯の割合は引用文献[2]に記載されている調査の中で最も高い割合で、過去12ヵ月の結果も高いグループに属するレベルでした。**図11.1**、**図11.2**にSOGSを用いて調査を行った海外の調査と比べた結果を示します。ただ、諸外国の調査結果と比較する場合には、注意が必要です。海外の調査では、自記式で回答したり、電話を用いて聴取したり、対面で調査したりと、調査によって方法が大きく異なりますが、調査方法の違いによって回答も異なることが指摘されているので、単純な比較はできません。しかし、このような結果は、全国にパチンコ・パチスロ店が存在する日本の特殊性

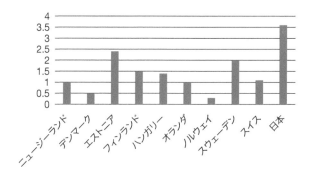

**図11.1　SOGS 5点以上の割合（％）（生涯）：諸外国との比較**
（文献2、8から作図）

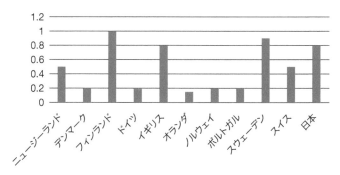

**図11.2　SOGS 5点以上の割合（％）（過去12ヵ月）：諸外国との比較**
（文献2、8から作図）

を反映した結果とも考えられ、国内のギャンブル問題が、かなり深刻な状況であることが示唆されたともいえるのではないでしょうか。

　また、2020年には、新しい住民調査が実施されて、18歳から74歳までの男女8,223名（回答率45.8％）から有効回答が得られました[5]。この調査では、家族や重要な他者のギャンブル問題について調査しています。家族や重要な他者にギャンブル問題がある(あった)と回答したのは、全体の14.4％（男性10.5％、女性18.1％）と、成人の7人に1人に相当する高い割合でした。ギャンブル問題がある(あった)人は、父親が6.1％と最多で、配偶者3.4％、兄弟姉妹2.3％、恋人・交際相手1.5％と続きました。どのような影響を受けたかという質問には、「あてはまるものはない」が37.2％と最多でしたが、「浪費・借金による経済的困難が生じた」が30.4％、「ギャンブルをやめられない人に怒りを感じた」が30.0％と続きました。このように、本人のギャンブル問題の他、家族や重要な他者にギャンブル問題がある(あった)と回答した人の割合が非常に高く、わが国のギャンブルの問題が、広範囲に及んでおり、その影響が決して小さくないことを示していると考えられます。

### 11.1.2　ギャンブル行動症とQOL（生活の質）

　ギャンブル行動症は、QOLの低下と関連することが指摘されています[6]（**図11.3**）。これらは治療によって改善することも示されていますが、治療終了時にQOLが低いと治療効果も低いことが報告されています[6]。ギャンブル行動症は、夫婦間の問題、家族との親密さや信頼の低下、健康問題（高血圧、肥満、不眠）とよく関連します[6]。疫学研究によると、健康問題として、頻脈、狭心症、肝硬変や他の肝疾患の可能性が高くなると報告されています[6]。更に追跡調査から、特に高齢者では心血管疾患の危険性が上昇するとされます。健康問題以外にも、住宅ローン不払いによる物件差押え、クレジットカード不払い、破産といった経済問題がよく見られ、このような問題があると治療を求めることにつながります。

　更に、ギャンブル問題に関連して、うつ病や自殺リスクのため、精神科入院を必要とすることも少なくありません。スウェーデンの研究によると、ギャンブル行動症の人は、死亡の確率が1.8倍高く、自殺の確率が15倍高いと報告されています[7]。国内のギャンブル外来を受診したギャンブル行動症患者の調査においても、43％の方に過去1年に希死念慮があったと報告され、自殺未遂の経験のある方も16％と高い割合でした[8]。

　法的問題もギャンブル行動症患者にはよく見られます。ギャンブル電話相談に

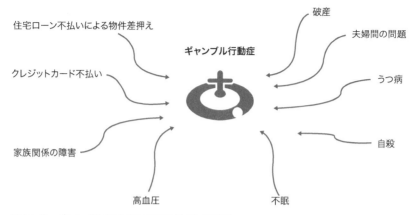

図11.3　ギャンブル行動症におけるQOLの低下（文献6より作成）

連絡した人の21％にギャンブルに関連した違法行為があり、その50％以上に逮捕歴があると報告されています[9]。

　また、ギャンブル行動症には精神疾患の合併が多いことが知られており、中でもニコチン依存を含む物質使用障害、アルコール問題、うつ病や双極性障害などの気分症、不安症が多いとされています。併存疾患の系統的レビュー論文によると、ニコチン依存（60.1％）、アルコール使用障害（57.5％）、気分症（37.9％）、不安症（37.4％）の順とされています[10]。これらの精神疾患が併存すると、QOLがより低下し、職業や学業に特に影響することも報告されています[6]。

### 11.1.3　今後の展望

　ギャンブル行動症に限らず、依存は予防が重要であり、依存の予防を目的としたギャンブルへの規制も有効な予防策と考えられますが、そのためにはギャンブルの持つ依存性に関する詳細な調査・研究が必要です。また、治療法の改善も必要になります。認知行動療法は効果が証明されているものの、脱落率の高いことが問題です。また、ギャンブル行動症に特有の認知の偏りに対し認知療法が行われていますが、改善の余地があり、近年ではオンラインギャンブルを対象にしたプログラムの開発も必要です。これらの要素を加味した、より有効で脱落率の低い治療法の開発が望まれます。

　従来、ギャンブル行動症はパチンコ・パチスロにはまる中年男性が典型的だったのではないでしょうか。それが、近年のICT技術の進歩によって、スマートフォンを使用したギャンブルが登場して、ギャンブル行動症の臨床像も変化して

います。未成年者ではインターネットを使用したギャンブル行動症は、より重症になることも指摘されています[6]。また、ゲームとギャンブルの境界が曖昧になるケースがあり、ゲームで使用する武器の購入に用いられる"ガチャ"にはギャンブル的要素が強いと言えます。更にeスポーツは、現実とバーチャルの両面でギャンブルと関連すると考えられます。ギャンブルの問題については、今後もその動向に注意を払う必要があると考えられます。

■文献
1) 公益財団法人日本生産性本部：2021レジャー白書　余暇の現状と産業・市場の動向　情報印刷株式会社，2021.
2) Calado F and Griffiths MD：Problem gambling worldwide：An update and systematic review of empirical research（2000-2015）. J Behav Addict 5（4）：592-613, 2016.
3) Lesieur HR, Blume SB. The South Oaks Gambling Screen（SOGS）：A new instrument for the identification of pathological gamblers. Am J Psychiatry, 144：1184-1188, 1987.
4) 国内のギャンブル等依存に関する疫学調査（樋口進、松下幸生）https://kurihama.hosp.go.jp/about/pdf/info_20171004.pdf（2021年4月アクセス）
5) 独立行政法人国立病院機構久里浜医療センター「ギャンブル障害およびギャンブル関連問題の実態調査」報告書　https://www.ncasa-japan.jp/pdf/document41.pdf（2021年4月アクセス）
6) Potenza MN, Balodis IM, Derevensky J, Grant JE, Petry NM, Verdejo-Garcia A, Yip SW：Gambling disorder. Nat Rev Dis Primers. 2019 Jul 25：5（1）：51.
7) Karlsson A, Håkansson A：Gambling disorder, increased mortality, suicidality, and associated comorbidity：A longitudinal nationwide register study. J Behav Addict. 2018 Dec 1：7（4）:1091-1099.
8) 厚生労働科学研究：令和3年度厚労科研「ギャンブル等依存症の治療・家族支援の推進のための研究」研究報告書（研究代表者：松下幸生）
9) Potenza MN, Steinberg MA, McLaughlin SD, et al.：Illegal behaviors in problem gambling：analysis of data from a gambling helpline. J Am Acad Psychiatry Law. 2000：28（4）：389-403.
10) Lorains FK, Cowlishaw S, Thomas SA：Prevalence of comorbid disorders in problem and pathological gambling：systematic review and meta-analysis of population surveys. Addiction 106：490-498, 2011.

## 11.2 ● ギャンブル行動症の症状・治療

国立病院機構久里浜医療センター　西村光太郎

### 11.2.1　症状・診断基準

ギャンブル行動症に特有の症状として、渇望・とらわれ、コントロール障害、耐性、離脱症状、気分修正、再発準備性、健康・社会機能の障害があります。その症状に基づく診断基準としてDSM-5、スクリーニングテストとしてSOGS、

定義としてICD-11が世界的に用いられています。

### ①DSM-5（**表11.1**）

**表11.1　DSM-5によるギャンブル行動症の診断基準**

下記に加えてその賭博行動は、躁病エピソードではうまく説明されないことが必要である。下記のうち、4～5項目該当すれば軽症、6～7項目該当すれば中等症、8～9項目該当すれば重症と診断される。

| | |
|---|---|
| 1 | 興奮を得たいがために、賭け金の額を増やして賭博をする必要 |
| 2 | 賭博をするのを中断したり、または中止したりすると落ち着かなくなる、またはいらだつ |
| 3 | 賭博をするのを制限する、減らす、または中止するなどの努力を繰り返し成功しなかったことがある |
| 4 | しばしば賭博に心を奪われている |
| 5 | 苦痛の気分のときに、賭博をすることが多い |
| 6 | 賭博で金をすった後、別の日にそれを取り戻しに帰ってくることが多い |
| 7 | 賭博へののめり込みを隠すために、嘘をつく |
| 8 | 賭博のために、重要な人間関係、仕事、教育、または職業上の機会を危険にさらし、または失ったことがある |
| 9 | 賭博によって引き起こされた絶望的な経済状況を免れるために、他人に金を出してくれるよう頼む |

出典：日本精神神経学会（日本語版用語監修）、髙橋三郎・大野裕（監訳）：DSM-5-TR 精神疾患の診断・統計マニュアル．p642，医学書院，2023．

### ②SOGS-Jによるスクリーニングテスト

　South Oaks Gambling Screen（SOGS）は、臨床現場で病的ギャンブラーをスクリーニングするために、DSM-IIIのギャンブル行動症の基準に基づいて作成された16項目（20点満点）からなる自記式スクリーニングテストです。12項目のスクリーニング項目の得点が5点以上であるとギャンブル行動症の可能性があると判断されます。自記式であるため専門家ではない個人が検査することもできます。元来はギャンブル行動症の診断において世界中で幅広く用いられている検査でしたが、一般集団におけるギャンブル行動症の有病率調査など、他の場面でも使用されるようになってきています。日本国内では、修正日本語版SOGSであるSOGS-Jが臨床診断目的や一般向け調査において幅広く用いられています。なお本検査はカットオフ値について議論がなされており（偽陽性の出

現率の高さなど）その用途において妥当なカットオフ値の検討を行う必要があるとも考えられています。

### ③ICD-11（**表11.2**）

**表11.2　ICD-11によるギャンブル行動症の定義**

ギャンブル行動症の特徴的な行動パターンは持続的または反復的なギャンブル行動であり、オンライン（インターネット利用）であるかオフラインであるかは問わない。そして以下の特徴を持つ。

| |
|---|
| 1. ギャンブル行動に対する自制能力の減弱（例：開始、頻度、強度、継続時間、終了、状況） |
| 2. 他の生活上の関心や日常活動を差し置いてでもギャンブル行動の優先順位が高くなる。 |
| 3. 様々な面において支障が生じているにもかかわらずギャンブル行動を続けてしまう、あるいは更に没頭してしまう。その行動パターンは、個人、家族、社会、教育、職業、または他の重要な分野において著しく不都合な結果をもたらすのに十分な危険性を有している。 |
| ギャンブル行動のパターンは継続的なこともあれば一時的かつ反復的なこともある。診断が下されるためには、通常は少なくとも12ヵ月以上の期間にわたってギャンブル行動およびその他の特徴が明白に見られる必要があるが、すべての診断基準が満たされかつ症状が重い時には必要な期間を短縮することも可能である。 |

日本語版未発行につき当日本語版は筆者作成

### 11.2.2　ギャンブル行動症の症状

　ギャンブル行動症には主に**表11.3**のような症状が生じることが知られています。これは他の依存・嗜癖（アルコール依存など）と共通しています。

### 11.2.3　治療方法及びその選択

　現在、わが国におけるギャンブル行動症の標準的治療としては以下のようなものが行われております（**図11.4**）。

①精神分析療法（Psychoanalytic Treatment）

②行動療法（Behavioural Treatments）

③認知療法および認知行動療法（Cognitive and Cognitive-Behavioural Therapy）

④簡易介入、動機づけ介入（Brief, Motivational Interventions）

⑤薬物療法（Pharmacotherapy）

⑥GA（Gamblers Anonymous）

⑦家族療法（Family Therapy Approach）

表11.3　ギャンブル行動症の症状

| 症状 | 具体例 |
|---|---|
| 渇望・とらわれ | ギャンブルのことがいつも頭にある。いかにギャンブルするかいつも考えている。 |
| コントロール障害 | ギャンブルを始めると、とことんやってしまう。ギャンブルを減らそうと思ってもできない。 |
| 耐性 | 以前よりもギャンブルの賭け金を増やさないと満足できない。より長い時間しないと満足できない。 |
| 禁断症状 | ギャンブルをできない状況、または減らさなければならない状況になると、イライラする、ソワソワする、気力がなくなる。 |
| ギャンブルが最優先 | ギャンブルが生活の最優先事項になる。ギャンブルを中心に生活が回っている。 |
| 問題にも関わらず継続 | ギャンブルで明らかな問題が生じているが、ギャンブルを続ける、またはエスカレートさせる。 |
| 再発 | ギャンブル行動症の人が、ギャンブルをやめ続けても、また、始めればすぐに元の状態に戻る。 |

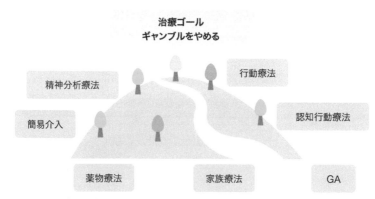

図11.4　ギャンブル行動症に対する治療アプローチ
久里浜医療センターの図を基に作成

　また当院のギャンブル行動症の治療プログラムとしては**図11.5**のように外来治療プログラム及び入院治療プログラムが行われています。外来治療プログラムにおいては各検査により患者の状態の評価を行い、その後に全6回にわたる認知行動療法を行うことが基本的なプログラムの流れとなっています。また入院治療

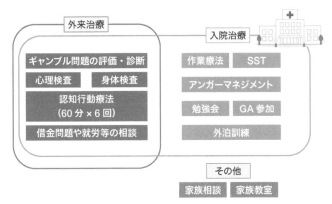

**図11.5　久里浜医療センターにおけるギャンブル行動症の治療**
久里浜医療センターの図を基に作成

プログラムにおいては、外来治療プログラムの内容に加えて作業療法や講師による勉強会等を行っており、約8週間程度の入院期間でプログラムが一通り終了するように設定されています。

①疾病の治療

　疾病の治療には精神分析療法、認知行動療法、家族療法等があります。

**a. 精神分析療法**

　幼児期の体験にまでさかのぼり患者の無意識の世界に抑圧されている葛藤に焦点をあてます。微妙で複雑で広汎な「こころ」を扱いますが特別なガイドラインはなく標準化が困難です。

**b. 認知行動療法**

　現在、治療の主軸となっており、認知の偏りを矯正します。感情や行動は、ものごとをどのように認知するかによって異なるため、その認知の偏りを正していきます。

　久里浜医療センターにおいてはSTEP-G（Standardized Treatment Program for Gambling Disorder）という認知行動療法プログラムを行っています。全6回のセッションにわたるプログラムでオリジナルのテキストを用いて行っています。通常は患者5-6人に心理士が一人ついて行います。入院患者は全員、外来患者は6割以上の方が参加されています。

#### c．家族療法

当院では主に家族会において実施しています。家族のコーピングスキルを強化し、当事者がギャンブルをしない方向へ導きます。コーピングスキルとはストレスに対応・対処する技術です。

#### ②薬物療法

脳内の神経伝達物質がギャンブル行動症の病態に関与しており、抗うつ薬、気分安定薬、オピオイド受容体拮抗薬などが試されています。**表11.4**のようにその有効性に関してはまだはっきりとしていないところが多いですが、**図11.6**のようにナルメフェン（セリンクロ®：日本では減酒薬としてのみ認可されている）が病的賭博行為の軽減に有効であるとの報告もあります。

#### ③入院治療

久里浜医療センターにおけるギャンブル行動症の入院は任意入院が原則です。入院適応となるのは以下の場合です。
1. 現状で家族との折り合いが悪く、家庭に居場所がない
2. 自宅環境下ではギャンブルがどうしてもやめられない
3. 遠方などの理由により通院治療が困難
4. 本人が入院に同意できる
一方で入院適応外となるのは以下の場合です。

**表11.4　ギャンブル行動症に対する薬剤有効性**

| | 量<br>（mg/日） | 参加人数 | 薬剤反応率<br>（%） | 偽薬反応率<br>（%） |
|---|---|---|---|---|
| ナルトレキソン | 50-150 | 122 | 61.8 | 34.2 |
| ナルメフェン | 20-100 | 414 | 51.8 | 46 |
| フルボキサミン | 50-250 | 47 | 72 | 48 |
| パロキセチン | 10-60 | 121 | 62.9 | 39.7 |
| セルトラリン | 50-150 | 60 | 68 | 66 |
| ブプロピオン | 75-375 | 39 | 35.7 | 47.1 |
| オランザピン | 2.5-15 | 63 | 66.7 | 71.4 |

Lancet 2011[1]より久里浜医療センター作成

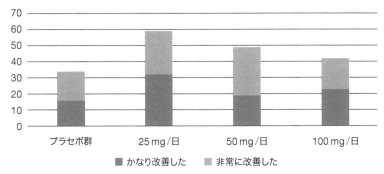

図11.6　ナルメフェン（セリンクロ®）の投与と病的賭博改善の割合（%）：16週間の追跡調査
Am J Psychiatry[2]より筆者作成

1. 集団生活の最低限のルールが守れない
2. 他の精神疾患が重篤でプログラムへの参加が困難である
3. 違法薬物持ち込み等、犯罪を行うリスクが高い
4. 本人が入院に同意できない

　入院中の治療プログラムとしては講義形式の勉強会（ギャンブル行動症患者のためだけのものから、アルコール依存患者と共通のもの、喫煙の害について学ぶものまである）、前述の認知行動療法（STEP-G）、作業療法（スポーツプログラムや工作、図画など）、SST（ソーシャルスキルトレーニング）、アンガーマネジメント、マインドフルネス（ヨガなどを行う）、GA（自助グループ）参加などがあります。アルコール依存患者との共通のプログラムも多くあります。

**⑷依存症治療の社会資源について**

　依存症治療における医療機関以外の社会資源としては以下のようなものがあります。
　①保健所
　②精神保健福祉センター
　③依存症相談拠点機関
　④自助グループ・回復支援施設
　⑤家族会・家族の自助グループ
　個々の詳細については他項にて説明するためここでは省略します。

■ 文献

1）David C Hodgins, Jonathan N Stea, Jon E Gran：Gambling disorders：Lancet. 2011 Nov 26：378（9806）：1874-84. doi: 10.1016/S0140-6736(10)62185-X. Epub 2011 May 18.
2）Jon E Grant 1, Marc N Potenza, Eric Hollander, at, el：Multicenter investigation of the opioid antagonist nalmefene in the treatment of pathological gambling：Am J Psychiatry. 2006 Feb：163（2）：303-12. doi: 10.1176/appi.ajp.163.2.303.

■ 参考文献

・木戸盛年，高橋伸彰，野田龍也，嶋崎恒雄：修正日本語版 South Oaks Gambling Screen（SOGS-J）のカットオフ点の検討および短縮版 SOGS-J の作成：関西学院大学心理科学研究 Vol. 45, 2019. 3.
・N. Stea, Jonathan：C. Hodgins, David：A Critical Review of Treatment Approaches for Gambling Disorders：Current Drug Abuse Reviews, Volume 4, Number 2, 2011, pp. 67-80（14）.

## 11.3 ● 入院患者への看護

岡山県精神科医療センター　越智貴史／槙平成子

### 11.3.1　ギャンブル行動症の入院治療

　ギャンブル行動症の治療は外来通院の中で行われることが多いですが、入院治療を行う場合は、基本的に任意入院となります。

　適応としては「家族との折り合いが悪い」「家庭に居場所がない」などの家庭内緊張が強い場合や「自由な環境であるとギャンブルがどうしてもやめられない」「遠方などの理由で通院治療が困難」などの本人が入院治療を希望する場合です。また、ギャンブルによる様々な問題で希死念慮が強まっている場合があります。ただし「集団生活に馴染めない」「本人が入院治療に同意できない」場合は適応外となります[1]。

　入院治療となれば、休息・薬物療法などによる抑うつ状態の改善、アディクション・リハビリテーション・プログラム（以後、ARPとする）に参加の流れになります。

### ①入院中の生活

#### a．入院時の情報

　入院すると最初に患者と家族から様々な情報を聴取します。家族の中で誰が影響力を持っているかなども把握しておきます。

　ギャンブル行動症患者はアルコール依存や薬物依存の患者のように身体を壊す

ことはありませんが、入院時の全身検査（胸部レントゲン・心電図・血液検査・尿検査など）で現在の身体の状態を把握しておくことは、入院中の健康管理をするうえで大切です。

### b. オリエンテーション

病棟内オリエンテーション｜日課を中心に行います。規則正しく健康的な生活が送れるよう病棟ルールの説明を行います。持ち込み物品の制限や面会時間、外出に関しては紙面化したものを渡すほうがわかりやすいです。

治療計画の説明｜ギャンブル問題を多面的に評価する必要があるため、主治医・看護師・コメディカルなど多職種で治療チームを構成し関わります。ギャンブル行動症患者は解毒治療の必要がないので、プログラム開始から退院日までの流れは決まっています。ギャンブル行動症から回復していくのは患者自身であり、私たちはそれをサポートする存在であることを伝えます。

#### ②治療プログラムと看護

プログラムの目的は、生活環境をリセットして、規則正しい生活習慣を取り戻しながら依存症という病気を学ぶ、また、共同生活を送ることで対人関係の立て直しを行い、家族関係の修復を目指す、そして自助グループへの架け橋となることです。

### a. プログラム

岡山県精神科医療センター（以後、当院とする）の治療プログラムを例に説明します（**表11.5**）。プログラムは8週間です。

ノート内観｜毎朝20分間テーマに沿って記録します。内観とは、3つのテーマ（1. してもらったこと　2. してかえしたこと　3. 迷惑をかけたこと）に沿って幼少期から現在に至るまでを3年ごとに区切り、母などお世話になった身近な人たちに対して、客観的に対人関係を想起することです[2]。この3点を思い出すだけですが、気づきや感謝の気持ちが出てきます。その結果、気分や行動によい効果がもたらされることがわかっています。

Pocket Torch（ポケットトーチ）｜認知行動療法や心理教育など様々な面から依存症を学べる集団療法です。全16回あります。

ひといき｜マインドフルネスを活用します。少し立ち止まって日常の些細な気づきから、心やからだの幸せを感じとります。

運動療法｜運動器具を利用して、個人のレベルに応じた無理のない体力づくりをします。データや数値でからだの回復が確認できます。

表11.5　ARP週間予定表

| | 朝 | 午前 | 午後 |
|---|---|---|---|
| 月 | ノート内観 | 運動療法 | 院内断酒会 |
| | | | 女性アディクション |
| 火 | ノート内観 | Pocket Torch | DVD学習 |
| 水 | ノート内観 | アルコールリハビリ施設ミーティング（隔月1回） | 薬物メッセージミーティング |
| | | | ひといき |
| 木 | ノート内観 | 運動療法 | 院内断酒会 |
| 金 | ノート内観 | Pocket Torch 卒業式 | 外泊練習（第5週目〜）退院前訪問 |
| 土 | ノート内観 | 自由時間 | 地域のGA参加 |
| 日 | ノート内観 | 自由時間 | 自由時間 |
| | | | AAメッセージミーティング（月2〜3回） |

　DVD学習｜依存症関連の映画を鑑賞する他、教材を使って依存症について学びます。

　女性アディクション｜女性患者と女性スタッフだけのミーティングです。

　男性が同席していないミーティングは、女性の悩みを本音で語れる場所になります。

　ミーティング｜ギャンブル行動症の患者は、AA（アルコーリクス・アノニマス）メッセージミーティングとアルコールリハビリ施設のミーティングに参加しますが、院内断酒会と薬物メッセージミーティングには参加しません。

　外泊練習｜プログラム開始から4週間を過ぎると、毎週末2泊3日の外泊練習が開始になります。自宅に戻ってギャンブルに頼らない生活に慣らしていきます。外泊中は地域の自助グループGA（ギャンブラーズ・アノニマス）に参加します。

　退院前訪問｜退院が近づくと担当スタッフで自宅訪問を行っています。この訪問では、自宅での本人の生活状況、および家の中や近隣に再発の引き金はないか、家族との関係はどうかなどを確認し支援の手がかりにします。

　卒業式｜ARPは8週間で卒業となります。卒業式では卒業論文を書いてその時の決意や不安を患者やスタッフの前で発表します。その後、退院となります。

## b. 面接と評価

　主治医の診察は基本的に週1回行われます。受け持ち看護師は適宜面接を行います。入院1週間以内にファーストカンファレンスを行います。更に、プログラムに参加後、3週間目と6週間目に定期カンファレンスを行います。そこで現状の共有と評価、変化に応じて修正を行っていきます。

　マッピング（マッピングを用いた依存症支援マニュアル：本人の気づきを促すビジュアルツール）は、看護師の経験を問わず、シートに沿って面接を行うことができ、治療関係の向上や患者自身の気づきを促すことができます[2]。

### ③日常生活援助

　ギャンブル行動症の患者はADL（日常生活動作）が自立しているので、看護介入が必要となることは少ないです。しかし、高齢者などの患者は、セルフケアが不十分な状態も多く、介入が必要な場合もあります。個々のニーズに合わせながら、社会資源を活用し生活を立て直していきます。

### ④自助グループ

　GA｜GA（ギャンブラーズ・アノニマス）とは、同じ障害や悩みを持つ当事者や家族が自発的に集まり、独自の理念に基づいて活動する共同体のことです。ルールは「言いっぱなし、聞きっぱなし」でメモをとってはいけない、中傷をしてはいけないことになっています。依存症者は自分の問題に気づいていない、自分の姿が見えない病気なので仲間の失敗の中で気づいていきます。GAは病気を受け入れて、生き方を変えていく回復の場です。

　オンラインミーティング｜新型コロナウイルスの影響で、Zoomなどを利用した様々な嗜癖のオンラインミーティングが増えています。画面上での参加では臨場感や空気感が味わいにくいですが、どこからでも参加できるメリットがあります。また、集団での参加が苦手な患者もオンラインミーティングであれば積極的に参加できるケースも増えています。

### ⑤家族への対応

## a. 家族の金銭管理

　ギャンブル行動症の患者は家族からお金を無心するために「財布を落とした」という作り話を使ったりします。また、お金を工面するためには子どもの学資保険まで解約してしまいます。家族は自分たちの財産を守る必要があります。実印

や通帳などは実家の親に預ける、金融機関の貸金庫を利用するなどの対策を考える必要があります。これは本人を信用するしないの問題ではなく、本人に余計な葛藤を与えないための配慮になります[3]。家族だけでなく、親戚にもお金を借りに行くので、親族で対応を統一しておくことも大切です。また、脅しや暴力には毅然とした態度を取る必要があります。

### b．イネーブリング

依存症は支える人がいるから進行すると言われます。「家族も病気」と言われることもあります。家族は一生懸命、本人のことを思って行動した結果であり、365日とんでもない現実があったのです。このような背景を持っているということを忘れてはいけません。家族は、借金の尻ぬぐいをする、世話を焼く、本人をかばうなどをやめなければいけません。本人の責任を家族が肩代わりすることで、本人が問題に向き合わず、より深刻化していきます。

### c．家族会とギャマノン

家族会｜家族は、本人が入院したらギャンブルが止まると思っています。当院では、専門スタッフによる家族向け回復支援プログラムを開催しています。これはすべての依存症の家族を対象にしており、専用のテキストを用いて月1回実施しています。参加した家族からは「本人への対処法について学べてやさしくなれた」などの声もあります。本人が回復しても、家族にギャンブル行動症の知識がなければ回復の妨げになります。ですから、家族も家族会につながることが大事です。

ギャマノン｜ギャンブル行動症本人のためにGAがあるように、ギャンブルで影響を受けた家族のための自助グループが「ギャマノン」です。ギャマノンは問題を解決する、ギャンブルをやめさせる方法を教えてくれる場所ではありません。通い続けることで、家族も楽になっていきます。

### 11.3.2　看護上の注意点

#### ①初診時のデータベース情報をもとに問題点を抽出

初診時のインテークの際には、テンプレートを使用し情報収集及び情報の整理を行います。ポイントとしては、養育環境（虐待やトラウマ体験の有無を含む）や児童期のギャンブル体験（家族のギャンブルに同行していたか、ギャンブルのできる遊技場が自宅の周囲にあったかなど）、精神疾患の既往など、成育歴や現病歴の聴取も必要です。そのうえで、ギャンブルの経歴（ギャンブルの種類など）を詳しく聞き取ります。借金に関しては、借金歴だけでなく、借入先・借入

回数と金額・返済状況・自己破産歴など、より詳しく情報を得ることは、今後の対策を考える手がかりとなります。

## ②情報の取り扱い

患者からの情報は本人のものなので、家族の情報とずれが生じることもあります。そのため、患者本人と家族や親しい関係者の双方からそれぞれ聴取することが望ましいです。また、患者本人から得た情報は、たとえ家族であっても、本人の許可なく診療内容を伝えることはできません。それを家族に了解してもらうことで、患者自身の自己開示を促進させることができます。

## ③関係構築

患者との信頼関係が築けないままでは、患者は変わることはありません。患者との関係づくりは重要で、特に依存症では、人対人として接する姿勢が大切です。患者が自分の思いを表現した時は、判断や批判はせずに、看護師の思いを伝えるとよいでしょう。あくまでも主体は患者なのです。

## ④様々な併存疾患を抱えているギャンブル行動症患者の場合

双極性障害や神経発達症でギャンブルをしているなど、先行する精神疾患がある場合、それらの症状が落ち着くとギャンブルが止まる場合もあります。そのため精神疾患の有無を確認し、治療状況の評価を行う必要があります。ギャンブル行動症以外にアルコール依存や摂食障害など複数の依存・嗜癖を併せ持つ患者は、その行動に至る要因に着目する必要があります。

## ⑤入院中にみられる、問題となる患者の状態

### a. 希死念慮

借金問題や人間関係で、抑うつ状態になっている場合は、自殺企図に注意する必要があります。精神疾患を併発していれば自殺リスクは更に高くなります。そこで、入院時及び定期的に自殺リスクの評価を行い、患者が安全に過ごせるように頻回な見回りや、持ち物（紐類など）の制限を行います。そして、情報を病棟内のスタッフ間で共有しておくことが大切です。命を守ることが最優先となります。

### b. 渇望

入院後、ギャンブルの渇望から禁断症状が出現する場合があります。主に焦燥

感ですが、時には発汗や振戦などが出現します。毎日夕方からパチンコ店に行っていた患者が、入院後も夕方になると強烈な渇望が湧いてきてイライラ感を訴えます。しかし、パチンコ店が閉店する時間には症状が治まるというケースがあります。これは精神離脱の症状で、患者には時間の経過とともに消失していくことを説明し、前向きに治療を促していきます。

## ⑥入院中のトラブル

入院生活に慣れてくると、共同生活ゆえの不満やトラブルが出てきます。病棟ルールや、他患者との関係など原因は様々です。看護師が関わりの中で早期に対応をすることで治療環境を守ることができます。病棟内での喫煙は、入院時の契約違反となるため強制退院となります。このような場合でも、治療につながり続けることは大切です。退院は仕切り直しと考え、外来通院などで継続して支援していきます。

## ⑦再ギャンブル

外出や外泊中にパチンコに行ってしまったと申告する患者もいます。この「再ギャンブル」は失敗と捉えるのではなく、回復過程の出来事であると伝えます。そして、患者自身がそのことを責めないことが大切です。そして、正直に打ち明けてくれたことをポジティブフィードバックし、なぜ再ギャンブルしたのか、行動や引き金は何かを治療チームと一緒に振り返り、今後に生かしていきます。

## ⑧借金

ギャンブル行動症には常に借金がつきまといます。入院したら借金はいったん棚上げするのがよいでしょう。借金を整理するのは本人が回復に向かってからです。本人が自分の問題に気づく前に整理すると、何とかなると思い、また借金をしてしまうからです。入院中、私たちが患者の借金問題に介入することはありません。しかし、今後の借金返済計画及び生活費や小遣いなどを一緒に考えることで、本人の気づきを促すことにつながります。

## ⑨依存症は否認の病

ギャンブルに問題がありコントロールできなくなっているのに事実を認めようとせず、また認知の歪みから「これは運ではない、自分の技術で勝った」「負けたのは今日が奇数日だからだ」「ここに来た道順が悪かった」などと本人は真剣

に思い込んでいます。こういったギャンブルの勝ちへの過剰な期待や、負の結果を無視する認知的な偏りは、普段の関わりや認知行動療法などによって考え方の見直しをしていきます。また、自助グループに継続参加することで修正していけます。

#### ⑩依存症は両価性

本人は、ギャンブルをやめたい気持ちとやりたい気持ちの中でさまよっています。これは当事者の自然治癒力や回復力の存在を示しています。このやめたい気持ちを育てていくことが大事です。

#### ⑪女性と依存症

女性ならではの問題は複雑で、トラウマ体験の対処として依存行動を使ってきた経緯もあります。背景には、女性特有の苦しさや生きづらさがあり、情緒面での課題を抱えた人が多く、そのことから男性よりも病気の進行がはやいと言われています。医師や心理士による個別のケアが必要な場合もあります。

#### ⑫子どもへの影響

問題のある家庭で育った子どもたちは、ストレスを抱え、ひきこもり、うつ病、ネット依存などの問題を抱えることが少なくありません。ネグレクトによる健康面や心理面への影響も懸念されます。必要に応じて、学校や支援機関との連携が必要となります。

#### ⑬巻き込まれ

依存症患者は周りを翻弄するので、看護師は巻き込まれに注意しなければなりません。一定の距離感を保ちつつ、チームで対応していくことで個人の負担やストレスを分散することができます。入院中の患者は回復の途中であり、本来の姿ではありません。医療者も自助グループに参加して「回復者のモデル」と出会うことは、退院後のイメージができ、励みにもなります。

### 11.3.3　社会生活に向けての援助

#### ①退院後の生活

退院後は社会に戻るので現実と向き合わなくてはいけません。ストレスは再ギャンブルにつながります。身につけたスキルや人間関係を生かして、安定した

日常生活を送ることが大切です。

### ②回復施設

　再ギャンブルを繰り返す人や社会生活の立て直しが必要な人は回復施設に入所する方法もあります。ギャンブル行動症の人が入所できる施設は各地に増えつつあり、精神科病院とも連携をとっています。入所する多くの人は、周りから勧められるなど仕方なく入所します。しかし、入所時の動機は曖昧でも集団の中で生活していくことで、ギャンブルをやめる気持ちを育てていくことができます[4]。施設ではミーティングを中心に、GA参加や地域交流も行っています。スタッフと一緒に買い物をして、健全なお金の使い方を学ぶこともできます。

　ギャンブル行動症の患者は、GAに通いながら、地域や人との関わりの中で回復していきます。入院治療は、ギャンブルをやめるきっかけづくりです。私たち医療者にできることは、病気を正しく理解する、自助グループや関連機関とのネットワークを作る、そして本人と本人を取り巻く環境を整えることです。そして、あきらめず伴走しながら支援していくことではないでしょうか。

■文献
1）西村光太郎（久里浜医療センター　精神科医師）：久里浜医療センターにおけるギャンブル障害の治療（入院治療を含む），令和3年度依存症対策全国拠点機関設置運営事業　ギャンブル等依存症研修　治療指導者／相談対応指導者養成研修テキスト：講義資料3，38頁.
2）エド・デー著／橋本望，斉藤暢紀監訳／宋龍平，池上淳哉，槇健吾，川上ひろみ，竹内明徳，谷本健一訳：マッピングを用いた依存症支援マニュアル，星和書店，2019.
3）河本泰信：「ギャンブル依存症」からの脱出　薬なしで8割治る"欲望充足メソッド"，SBクリエイティブ，2015.
4）認定NPO法人ワンデーポート編／中村努，高澤和彦，稲村厚著：本人・家族・支援者のためのギャンブル依存との向きあい方　一人ひとりにあわせた支援で平穏な暮らしを取り戻す，明石書店，2012.

■参考文献
・吉岡隆編集：ギャンブル依存症　当事者から学ぶその真実，中央法規，2019.
・坂田三充総編集：アルコール・薬物依存症の看護，中山書店，2005.

## 11.4 ● 個人カウンセリング

国立病院機構久里浜医療センター　古野悟志

### 11.4.1　ギャンブル行動症へのカウンセリングとは？

　ギャンブル行動症へのカウンセリングと言っても、様々な意味合いがあります。"ギャンブル問題に関する相談" という広い意味合いから、しかるべき資格を有す心理士・カウンセラーが行う、心理療法・サイコセラピーを示すこともあります。

　そしてまた、心理療法・サイコセラピーと言っても、様々な流派や技法などが存在し、実際の行われ方は様々です。対話を重視する場合もありますし、イメージや身体の感覚などを重視する場合もあり、ホームワークに対する姿勢の違いもありますし、モチベーションを念頭に置いた関わりなどもあります。

　また、テキストを用いるようなプログラムを個別で行うことも、比較的テーマや流れを決めずに、その時・その場で出てくる話題や感情などを取り扱うこともカウンセリングでしょう。また、家族単位・夫婦単位・同じ困難を抱える人々同士のグループカウンセリングも存在します。

　いろいろな種類がありますが、最終的な目的・目標は概ね変わりはなく、「問題の改善や回復、成長など」を目指すことがほとんどです。どのような方法を取るかについては、アセスメントのうえで、そのクライエントに対して最適と思われる技法を用いることが望ましいでしょう。

　本節では、「本人もしくは本人の周囲の人が、何らかの困難や問題を抱えた際に、しかるべき資格を有したカウンセラーと、クライエントが、主に1対1で、会話を中心としたやり取りを行い、問題改善・回復などをめざしていく、比較的継続的な面接」をカウンセリングと想定し、以下、本人がクライエントであるケースについて述べていきます。

　ギャンブル行動症を対象としたカウンセリングは、近年では他の疾病領域と同じく、認知行動療法もしくは認知行動療法をベースとした技法が用いられることが多いです。一方で、精神分析的な技法や非指示的カウンセリングなどが、効果がないわけではありません。折衷的な技法でもって関わることも多いです。用いられる時期やタイミング、目的、継続のしやすさ、導入のしやすさ、エビデンス、時間とコストの要因、カウンセラー側の得手・不得手なども、技法の選択に影響してきます。

## 11.4.2　ギャンブル行動症へのカウンセリングを始めるにあたって

　他の疾病や問題と同じく、ギャンブル行動症においてもアセスメントは重要です。この先の見立てや目標設定などにつながります。

　アセスメント項目としては、ギャンブルに関する問題経過、生育歴、金銭面、パーソナリティ面などが主になります。**表11.6**に聞き取るポイントや項目についてまとめたので、参考にしてみてください。これらは推移する内容を含みます。カウンセリングが経過した後、振り返り、確認するポイントにもなります。

　また、カウンセリングが行われる「場」が、どのようなサービスを提供する場であるかを意識し、整理しておくことは大事です。病院なのか、施設なのか、一時的な相談の場なのか、などの条件で、関わる範囲や姿勢も異なってきますし、多職種や外部機関などとの連携の仕方や動き方が変わってきます。

　それでは、カウンセリングの初期より取り扱うことが多い項目ごとに述べていきたいと思います。

**表11.6　聞き取るポイント**

| ギャンブルに関する経過 | ギャンブルの種類、行い方、ギャンブルの再開の仕方など |
|---|---|
| 金銭面 | 借金の取り扱いや、返済の見通し、生活の金銭感覚など |
| 対人面やパーソナリティ面など | 対人トラブルの有無や家族関係、併存症の有無など |
| ギャンブルをどうしたいか | 断ギャンブル・節ギャンブルの意向や、そう思う理由について |
| ギャンブルの認識 | 本人にとってのギャンブルの意味や、ギャンブルがどういうものかという認識 |
| ギャンブル以外の生活面、生育歴 | 仕事面、学業面、趣味や余暇活動、生活の充実度など |
| 本人のニーズ | その時点での、本人の困りどころや希望など |

### ①ギャンブルに関する問題歴

　問題が深刻化したエピソードや、どんな種類のギャンブルにのめりこんでいたのか、何を目的にギャンブルを行っていたと思うか、借金の借り先や現在までの返し方、その人のギャンブル観、などがあります。これらの情報が、今後の対処

方略を立てる際役立ちますし、これらを話すことにより、クライエントにとっては、自身の経過の振り返りになります。

問題要素として、金銭面、対人関係面（嘘）、深追い（のめりこみ）が大きく挙げられます。これらは診断項目でもあり、悪化させていく要因でもあり、丁寧に伺っていく必要があります。

なお、問題の程度が小さく語られることもありますが、問い詰めるような必要はなく、「その時のそのクライエントがそのように表現している」と理解する姿勢を保つほうが、有益であることが多いです。正確な情報を得ることよりも、その人が話しやすい環境を提供するほうがカウンセリングでは重要度が高いです。明らかに違和感を覚える内容や、こちらが知っている前提の情報（以前のカウンセリングでの話やインテーク情報など）とのずれを感じた際に確認する、といった程度が目安になると思われます。

## ②金銭面

本人もしくは周囲は、当然ながら金銭について困っていることが多いです。勤め先の金銭の使い込みや横領といったことが生じるケースがあります。また、嘘やごまかしをせざるを得ない状況からの人間関係の問題、信頼の失墜などが、問題の前面に出ることが多いです。

借金や年収などを初めに聞くのは珍しい相談領域だと思いますが、緊急性や問題の深刻さを知るためにも必要な情報です。金銭面の問題は、ストレス因として一般に大きいものです。また、クライエントが思っている金銭面での深刻さを確かめると、心情の具合や、逆に否認したい気持ちなども推測される部分でもあります。

クライエントの中には、「借金がなくなればストレスはないし、ギャンブルしなくて済む・やりたくはない」と述べる人もいます。確かにそういった考えや素因もあるでしょう。しかし、ギャンブルを再開するか否かには別の要素も関わります。そのため、心理教育的な内容も必要になります。再発率の高さが疾病としての特徴でもあり、「何となく」ギャンブルを再開することが非常に多いのです。

また、お金の借り方・借り先・返し方は、その人の対人関係や考え方の特徴を示しやすい印象があります。家族に隠しておきたいがために家庭のお金の使い込みを経ずに消費者金融から始まる人もいますし、最終的に違法な貸しつけに至る人もいます。どこで金策尽きたと感じるのかにも違いが窺われます。

なお、違法な貸しつけまでに至る場合、回復までは深刻な道のりになる印象が

あります。違法なものに頼らざるを得ないほどに問題が深刻であるから、などと考えられます。こういったケースでは、普段以上に連携を意識しておくとよいでしょう。

### ③対人面やパーソナリティ面

ギャンブル問題を深刻化させる要因でもある「嘘」を始めとして、ギャンブル行動症患者の対人関係は、難しい状況に陥っていることが多く見られます。

自分で何とかしたい、秘密にしたい、怒られたくない、人と交流するのが苦手、プライドが高い、一人で抱え込みやすい、家族に頼るのがパターン化している、将来を見通すことが難しい、知的側面の影響、などといった傾向や行動パターンなどがよく見受けられます。ギャンブル問題の改善や回復と同時並行で、パーソナリティ面や行動面での変容も重要となってきます。一筋縄ではいかない部分であり、限界もありますが、カウンセリングで取り扱うことが有益と考えられる項目でもあります。

そして、ギャンブル行動症においては、自殺のリスクの高さも念頭に置いておく必要があります。うつ気分、自殺念慮、過去の未遂歴などについては確認しておくべきです。

### ④ギャンブル以外の問題歴、生育歴

合併症状の問題が大きな場合には、そちらの治療や対処が優先されることが多いです。厳密にはギャンブル行動症に診断されませんが、躁病などでの問題行動としてギャンブル問題が出ている場合、薬物治療を中心とした、症状コントロールが初期対応となるでしょう。またうつ病の症状がひどく、自殺リスクが上昇している時などは、薬物治療、休養や安静などを要す場合もあります。

神経発達症や知的発達症が疑われる場合にはそのアセスメント・諸特徴への対処と同時並行で、ギャンブル欲求・行動に対しての具体的対処方法について取り組むことが有益です。更に、知的発達症が想定される場合には、環境調整が有益なことが多いです。

ギャンブル以外の依存の問題の履歴も注意しておく必要があります。クロスアディクションの可能性もありますし、もともと別の課題を対処する中でギャンブル問題に移行したケースなども想定されます。

また、生育上の影響で、ギャンブルに逃避せざるを得ない状況だった方も見受けられます。全員にあてはまるわけではありませんが、ギャンブル行動症の女性

の場合、生育上での複雑な経過をたどっている人が、ギャンブル行動症の男性と比して多い印象です。また来談数も男性と比較して少ないとする調査がほとんどです。そのため女性のケースの場合、個別対応のカウンセリングが適応となることも多く、また他職種・外部などとの連携を要するケースも多いです。

### ⑤心理検査

基礎情報などの聞き取りに加え、心理検査の所見が有益となることが多いです。ギャンブル行動症の心理的特徴として、衝動性の高さ、抑うつ気分の高さ、自殺リスクの高さ、（物質への依存症と比較し）知的側面でのダメージが概ないこと、神経発達症もしくはその傾向を有している割合が大きいこと、などが挙げられます。見立てに役立つこともありますし、クライエントと特徴を共有することで、対処や問題の捉え方に変化を与える要素ともなりえます。クライエントの負担にならない範囲で、スクリーニング検査などを行うことが有益と考えられます。

### 11.4.3 カウンセリングの技法・治療ステップ別の注意点

カウンセリングの技法は様々であると述べましたが、その中でも共通して有益であろうことについて、時期やポイント、ケース状況などを想定して述べたいと思います。

### ①導入について

ギャンブル行動症の患者に対し、カウンセリングのみで対応することは少ないでしょう。他の依存症と同じく、医師の診察やプログラムの参加、借金問題に関しての精神保健福祉士やケースワーカー、司法領域での相談など、多職種で関わることが多いです。

カウンセリングの導入のタイミングは様々です。問題解決や改善へ向けて共通認識が持てたタイミング、ということもあるでしょうし、集団プログラムなどに抵抗感があり、モチベーションや他の側面からの個別アプローチをスタートに、ということもあるでしょう。

進め方について、他の疾病を対象にしたカウンセリングと比べて、特別なことはあまりありません。しかし、「その人のギャンブル」が初期は主なテーマとなります。そのとき依存症の知識を持っていると、本人理解が進みやすいです。

初回には、秘密の保障や、話しやすい場の提供、約束の確認などの限界設定を行い、頻度や目標の設定、見通しとして考えられることの共有、モチベーション

の確認などを行います。

　医療機関でのインテーク面接では、比較的現在・現実についての情報の取り扱いが主となることが多いです。カウンセリング場面でも同様の内容を取り扱いますが、可能なクライエントであれば、より深めた内容を向けられます。幼少期の体験や、学生時代の人間関係、生育環境などです。詳しく聞いていく中で、それらの要因もギャンブル問題に関連している場合もあります。先述したように、特に女性の場合、個別的な対応を求められることが多い傾向にあります。

## ②カウンセリングにおける秘密について

　他の領域と同様に、自ら望まず受診する方も多くいます。そういった中、ギャンブル行動症のクライエントに嘘をつかなくてもよい場を提供することは、簡単とは言えません。当人の立場に立ってみると、家族と同席した相談場面では、何らかの思惑が働くことなどが想定されます。自分の行く末に影響のある相手に素直に言いにくくなることもありえます。ギャンブル行動症の特性から「取り返したい・これくらい取り返せるだろう・やめたくないので借金のルートを取っておきたい」などと考えるケースもあります。そもそも、新規場面の中で安心感を得てもらうまでは時間を要します。

　これらの想定からでも、守秘義務についての確認は重要だと考えられます。

## ③回復へのモチベーション

　クライエントの回復へのモチベーションは時期やタイミングにより様々です。ギャンブルをやめたいがやめるのが難しい時期、大きな渇望もなくやめられている時期、表面的につくろわざるを得ない時期、ギャンブル問題よりも生活や対人問題などが前面に出てきている時期、などが挙げられます。

　様々な状態が想定されますが、「ギャンブルにより様々な問題が生じないこと」は目標として同意してもらえることが多いでしょう。共通目標を確認することは、カウンセリング関係の下地にもなりますし、そこから「ギャンブルをやめる」「ギャンブルのない生活を続けられる」「ギャンブルがなくても、充実した生活や人生を送れる」「ギャンブルにとらわれずに人生を送れる」などの具体的な目標につながっていきます。

　そしてカウンセリングが経過していくと、クライエントの目標、ニーズ、困りどころは変化していきます。このような進展を迎えるためには、いかにクライエントとつながり続けられるか、という視点も重要になります。

#### ④ギャンブルに対してのクライエントの認識

「借金のストレスがないからもうギャンブルはやらない・大丈夫だと思う」と発言されることがあります。確かに、借金などによるプレッシャーやストレスが大きいと、借金を返すにはギャンブルで勝つしかないという強迫的な思考に陥ってしまうこともありえます。一方でスリップは、抗いがたい渇望で生じるのではなく、「何となく大丈夫では」という感覚で至ることも多いです。

また、勝った経験を忘れづらいことや、負けた経験を矮小化してしまうことなどの記憶の仕組みも、再発リスクを高くしてしまう要因です。このような仕組みなどを心理教育として伝えるかどうか、各カウンセラーの傾向によるでしょう。プログラムなど、別の機会にそのようなことに触れているのであれば、本人の感情や思考を中心に伺えばよいと思いますし、本人に響くタイミングを待つということもあるでしょう。

スリップや再発リスクの高さと、そうなったとしても変わらずに協力し続ける姿勢を伝えることや、スリップや再発、ギャンブル欲求について話してよいことが伝わる態度を保つことが重要です。

#### ⑤ギャンブルについてのカウンセラーの認識・知識について

現在のわが国における主なギャンブル対象は、パチンコとスロットが占める割合が大きいですが、近年、ネットを使用した投票が可能なもの（競馬・競艇・オンラインカジノ・FXなど）が増加しています。今後も時代や社会情勢、ギャンブルに関する規制状況などによって変化するものと思われます。

ギャンブルそのものについての知識は、基本的にはクライエントに教えてもらうことが主となります。こちらが知らないギャンブルのやり方やルールについて教えてもらうこともありますが、こちらが知っているギャンブルであっても、人により行い方やどこにメリットを感じているのかは異なっています。この説明を聞くと、本人の認識の水準や傾向など、理解を深められるでしょう。

#### ⑥お金の面の対応

主に家族への対処のポイントとして、「借金を焦って返さないこと」がよく見聞きされます。クライエントが安心するのに早すぎて再発を招くという考えや、本人が自立して自分で借金問題を解決する機会・自信を奪うという視点などもあるでしょう。一方で、自殺を図るほどの負担感は改善が必要ですし、金銭的見通しが全くない状況は、ギャンブル誘因になりえます。すべての尻ぬぐいをすると

いう意味ではなく、返済の見通しを一緒につけていく、法的相談を手伝う、といった協力方法を考えることは、進めたいところです。

　また、ギャンブルに関するお金の認識や、その他生活についての金銭感覚について話し合うことなども有意義です。

⑦ギャンブル以外の話

　カウンセリングの初期には、確認の意味もあり、ギャンブルにまつわる話をすることが多いです。しかし経過していくと、ギャンブルについてほとんど話題になることなく終える回も出てきたりします。カウンセラー側も否認・回避している（問題の直視を避けている）、という事態もなくはないでしょうが、多くの場合は、「クライエントの症状の話」から、「クライエント自身の話」へとシフトしてきていることが想定されます。人生の中での「症状」としてギャンブル問題が表に出てきているケースがあり、特にこの場合は、最終的にギャンブル以外の人生の話が中心になることが多いです。

　以上、ギャンブル行動症のカウンセリングについて、留意点やポイントなどを概観してきました。筆者自身、執筆する中で、ギャンブル行動症を相手にするのではなく、ギャンブル行動症の人が相手だと再確認しています。そのため、形式通りにいかないこと、ここで述べたこと以外の事態も様々に考えられます。時代と共に新たな着目点が生じる事も考えられます。

　総括すると、求められるポイントとして、ギャンブルを始めとする依存症に対しての知識を持つことと、クライエントを知ろうとすること、ニーズは何か・困っているところは何か・共有できるものは何かを考え続けることが挙げられます。

■参考文献
・Antony C. Moss，Kyle R. Dyer 著／橋本望訳：アディクションのメカニズム，金剛出版，2017.
・独立行政法人国立病院機構久里浜医療センター　令和2年度依存症に関する調査研究事業「ギャンブル障害およびギャンブル関連問題の実態調査」報告書，2021.
・Namrata Raylu, Jasmine Loo, Tian P S Oei : Treatment of Gambling Problems in Asia : Comprehensive Review and Implications for Asian Problem Gamblers, Journal of Cognitive Psychotherapy, 27.3, 297-322, 2013.

## 11.5 ● 認知行動療法

岡山県精神科医療センター **佐藤嘉孝**

### 11.5.1 認知行動療法をベースとした再発予防プログラムテキスト

当院ではギャンブル行動症への治療支援の一つとして、認知行動療法をベースとした再発予防プログラムテキスト（SWITCH）を用いて実施しています。SWITCHの名前には、今後の人生のSWITCHとして活用してほしいという願いが込められています。本節では、SWITCHを参考にしながら、患者さんへの説明や共有の仕方を含めて、日々の臨床で気をつけていることを述べます。なお、SWITCHは当院ホームページからダウンロードできるので、ご活用ください。

SWITCHは8セッションから構成されていて、そのうち、特に認知行動療法と関係が深いと思われる「引き金と行動」「メリット・デメリット」を実施する際のポイントについて、述べます。

なお、すべてのセッションを通して、患者さんに対して、「人として接する（同じ生活者として、生活上における様々な認知や行動を分析し共有する）」「相手に合わせる（患者さんの動機づけや両価性、生活状況に配慮しながら進める）」ことを大切にしています。ついつい、「患者さんを変えよう」「正論で正そう」「ギャンブルをやめさせよう」と前のめりになりがちですが、まずは「患者さんの生活を理解させていただく（問題点も、できているところも含めて）」という姿勢が大切です。なお、宿題形式で、事前にワークを書き込んでもらうことで、「実際に書きながら振り返りができて、気づくことが多かった」と話される患者さんもおられます。

### 11.5.2 「引き金と行動」について

ここでは、**図11.7**のように、故障した脳が引き金によって刺激された後、欲求が起こり、そしてギャンブル行動に至ることを患者さんに説明します。その目的は、ギャンブル行動症への対処として、「引き金を意識すること」「欲求に騙されないようにすること」を患者さんに留意してもらうことです。

① 「引き金」の説明について

「引き金」とは、「ギャンブルをしていた時やしたくなる時の状況、あるいは

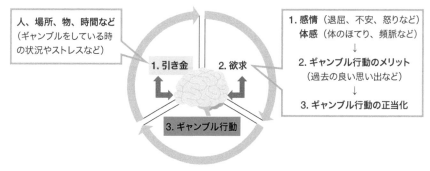

**図11.7　ギャンブル行動のプロセス**

　日々の生活の中でストレスを感じる状況で、具体的には、人、場所、物、時間などに分けることができます」と説明します。また、引き金が患者さんの生育環境や発達特性に起因する「生きづらさ」であることもあります。引き金が脳を刺激して欲求を引き起こすのですが、ここでは、脳の状態について、「個人差はあるが、ギャンブルのやりすぎで脳が壊れてしまっている状態」と説明すると、納得される患者さんが多いです。

　「あなたはギャンブル行動症だから、ギャンブルが止まらないのです」と説明すると「私は『まだ』ギャンブル行動症ではないから関係ありません」と納得されない患者さんも少なくないので、注意が必要です。「脳が壊れている」という表現がきつく感じる場合は、「脳が弱っている」「脳がダメージを受けている」と説明してもよいでしょう。

　そして、「壊れた脳は、引き金に反応しやすくなっているし、引き金を求めやすくもなっています」と説明すると、「引き金に気をつければよいのですね」「脳が壊れているという表現、すごく納得です」と、気をつけるポイントや、ギャンブル行動が止まらない理由に気づかれ、治療への動機づけが高まる患者さんがおられます。

**②「欲求」の説明について**

　「欲求は、3段階に分けることができます」と説明します。第1段階は、感情（イライラ、退屈感、不安感など）と体感（身体がむずむずする、身体がほてる、動悸、頻脈など）です。第2段階で、「こういうイライラした時にパチンコに行ったら、スッキリした」と過去のギャンブル行動の体験から、特定の感情や体感に結びつく「メリット（よい思い出）」を思い出し、そのまま、ギャンブル行動に

つながる場合があります。あるいは、そこで我慢しても、「今回だけなら」「ばれなければ」「1000円だけだから」とギャンブル行動の正当化（第3段階）が頭を支配し、ギャンブル行動につながってしまいます。

そのように、「欲求」について説明した後、「欲求は、本来の自分が考えているのではなく、『壊れた脳』があなたを騙すために生み出しているので、騙されないようにすることが大切です」と説明します。「オレオレ詐欺と同じで、相手の言っていることが詐欺だとわかっていれば、騙されなくてすみます。この場合は『（ギャンブルを）ヤレヤレ詐欺』に騙されないことが大切です」と更にお伝えすると、納得される患者さんがおられます。

このように説明することで、欲求を感じないようにしようと意識するあまり、余計に欲求が気になってギャンブル行動が止まらない患者さんには、「欲求は感じてもよくて、それに騙されないようにすればいいんだ」と理解してもらえます。また、「本当にもうギャンブルはやめたいのに、まだやりたい気持ちがある自分はダメな人間だ…」と悩んでいる患者さんには、「壊れた脳みそがギャンブル行動を自分にさせようとしているだけであって、それは本来の自分ではないのだ」と理解し、気を取り直してもらえます。

### ③ 「対処法」の説明について

引き金と欲求について説明した後、**表11.7**のようなシートに、それぞれ引き金と対処法を整理していきます。

「引き金なんてわからない」と話される患者さんもおられると思います。そのような時は、まずは「ギャンブルをしていた状況」を引き金として整理し、更にその1時間前、2時間前にどのような状況であったかと整理すると、引き金についての理解が深まる場合があります。

患者さんと「意志と根性は、引き金へ向けましょう」「引き金は煙、欲求は弱火、ギャンブルしたら大火事。引き金と欲求に早めに気づくことや、事前の備えをしておくことが、大火事を防ぐために必要ですね」「入院中は、引き金から離れている点で、脳にとって安全な場所です。そしてここで、規則正しい生活やプログラムを受けることで、脳の治療を行っていることになります」などと共有しながら、進めていきます。

また、「まずは、ギャンブルを全くしないのではなく、ギャンブルの回数を減らすところから始めたい」という患者さんに対しては、そのリスクやメリット・デメリットを共有しながら、そのニーズに合わせながら進めてもよいでしょう。

あるいは、「ギャンブルを全くやめる気がない」という患者さんに対しては、まずは生活を振り返る感じで進めてもよいでしょう。

表11.7　引き金と対処法シート

| 具体的区分 | 引き金 | 対処法 |
|---|---|---|
| 人 | | |
| 場所 | | |
| 物 | | |
| 時間 | | |
| 感情・感覚 | | |
| 頭に浮かんでいる考え | | |

対処法を考える時、**表11.8**に示したポイントに注意するとよいでしょう。

表11.8　引き金と対処法を考える際のポイント

| | |
|---|---|
| ① | 最大の対処法はギャンブル行動であることを忘れないように。 |
| ② | いつ、どこで、だれと、なにを、どのように、と具体的に。 |
| ③ | 引き金と対処法は、身近なところに落ちている。 |
| ④ | すでにできていることを対処法として忘れないように。 |
| ⑤ | 対処法としてすでにできていることの順番などを変えてみる。 |
| ⑥ | 対処法としてご褒美（ギャンブル行動以外）を忘れないように。 |

①については、せっかくよい対処法をしていたにもかかわらず「ギャンブルほどの満足感や達成感を感じられない対処法はダメだ」と思い、ギャンブル行動を再開してしまう危険を避けるためです。私たち支援者も安易に「ギャンブルに代わる対処法を探しましょう」と言うよりは、「脳の状態を考えても、ギャンブルほどの喜びや充実感を感じられる対処法はないとは思います。ただ、その半分以下でもよいので日々の生活にある対処法を継続していくと、脳も回復していくの

で、一緒に探しましょう」と患者さんと共有したほうが好ましいと思えます。

　②については、漠然と「ギャンブルをやめる」と思って行動するよりは、具体的な引き金を見つけて、そこへの対処法を考えたほうがより具体的な行動が可能になります。また、対処法を考える際、例えば、「散歩をする」と考えて実行したけれどうまくいかなかったとします。その時、「散歩をする」はそのままにしておいて、「散歩するコース」を変えてみる、「散歩する時間帯」を変えてみる、「散歩する時間」を調整してみる、「散歩する方法」をラジオを聴きながらに変更してみるなどすると、「散歩する」が対処法として活用できる場合があります。このように、「いつ、どこで、だれと、なにを、どのように」などに沿って具体的に分析し調整することが役立ちます。

　③と④については、対処するために無意識にとっている行動もあるので、それを意識化するだけで、対処法として活用できる場合があります。例えば、「対処なんて何もないですよ」と話される患者さんに対して、「ギャンブルをしていない時は何をされていますか？」と尋ねると、「ごろごろしています」と答えられます。それに対して「どこで、どんなふうに、何をしてごろごろされていますか？」と尋ねると、「自宅のリビングのソファに横になって、YouTubeをテレビにつなげてみています」と答えられます。更にそれに対して「立派に対処されているじゃないですか！」とお伝えすると、「あ〜、言われてみればそうですね。ギャンブルをしていない時は、必ず何かはしていますよね」と気づかれる患者さんがおられます。ややもすると、「対処法」として「何か新しいことをしないといけない」という考えにとらわれすぎると、逆にそれが思うようにいかない場合、自信がなくなりギャンブルを再開してしまう可能性が高まる場合があるので、注意が必要です。すでにできていることに気づくことで、患者さんの意識が、ギャンブル行動から生活の中でできているその他の活動に移り、徐々にギャンブル行動が減っていくことにもつながります。

　⑤については、「対処法」として、一つの行動や活動ばかりにとらわれていると、その行動や活動をできなかった時に、不全感に襲われてギャンブルを再開してしまう可能性が高まる場合があります。そのようなときは、日々の生活で例えば、仕事が終わって、車に乗り込んで、それから家族に自宅に帰る連絡をしていた順番を、仕事が終わって、まずは自宅に帰る連絡をして、その後に車に乗って帰宅するというように変えるだけで、対処法として効果を発揮する場合もあります。

　⑥については、引き金のみに着目して対処法を考え実践していると、疲れてき

てしまい、ギャンブルを再開してしまう可能性が高まる場合があります。それを防ぐためにも、疲れに気づいたり、頑張っている自分に気づくことは大切で決して悪いことではないことを共有し、そんな自分にご褒美となる活動（入浴剤を入れて風呂につかる、マッサージを自分でしたり受けたりする、おいしいものを食べるなど）を対処法として実践することを忘れないようにしましょう。

　また、脳内物質の視点からは、「引き金に脳が反応すると快楽脳内物質（ドーパミン）が、通常の5倍～10倍放出され、ギャンブルしたくなります。ただその時も、引き金に対処すれば、15分程すると脳内物質はおさまります」という説明も有効です。また、ギャンブルをやめた後の脳の回復過程（離脱期⇒ハネムーン期⇒壁期⇒安定期）も説明しながら、引き金と対処法に対する意識づけを促すとよいでしょう。

### 11.5.3 「メリット・デメリット」について

　本項では、**表11.9**のバランスシートを利用して「ギャンブルをするメリット」「ギャンブルをするデメリット」「ギャンブルをしないメリット」「ギャンブルをしないデメリット」について整理していきます。バランスシートを使用して、患者さんのギャンブルに対する動機づけが見えてきたり、引き金と対処法も見えたりします。なお、各項目の比重をつけるときは、患者さんから挙げられたメリット・デメリットの数だけではなく、そのインパクトも考慮することが大切です。例えば、「ギャンブルをするメリット」が1つだけだとしても、そのインパクトは10の「ギャンブルをするデメリット」に勝る場合があります。

表11.9　バランスシート

| ギャンブルをするメリット | ギャンブルをするデメリット |
|---|---|
| | |
| ギャンブルをしないメリット | ギャンブルをしないデメリット |
| | |

① 「バランスシート」から「引き金と対処法」をみる

「ギャンブルをするメリット」については、「『ギャンブルをするメリットを考えるとしたくなるから考えない』としていると、ふいにメリットがよぎった時にやってしまう可能性が高まります。あらかじめ『ヤレヤレ詐欺』の一部分でもある『するメリット』を自覚し、対処法を身につけておくことが役立ちます」と説明します。

「ギャンブルをするデメリット」については、「ギャンブルを何とかしようとする動機づけになるし、したくなった時のメリットや正当化の反論になるので大切です」と説明します。

「ギャンブルをしないメリット」については、「ギャンブルをやめたからといって、何かすごいプレゼントがもらえるわけでもありません。逆にしばらくは退屈感や空虚感を感じる毎日が続くかもしれません。しかし、徐々に日々の生活活動の中にある、『当たり前の幸せ』『当たり前の大切さ』に気づくことで、生活が充実し、ギャンブルから離れた生活を送る原動力になります。そして、生活活動そのものが対処法になります」と説明します。

「ギャンブルをしないデメリット」については、「ギャンブルをしない生活が続くと、徐々にストレスが溜まってきます。それから逃げようとすると、余計に追われるように思えることがあります。『ヤレヤレ詐欺』として認識し、対処法を考える材料にすることで役立ちます」と説明します。

② 「バランスシート」から「気持ちと行動」をみる

**表11.10**に示すように、ギャンブル行動症の患者さんは、上述した様々なメリットとデメリットのはざまで揺れるため、その時の患者さんの状態に応じた対応が必要になります。やみくもに、患者さんのギャンブルに関する認知や行動を変えようとする前に、まずは、その時の患者さんの状態に「ともに気づく」ことが大切になります。

ギャンブル行動症に関する認知行動療法について、シートなどを利用しながら、患者さんと共有できるように述べました。技法や正論にとらわれすぎず、読者の皆様が、まずは患者さんとともに、その時々の思いや行動を共有しながら治療支援が進められるお役に立てば幸いです。

表11.10　気持ちと行動の変化

| 時期 | 本人の行動 | 本人の気持ち | 周りの対処 |
|---|---|---|---|
| 前思案期 | 没頭 | するメリット | するメリット、<br>する環境や内容の共有 |
| 思案期 | 没頭 | するメリット/<br>するデメリット | するメリット、<br>するデメリットの共有 |
| 準備期 | 変化 | するデメリット/<br>しないメリット | するデメリット、<br>しないメリット、対処法の共有 |
| 行動期 | 新たな行動 | しないメリット | しないメリット、対処法の共有 |

■参考文献

・Dennis L. Thomas, Cynthia J. Osborn : Addictive Behaviors forth edition, The Guilford Press, 2013.

## 11.6 ● 家族の対応

浦和まはろ相談室　高澤和彦

### 11.6.1　ギャンブル行動症における家族支援

　ギャンブル行動症の治療・支援が広まりつつある昨今、むしろ家族支援の重要性は増しています。支援の場が増えたことで救われる人がいる反面、家族も支援者も「ギャンブル」という現象に過度にとらわれ、深く考えることなく本人・家族をギャンブル行動症の専門治療や家族教室等につなげ、結果として問題解決に至らない弊害にも少なからず出会っています。苦労・苦悩の末、助けを求めている家族を受け止めることは何よりも大切です。加えて支援者は本人・家族を理解することに努め、想像力を駆使して、より適切な支援を考えなければなりません。

　筆者は、多様な相談機関に関わっていますが、相談の場によって本人・家族の課題もニーズも大きく異なります[1]。障害、若者、生活困窮、高齢等、地域の支援の現場で事例化しているギャンブルの問題と教科書的なギャンブル行動症には大きな違いがあります。これらを同一のものとして論じるのは無理があり、家族の対応を定型化することも困難です。

　家族支援にあたり、筆者は以下の三氏の考えを念頭に置いています。今井は、神経発達症のある人に関わるうえでの基本的な姿勢として、「この人はこういう

人だと決めつけないこと」「本人理解から始めること」「なぜそのような行動を取るのかを考えること」[2]をあげています。これはギャンブルの問題の家族支援でも必須です。

宮脇は、子どものゲーム行動症について現時点では「従来からの不登校臨床技術を援用すべき」[3]と述べています。子どもでなくてもギャンブル行動症にもこの考え方を積極的に援用すべきと考えます。ギャンブルそのものよりも、仕事を続けることの困難、学校でのドロップアウト、対人関係の困難、お金の使い方の苦手などが主たる課題である事例を筆者は多数経験しています。

稲村は、「最近は、『ものさし』をたくさん持ちましょう、と呼びかけています。『依存症ものさし』だけではなく、『青少年ものさし』『自閉ものさし』『知的ものさし』『DVものさし』『虐待ものさし』『家族関係ものさし』…いくつかのものさしを当てて、総合的に考える」[4]と提唱しています。家族や支援者の視野を拡げ、複合的な生活課題を発見し、地域にある社会資源と連携しながら、問題解決の可能性を拡げる提言です。

### 11.6.2 家族とともに本人を知る

#### ①本人理解のひとつの方法：家族とともに生育歴・生活歴・家族歴を振り返る

家族と支援者が協働して行える本人理解の方法の一つとして、生育歴・生活歴・家族歴の活用があります。

筆者は、社会とのつながりが複雑になる高校時代から現在までの生活の全体像を聴いていきます。ここから始めるのは、家族が一番に伝えたい「ギャンブルで起きたこと」に耳を傾けていることを示す目的もあります。しかし、それだけにとらわれずに、お金の使い方の特徴、対人関係の特徴、集団・学校・就労場面等での適応・不適応の状況、自己主張等の得意・不得意、安定して生活していたとき、不安定な生活になっていたときの環境の違いなど、本人の人となりをつかんでいきます。

時系列を整理してみると、家族がギャンブルのせいと捉えていた問題がギャンブルを始める前から起きていることも多々あり、「そういえばうちの子は金銭管理が元々苦手でした」「夫はノーと言えないので、いつも仕事の負担が重くなってギャンブルに逃げていたのですね」「人間関係はこなしているように見えたけど、すごく気を遣ってエネルギーを使っていたから、職場や学校で苦しくなってしまっていたのですね」など、家族が見方を変えることもあります。

家族歴は、依存問題に限定せず、血縁者の、社会に出てからの不適応、学校時

代の不適応、精神科治療歴、何らかの障害などの情報を具体的に記述していきます。かつて問題があり、現在はその人なりに社会適応している血縁者の適応の仕方が、本人の支援の参考になることがあります。その他、特徴的な家族関係も押さえておきます。

　子ども時代のこと（生育歴）は、妊娠中、出生時、その後の発育・発達の状況は丁寧に聴取しておきたいものです。特に若者、就労が続かない人などの中に、「何か心配な子だった」「相談に行ったがそのうち問題はなくなった」「勉強は苦手だった」などのエピソードや、明らかな障害とまではいえない生活に影響しそうな不得意・苦手が出てくることがあります。小・中学校時代の学業成績、得意・不得意科目、学校での生活状況、好きな遊び・趣味、習いごとの好き嫌いなどの情報を聴きながら、どのような子どもだったかイメージをつくっていきます。必要な生活支援や興味を持ちそうな代替行動を提案する時に役立ちます。

　家族とともに本人の全体像を捉え直すことで、ギャンブルの裏に隠れた、生活が崩れた原因が見えると同時に、家族の「すべてギャンブルのせい」という理解の修正にもつながります。

### ②これまでの家族の本人の捉え方、関わりを点検

　生育歴・生活歴・家族歴の聴取を通して、**表11.11**のような点について整理します。これらを評価して、個別支援や家族教育で家族に対して伝えることを考えていきます。

### 11.6.3　地域の社会資源との連携

　本人理解を通して家族が本人を捉え直し、ギャンブル行動症の治療・支援から、地域の社会資源を使うなど別の支援に切り替えた事例を紹介します。

### ケース 1

　20代の息子のことで相談に来た父親Aさん。息子のBさんは大学3年でつまずいて留年。パチンコでの借金も発覚した。Aさんは、Bさんに大学卒業、正社員になるための就活、親が立て替えたお金の返済を課し、Bさんもその場では返事をするが、すべて中途半端で再度留年。Aさんは精神保健福祉センターで家族教室に参加。紹介されたギャンブル専門外来にBさんを連れて行き、認知行動療法を受けた。受診前からパチンコは止まっていた。生活状況が全く変わらず相談に来た。

表11.11　生育歴・生活歴・家族歴を活かした家族のアセスメントと家族支援のプランニング

| 家族の捉え方<br>関わり方 | 現実 | 支援の目標 |
|---|---|---|
| ・ギャンブルさえや<br>　めれば「普通」<br>・「普通」に自立して<br>　ほしい | ・自己主張が苦手<br>・金銭管理が苦手<br>・仕事ができない<br>・学業の困難<br>・対人関係の困難　など<br>　（必ずしも障害レベルではな<br>　い） | ・家族の本人理解の支援を継<br>　続<br>・家族の期待を適切なレベル<br>　に調整する支援 |
| ・家族の考えで本人<br>　の行動を変えよう<br>　とする | ・借金の肩代わり<br>・ギャンブルをやめるという約束<br>　（一方的な）　など | ・効果が出ておらず、悪循環<br>　になっていることに気づい<br>　てもらう支援<br>・これまでとは違う行動を選<br>　択できるようになる支援 |
| ・本人のSOSサイン<br>　の見逃し | ・学校や仕事を辞めたいと言う<br>・職場等の不満を愚痴る<br>・学校や仕事を休む　など<br>　　　　　↓<br>・SOSと認識できなかった<br>・世間の常識で対応した（大学<br>　は出ないと。石の上にも三年） | ・SOSサインを家族と支援者<br>　で共有<br>・次回は「どうした?」と耳を<br>　傾けられるように準備 |

第11章　ギャンブル行動症

　Aさん夫妻と共にBさんの生育歴・生活歴を振り返ると、Bさんは中学時代からいつも仲間にくっついて行動していました。大学に入り友人と遊び程度にパチンコはやっていましたが、生活は崩れず単位も取れていました。大学3年の後期にサークルを引退し、皆が就活を始め一人の場面が増えた時から大学生活につまずいたことがわかりました。自分一人で考えること、決めることが非常に苦手で、どうしたらよいかわからなくなったという仮説を家族と共有し、卒業、就活、返済を一気に求めるのは難しいことを家族に説明し理解を求めました。

　その後、Bさんから話を聴くと、一人では勉強や卒論をどうしたらよいかわからず留年。進級した仲間と学校で顔を合わせるのがつらくなり、パチンコホールで時間をつぶすようになったことがわかりました。信頼関係をつくりながら中退の選択を支援。自己理解と自己決定を手助けしながら、地域若者サポートステーションと連携。就労して少しずつ社会経験を積み重ねています。ギャンブルをや

めることを家族・本人支援のテーマには据えていませんが（支援者のみならず家族・本人も）、家族の捉え方も変わり、安定しています。

→ ケース 2

> 　30代の夫のことで相談に来たCさん。夫婦で住宅を購入する計画が進んでいたが、住宅ローンの審査の際に夫Dさんの借金が発覚し、住宅の購入ができなくなった。Dさんの通帳を調べると競馬のネット投票の記録があった。Dさんに対して怒り心頭のCさんは、私の人生を返せ、借金はどうすればよいのかと精神保健福祉センターに来所。

　精神保健福祉センターからの紹介で、Dさんから話を聴きました。元カノに振られ自暴自棄になって遊び歩いていた時に借金をつくり、失意の中で出会ったCさんとの関係は何としても壊したくなく借金を隠して結婚。小遣いの中から細々と返済を続けていたそうです。家の購入というCさんの夢を実現するために、住宅ローンの審査前に借金を一括返済しようとネット競馬に手を出して逆に借金を増やしたことがわかりました。夫婦面接を設定し、この経緯をDさんからCさんに話してもらったところ、マメでなんでも希望を聞いてくれる「よい夫」「よいパパ」と思っていたが、無理をしていたのかもしれないとCさんが気づきました。夫婦が対等に言い合える関係づくり、夫婦の現実的な人生設計の見直しをテーマに支援を続けることになりました。借金は当面は利息を気にせず少額ずつ返済し、生活の安定を見極めてボーナスで返済するという見通しを共有しました。夫婦での話し合いが上手になり、ギャンブルをやめることを支援のテーマには据えていませんが安定しました。

→ ケース 3

> 　40代の夫について相談に来たEさん。夫が闇カジノに出入りしている。同棲していたときからEさんのお金を勝手に持っていく。Eさんとの結婚前から仕事が長続きしたことがなく離婚歴もある。結婚後も生活費を入れない。女性関係が続いている。時々いきなりキレる。確定申告や税の納付などの社会的な手続きに見向きもしない。精神保健福祉センターでギャンブル行動症の可能性を指摘されたが、なにかピンとこなかった。

ギャンブル以前からの経済的・精神的DVと捉えてよいケースです。Eさんとの信頼関係を築きながら、ギャンブル行動症と捉えることは適切ではないことを理解してもらい、女性センターに引き継ぎました。特に行政機関に相談が入った場合には、支援者が見逃してはいけないケースです。

このように少し注意して家族の話を聴くと、ギャンブルの問題＝ギャンブル行動症の家族支援というわけではなく、トリアージして地域で対処すべきことがあることがわかると思います。生活歴・生育歴等を詳しく聴くことが難しい場合には、地域にある総合的に問題を見立て方向づけができる相談機関に家族を案内することが適切でしょう。

### 11.6.4　家族の初期の混乱を解く

#### ①家族の借金問題の認識：借金を払ってはいけない？

ギャンブルの問題で家族の一番の混乱要因は、借金を含む金銭問題です。以下、家族によくある認識と対応をまとめてみます（**表11.12**）。

身近な人に問題が起きた時に素朴に助けようとするのは、家族が取る当たり前の行動です。最近は、ネット等で「借金を払ってはいけない」と調べていて、筆者との初回面接で肩代わりしたことを謝り出す家族もいます。「～してはいけない」という「禁止」のメッセージは、家族の罪悪感が強化されることがあるので注意が必要です。「これまでよい結果につながっていないのであれば、違うやり方を試してみましょう」といった「未来志向」のメッセージを伝えることが大事です。家族が「今はあわてて払わなくても大丈夫。これまでとは違う対応を支援者と一緒に考えればいいのか」と思えるくらいに肩の力が少し抜ければよいと思います。

#### ②家族の生活不安を払拭する具体的なサポート

未だに「借金は放っておけ」という無責任な助言を聞くことがあります。借金問題は対応を急がなくてよいケースがほとんどですが、家族が借金を放っておけない最大の要因は、生活不安が払拭できないからです。これらにまず具体的に見通しをつける必要があります。これも一律ではなく、例えば、独身で、就労も不安定で、財産もないようなケースであれば、借金を当面放置しても大きな問題はなく、その間に生活を立て直す計画を立てられます。配偶者・子どもがあり、就労も安定していて、財産があるような場合には、給与等の差し押さえなどにより家族全体の生活に影響が出るリスクがあるので、速やかに法律家に関与してもら

表11.12　借金に関連する家族の認識と対応

| 家族の認識 | 家族が陥りがちな対応 | 結果 | 望ましい理解と対応 |
|---|---|---|---|
| ・借金の原因にアプローチせず、とにかく借金をなくしたい | ・一時も早く借金をなくすために肩代わり<br>・適応やタイミングを考慮せずに強制的に借金をさせない仕組みを利用（債務整理・貸付自粛） | ・借入枠が空き、再度借金が可能となり、借金が増える<br>・家族とのトラブル、ヤミ金、友人等からの借金、横領等のリスクが上がる人がいる | ・借金の返済が滞ることは、本人の本当の課題に切り込むきっかけになる<br>・家族全体の家計、生活設計等を見直す好機 |
| ・借金がなくなれば問題は解決する | ・肩代わり | ・借入枠が空き、再度借金が可能となり、借金が増える | ・借金の原因にアプローチが必要 |
| ・取り立てが怖い<br>・家族が代わって払わないといけない | ・肩代わり | ・借入枠が空き、再度借金が可能となり、借金が増える | ・過酷な取り立ては禁止されている<br>・家族に返済の責任はない |
| ・利息が膨らむと返せなくなる<br>・利息がもったいない | ・肩代わり<br>・早く、多く返す | ・借入枠が空き、再度借金が可能となり、利息を節約した以上の借金ができる | ・生活の安定のメドが立ったときなど、しかるべきタイミングで法律家の力を借りて利息カット等の交渉が可能<br>・ゆっくり、無理なく返す |
| ・借金は本人の責任なので、今この段階から本人に返させるようにしないといけない | ・家族による厳しい金銭管理と無理な返済計画<br>・家族が立て替えて、家族に対して返済させる | ・実行不可能<br>・家族との上下関係ができる、家族に対する罪悪感が増す、家族に弱音を吐けなくなる、などの状態になり、自分だけでどうにかしようとして借金に至る悪循環を生じやすい | ・現時点では本人は借金に向き合える段階にない<br>・生活の安定を優先し、借金問題に向き合えるようになった状態で、できる範囲で責任に向きあってもらう |

い、生活の安定に取り組む基盤となる財産や収入を守る支援が必要になることがあります。

　こうした状況では家族も視野が狭まっていて、本人の借金を返すことに必死になり、家族の財産の目減りに気づかないようなことも起こります。家族の老後の蓄えが底を突き、家族の生活がままならなくなって相談につながるケースも現実に存在します。こうした不幸が起きないように、家族の財産を守ることの大切さなど、家族が忘れている視点に気づいてもらうことも重要です。

　また、すでにヤミ金からの借金がある場合は、所轄の警察署の生活安全課との連携の仕方を具体的に説明し、根気強く相談することを支えることが必要です。

### ③家族の新たな行動を徹底的に支える

　家族が肩代わりの行動を改めると、遠からず本人の借金は限度に達します。別の金策も早晩行き詰まり、家族に泣きついてきます。その時に家族が「私たちもこれ以上やり方がわからない。どうやって生活を立て直せばよいか詳しい人に相談に行こう」と伝えるなどして、これまでの肩代わりの悪循環の環を切ります。この時に重要なのは、「債務整理」や「治療」だけが目的にならないことです。この機会を活かして生活の立て直しをトータルで考え、その一環として債務整理や治療をどう位置づけるか考えてくれる人・場につながることが望ましいでしょう。

　このプロセスでも家族は不安や迷いに左右され続けます。定期的なモニタリングとタイムリーに相談ができる体制の工夫が必要です。筆者は、月1回程度の対面での短い状況報告に加え、わからないこと、不安なことがあれば、迷わず電話をしてほしいと伝えます。最初は電話が頻回になりますが、少しつきあうと落ち着いてきます。家族が問題をこじらせる前に相談でき、問題に適切に対処する経験を積むと、長い目で見ると支援者の負担も少なくなります。新たな情報が上書きされて支援方針の微調整もできるので、その後の介入がスムーズになるメリットもあります。

### ④法律家との連携

　こうした借金問題に関連する家族支援には、法律家との連携が有効です。

→ ケース 4

　50代の夫婦。子どもは大学1年生。夫のギャンブルの問題は長く、総額で1000万円を超える借金の肩代わりが繰り返されていた。今回は銀行、消費者金融に約500万円の借金があり、返済と子どもへの仕送りをすると家計が回らない。夫は地元の自助グループに参加していたが、どうしてもお金を捻出する必要性に迫られギャンブルに頼り、妻はなんとかギャンブルをやめてもらおうと、夫に自助グループ参加を増やすように促した。マジメな夫は仕事・金策・自助グループで疲労困憊。状況を打破するためにギャンブルでお金を得ようとする悪循環にはまっていた。

　司法書士と連携し、子どもの大学卒業を当面の夫婦共通の目標に定め、在学中の返済額を低く抑え、卒業後に返済額をアップする計画を立ててもらいました。闇雲に自助グループへの参加を増やすのではなく、仕事も日常生活も自助グループも無理のないバランスにしていく方向を確認しました。

→ ケース 5

　20代の若者。大学になじめずに中退。バイト仲間と旅行に行くために借金したのが始まり。親に詰められ、借金を返すために競馬のネット投票をして60万円ほどに借金が膨れた。働いて返したい気持ちはあるが、自分が何をやりたいのか、どんな仕事が向いているのかわからない。父はタバコをやめて節約すべきだといい、母はとにかく借金自体が不安で、両親ともに本人にキツくあたってしまう。

　借金額もそう多くなく、債務整理は必要ないだろうと考えましたが、家族の借金に対する不安が非常に高く、筆者の説明だけでは納得が難しく、連携する司法書士に債務整理前提ではない家族相談を依頼しました。結果、司法書士が債務整理を受任して時間をつくり、その間に筆者が地域若者サポートステーションと連携し、本人に合う仕事を探し、その収入で無理のない返済計画を立てる道筋を家族に提案。家族も安心し納得しました。

　このように法律家の関与は、単に債務整理だけでなく、本人・家族が生活を立て直すことに専念できる時間的・精神的なゆとりをつくること、ライフステージ

に合わせた現実的な生活設計をすること、将来の家族全体の人生設計の変更を手伝うこと、家族の財産を守ることなど、様々な方向で助けになります[5]。

　一方、最近は、治療プログラムは病院でやっているので借金は法律家へ、逆に、債務整理の計画はできたので病院や相談機関でギャンブルをなんとかしてもらいなさいといった、互いに連携のない支援に出くわすことがあります。単純な情報提供や紹介ではなく、まず支援者が信頼できる法律家との関係をつくり、知恵を借り、連携しながら一緒に支援計画を立てていくことが家族の支援につながります。

　すでに債務整理が始まっていて、月々の返済の履行が破綻しており、代わりに家族が返済を続けているような場合があります。返済が滞り法律家が辞任するのを機に、別の法律家と連携して実行可能な支援計画を立て直すこともできることを支援者が知っておくと、家族に現実的な道筋を示すことができます。

## 11.6.5　日常生活の中での家族の対応

### ①家族の財産や大切なものを守る

　家庭内で大事な物やお金がなくなることを防ぐために、金庫や実家等の安全な場所に移す、貸金庫を活用するなどの対応が必要になることがあります。財布の中に入れておく金額も抑える、無防備に財布やお金を置かないなどを徹底したいのですが、「家族は悪くない。本人が行動を変えるべきだ」と意地をはってしまう家族もいます。互いが嫌な思いをするリスクを減らし、家族関係の悪化・対立を防ぐためという目的を繰り返し伝えていくことが重要です。

　クレジットカードの契約で家族カードが発行されている、携帯料金の支払いが一括になっている、パスワードやアカウントの管理が甘い、などの状況は思わぬところで経済的な被害が出てくることがあり注意が必要です。

### ②金銭管理はその人その人のオリジナル

　金銭管理はすべてやめる、お札を持たせないなど、いろいろな考え方がありますが、これも一律には考えられません。元々金銭管理ができていた人については、金銭管理を外したり、一時的にリスクを下げるために現金の持ち方を本人も納得のうえで工夫したりすることが有効に作用することも多いのですが、そもそも金銭管理が苦手・できない人については、適切な金銭管理という生活支援が必要になります。しかし、金銭管理を抵抗なく受け入れ生活が安定する人もいますが、金銭管理に断固抵抗する人、その場では同意しても気が変わる人など様々です。

第11章　ギャンブル行動症

誰が関わるかという問題もあります。金銭管理もまた個別的にその人オリジナルの工夫をする必要があります。

　小遣いが問題になることも多く、極端な例では、借金返済優先で小遣いゼロ、あるいは非常に少額ということがあります。家族に聞くと「本人がその額を希望した」といわれることが多いのですが、この時点の家族との関係性の中では、本心では納得していなくてもその場では同意してしまいます。苦しくなって借金や家のお金を盗るなどの悪循環にはまることがあります。互いに無理のない線で折り合いをつけていく支援が必要になります。

### ③対立的なコミュニケーションの修正

　家族は被害者、本人は加害者という意識が強い段階では、叱責、説教、対等ではない関係性での一方的な約束など、対立的、批判的なコミュニケーションになりがちです。本人が家族に対して弱音や小さな失敗を言い出せなくなり、自分だけで対処しようとして失敗し、家族関係の悪化につながります。

　また、「本人にどう声をかければよいか」「たくさんコミュニケーションをとってあげたい」と考える家族もいます。そうした場合、家族は「何かを言ってあげる」ことに目が行きすぎていて、一方通行のコミュニケーションに陥りやすいものです。

　筆者はシンプルに以下のことを伝えたうえで、面接等で練習していきますが、家族介入法であるCRAFT（Community Reinforcement and Family Training）を、本やグループで学ぶのも効果的です。

- ・何か言ってあげることよりも、話を最後まで聴く。
- ・コミュニケーションの量よりも、日常の小さな一言（おはよう、いってらっしゃい、ごはんできたよなど）。
- ・意見があるときは、意見として伝えるにとどめる。その場でわからせようとしない。
- ・自分の基準を押しつけない。社会と価値観は時代で変化している。
- ・結論を求められたときは、あわてて答える必要はない（1日2日置いて考えてもよい。答える前に支援者にも相談する余裕を持つ）。

### 11.6.6　家族教室と自助グループ

　ギャンブルの問題の家族支援は、生活不安がついて回るため、それを払拭するための個別的・具体的ケースワークが必要になることが多いのが特徴です。また、

家族の力も様々で、家族教室での講義内容をわが家の問題にあてはめながら、問題解決に向かっていける人ばかりではありません。筆者のところにも家族教室に参加しているけれども、個別のケースワークが受けられないからと相談に訪れる家族が少なくありません。家族教室には集団の力という利点もありますが、家族教室に入れているだけだと効果は半減します。個別的な課題を家族と共有し、タイムリーに相談できる体制が欠かせません。

アルコール・薬物の支援に携わってきた同世代の支援者と話をすると、かつての家族の自助グループとの協働について反省が語られます。当時は、支援者が家族を支える術を知らず、本来支援者が担わなければならない対応方法の支援を「あとは家族同士の経験から学んでください」と、家族の自助グループに丸投げしてきた黒歴史があります。支援者は支援者の役割を果たす努力をし、家族の集団への適応性などを考慮したうえで、家族の自助グループとの協働を目指したいものです。

また、本人のアセスメントによっては、家族も必ずしもギャンブルに対応する家族教室や自助グループでなく、思春期の家族教室、DVの学習会、神経発達症や知的発達症、ひきこもりの家族会などを柔軟に活用することも考えるべきでしょう。

■ 文献

1) 安髙真弓：薬物依存問題のある人の家族支援，明石書店，2021.
2) 中村努，髙澤和彦，稲村厚：誤解だらけの「ギャンブル依存症」，彩流社，2022.
3) 宮脇大：ゲーム症 − Gaming Disorder −．児童青年精神医学とその近接領域，61（1）：41-54，2020.
4) 稲村厚：私信，2022.
5) 稲村厚：増補新版 ギャンブル依存と生きる，彩流社，2022.

## 第12章　ゲーム行動症

## 12.1 ● 日本におけるゲーム行動症の現状

鳥取大学　金城　文

### 12.1.1　日本におけるゲームの使用実態

　インターネットやスマホ（スマートフォン）の普及によって、ゲームをする環境は様変わりし、ゲームに没頭しやすい環境となっています。

　ゲーム行動症がICD-11（国際疾病分類第11版）に正式な病名として収載された2019年に、日本では、10〜79歳を対象としたゲームに関する全国調査「ネット・ゲーム使用と生活習慣に関する実態調査」が実施されました。この調査は、住民台帳から調査対象者をランダムに選んで、調査員が訪問し、調査への協力を得られた方に回答用紙またはウェブ上で回答してもらう方法で実施し、4860名からの回答が得られました（回答率54.0%）。

　ゲーム機、パソコン、スマホ等の電子機器でゲームをしたことがある人の割合は62.5%で、ゲームをする機器としてはスマホが最も多くなっていました。プレイするゲームのジャンルは、男性ではRPG（ロール・プレイング・ゲーム）系、シューティング系、戦略シミュレーション系、アクション系、女性ではパズル、育成系、リズム音楽系が多い結果でした。

　ゲームをしたことがある人の平日のゲーム時間、過去12ヵ月間のゲームに起因する問題があった人の割合を**表12.1**に示します。ゲームのコントロールができなくなっている人、学業や仕事、睡眠に支障をきたしている人が一定割合いることがわかりました。更に、平日のゲーム時間別にゲームに起因する問題を経験した人の割合をみると、平日のゲーム時間が2時間未満、2時間以上6時間未満、6時間以上と長くなるほど、ゲームに起因する問題を経験した人の割合が高くなっていました（表12.1）。この結果から、ゲームに起因する問題を防ぐためには、ゲームをする時間が長くなりすぎないようにすることが重要であることがわかります。

表12.1 ゲームをしたことがある人の平日のゲーム時間、過去12ヵ月間のゲームに起因する
問題があった人の割合

| | ゲームをしたことがある人に占める割合 | 平日のゲーム時間 | | |
|---|---|---|---|---|
| | | 2時間未満 | 2時間以上6時間未満 | 6時間以上 |
| ゲームをしたことがある人に占める割合 | 100.0% | 74.1% | 23.2% | 2.7% |
| ゲームをやめなければいけない時に、しばしばゲームをやめられなかった | 19.2% | 14.6% | 30.6% | 44.7% |
| ゲームをする前に意図していたより、しばしばゲーム時間が延びた | 44.5% | 37.7% | 63.5% | 64.5% |
| ゲームのために、スポーツ、趣味、友だちや親せきと会うなどといった大切な活動に対する興味が著しく下がったと思う | 5.3% | 2.8% | 10.7% | 26.3% |
| 日々の生活で一番大切なのはゲームである | 1.9% | 0.5% | 4.9% | 13.2% |
| ゲームのために、学業成績や仕事のパフォーマンスが低下した | 7.0% | 4.8% | 11.3% | 30.3% |
| ゲームのために、朝起きられなかった（過去12ヵ月で30日以上） | 4.0% | 2.2% | 7.6% | 19.7% |
| ゲームのために、昼夜逆転またはその傾向があった（過去12ヵ月で30日以上） | 5.9% | 2.8% | 12.9% | 30.3% |
| ゲームのために、学業に悪影響がでたり、仕事を危うくしたり失ったりしても、ゲームを続けた | 2.2% | 1.2% | 4.3% | 12.0% |
| ゲームをしていたために、登校、出勤、だれかとの約束といった大切なことができなくても、ゲームを続けた | 1.1% | 0.5% | 2.0% | 9.2% |
| ゲームにより、睡眠障害（朝起きられない、眠れないなど）や憂うつ、不安などといった心の問題が起きていても、ゲームを続けた | 2.7% | 1.2% | 5.4% | 21.1% |
| ゲーム機やゲームソフトを買う、またはゲーム課金などでお金を使いすぎ、それが重大な問題になっていても、ゲームを続けた | 1.3% | 0.5% | 2.6% | 9.2% |

第12章 ゲーム行動症

## 12.1.2　日本におけるゲーム行動症と関連要因

どのくらいゲーム行動症にかかっている人がいるのか、つまりゲーム行動症の有病率を知るためには、国民を対象にゲーム行動症のスクリーニングテストをして調べる必要があります。世界的には、まだコンセンサスが得られたゲーム行動症のスクリーニングテストはありませんが、日本では、ICD-11のゲーム行動症の診断基準に基づいた、GAMESテスト（ゲーミング・エンゲージメント・スクリーン・テスト）が新たに開発されました（**表12.2**）[1, 2]。GAMESテストでは、合計スコアが5点以上でICD-11のゲーム行動症疑いと判定されます。2019年に行った10～29歳の若い人を対象とした全国調査では、ゲーム行動症疑いは5.1％（男性7.6％、女性2.5％）と推計されました[2]。世界的なゲーム行動症の有病率は、2020年3月までに行われた29か国の61研究をもとに計算された結果、全体では3.3％（男性8.5％、女性3.5％）、思春期と若年成人では6.3％と報告されています[3]。日本の若い人においても、ゲーム行動症にかかっている人が諸外国と同じぐらいいると考えられます。

2019年からは精神保健福祉センターや保健所が受けたゲーム行動症に関する相談件数が衛生行政報告例と地域保健・健康増進事業報告で報告されており、相談件数は2019年のべ1510人、2020年のべ2819人で、大幅な増加を認めています[4, 5]。

ゲーム行動症にかかっていない人を追跡して、どういった人がその後ゲーム行動症になりやすかったかを調べた縦断研究によると、長いゲーム時間、ゲームを肯定的に捉える態度、男性、孤独感、衝動性、素行障害、低い運動機能がゲーム行動症になりやすいリスク要因でした。一方、高い社会的能力や自己肯定感、学級内で孤立していないこと、学校を楽しめていること、行動をコントロールしている認識、思春期では教師が児童や生徒の選択を促すような自律性支援が、ゲーム行動症を予防する要因となっていました[6]。他にも、早い年齢、特に5歳以下でのゲーム開始がゲーム行動症のリスク要因となることが報告されています[7]。

## 12.1.3　日本におけるゲーム行動症対策

ゲームに起因する問題を持つ人やゲーム行動症疑いの人がいることから、日本においてもゲーム行動症への対策が求められます。「個人・家庭」「学校・地域」「都道府県・国」といった対策の実施規模別に、ゲーム行動症の1次予防、2次予防、3次予防を**表12.3**に示します。

表12.2　GAMESテスト（ゲーミング・エンゲージメント・スクリーン・テスト）

過去12ヵ月について、以下の質問のそれぞれに、「はい」「いいえ」のうち当てはまるほうに〇をつけてください（9問目は0、1、2から選択）。

ここでいうゲームとは、スマホ、ゲーム機、パソコンなどで行うゲームのことです。

| 質問項目 | | 回答 | |
|---|---|---|---|
| | | はい | いいえ |
| 1 | ゲームをやめなければいけない時に、しばしばゲームをやめられませんでしたか。 | 1 | 0 |
| 2 | ゲームをする前に意図していたより、しばしばゲーム時間が延びましたか。 | 1 | 0 |
| 3 | ゲームのために、スポーツ、趣味、友だちや親せきと会うなどといった大切な活動に対する興味が著しく下がったと思いますか。 | 1 | 0 |
| 4 | 日々の生活で一番大切なのはゲームですか。 | 1 | 0 |
| 5 | ゲームのために、学業成績や仕事のパフォーマンスが低下しましたか。 | 1 | 0 |
| 6 | ゲームのために、昼夜逆転またはその傾向がありましたか（過去12ヵ月で30日以上）。 | 1 | 0 |
| 7 | ゲームのために、学業に悪影響がでたり、仕事を危うくしたり失ったりしても、ゲームを続けましたか。 | 1 | 0 |
| 8 | ゲームにより、睡眠障害（朝起きれない、眠れないなど）や憂うつ、不安などといった心の問題が起きていても、ゲームを続けましたか。 | 1 | 0 |
| 9 | 平日、ゲームを1日にだいたい何時間していますか。 | 0 　2時間未満 1 　2時間以上 　　　6時間未満 2 　6時間以上 | |

評価方法：各質問項目に対する回答の数字を合計する。5点以上の場合、ゲーム行動症が疑われる。

※調査票では、漢字にはふりがながついていますが、ここでは削除しています。

（Higuchi S et al, J Behav Addict. 2021より引用、邦訳は調査票より作成）

第12章　ゲーム行動症

　日本では、国の取り組みとして、厚生労働省が中心となって、内閣府、消費者庁、文部科学省、経済産業省と共に、ゲーム行動症に関する情報提供、相談体制の構築、治療や支援体制の充実が行われています。

　学校では、「ノーメディア・デー」と称したデジタル機器から1日離れて他の活動を促す日を設ける取り組み、児童・生徒・保護者を対象とした講演会、児童・生徒が自分たちでメディア・ルールを作る取り組みなどが行われています。

**表12.3　実施規模別ゲーム行動症対策**

| | 1次予防 | 2次予防 | 3次予防 |
|---|---|---|---|
| 予防の目的 | ・ゲーム利用を健全なレベルにとどめるための予防 | ・早期発見、早期介入により、重症化しないようにするための予防 | ・適切な介入と治療で、社会復帰できるようにするための予防 |
| 対象 | ・すべての人 | ・ゲーム行動症の発症リスクが高い人<br>・ゲーム行動症を発症している人 | ・ゲーム行動症を発症した人 |
| 個人・家庭 | ・ルールを作る、守る、見直す<br>・ペアレンタルコントロール<br>・フィルタリング<br>・正しい情報を入手する<br>・ゲームに代わる活動の促進<br>・家庭内のコミュニケーションにより孤独感の低減 | ［長時間使用、日常生活・社会生活へ支障をきたす等を］<br>・早めに気づくよう努める<br>・気づいた時の家族の対応方法を知り、実践する<br>・早めに相談し、治療や支援へつなげる | ・治療の継続を支援<br>・回復プログラムへの参加の支援<br>・自助グループへの参加支援<br>・ルールを作る、守る、見直す<br>・ゲームに代わる活動の促進 |
| 学校・地域 | ・健全なゲーム使用に関する教育や情報提供<br>・家庭でのルール作り、遵守、見直しの促進、支援<br>・ゲームに代わる活動の促進、居場所づくり<br>・自律性支援、自己肯定感を高める取り組み | ・早期発見・早期対応に努める<br>・早期発見・早期対応のための個人や家庭への情報提供、啓発<br>・相談、支援の場を設ける<br>・相談、支援、治療機関との連携 | ・フォローアップ<br>・回復プログラムの提供<br>・自助グループの活動支援<br>・ゲームに代わる活動の促進、居場所づくり |
| 都道府県・国 | ・エビデンスに基づく正しい情報や資料の提供、ゲーム行動症の調査研究<br>・法律や条例の制定<br>▶ゲーム時間のコントロール<br>▶特定のソフトへの年齢制限<br>▶行き過ぎたマーケティング対策等<br>・ゲームに代わる活動の促進、居場所づくりの促進 | ・早期発見・早期対応のための正しい情報や資料の提供<br>・治療の確立、医療機関従事者の教育<br>・相談、支援、治療体制や連携構築の推進<br>・法律や条例の制定<br>▶ゲーム時間のコントロール<br>▶特定のソフトへの年齢制限<br>▶行き過ぎたマーケティング対策等 | ・回復プログラムの作成<br>・自助グループの活動支援<br>・法律や条例の制定<br>▶ゲーム時間のコントロール<br>▶特定のソフトへの年齢制限<br>▶行き過ぎたマーケティング対策等 |

地域では、母子手帳の交付や乳幼児健診の機会を利用した親世代への情報提供、五感を使った体験の場や居場所の提供などの取り組みが行われています。このよ

うに、ゲーム行動症の予防には、個人や家庭に任せるのではなく、国、都道府県、学校、地域による重層的な対策が求められます。

### ■文献

1) King DL, Chamberlain SR, Carragher N, et al : Screening and assessment tools for gaming disorder : A comprehensive systematic review. Clin Psychol Rev, 77 : 101831, 2020.
2) Higuchi S, Osaki Y, Kinjo A, et al : Development and validation of a nine-item short screening test for ICD-11 gaming disorder（GAMES test）and estimation of the prevalence in the general young population. J Behav Addict, 10 : 263, 2021.
3) Kim HS, Son G, Roh EB, et al : Prevalence of gaming disorder : A meta-analysis. Addict Behav, 126 : 107183, 2022.
4) 厚生労働省．令和2年度衛生行政報告例の概況．結果の概要．精神保健福祉関係．https://www.mhlw.go.jp/toukei/saikin/hw/eisei_houkoku/20/dl/kekka1.pdf（2022年7月閲覧）
5) 厚生労働省．令和2年度地域保健・健康増進事業報告の概況．結果の概要．地域保健編．4. 精神保健福祉．https://www.mhlw.go.jp/toukei/saikin/hw/c-hoken/20/dl/kekka1.pdf（2022年7月閲覧）
6) Mihara S, Higuchi S : Cross-sectional and longitudinal epidemiological studies of Internet gaming disorder : A systematic review of the literature. Psychiatry Clin Neurosci, 71（7）: 425-444, 2017.
7) Nakayama H, Matsuzaki T, Mihara S, et al : Relationship between problematic gaming and age at the onset of habitual gaming. Pediatr Int, 62（11）: 1275-1281, 2020.

## 12.2 ● ゲーム行動症の症状・治療

旭山病院 中山秀紀

### 12.2.1 ゲーム行動症の診断基準

1970年代より一般に電子ゲームが流布し始めてから、多くの人々が楽しむようになりました。2000年前後よりインターネットやオンラインゲームの依存的使用に関する報告が増え、2013年にDSM-5の今後の研究のための病態の項目でインターネットゲーム障害（Internet Gaming Disorder）の診断基準が収載されました。2019年にはICD-11にゲーム行動症（Gaming Disorder）の診断基準が新たに収載されました。ゲーム行動症の診断基準ができたことによって、各医療機関で診療行為として関わりやすくなるでしょう。

ゲーム行動症の診断基準の概要は、「ゲームに関して制御困難である」「ゲームに関する優先度が他の興味や日常生活よりも高い」「否定的な結果にもかかわらずゲームを継続、もしくはエスカレートする」ことによって、個人的、家族的、

社会的、教育的、職業的または他の重要な機能領域において重大な障害をもたらすことが12ヵ月以上続くこと（重症な場合には12ヵ月以内でも診断可）です。重大な障害とは、児童・青少年世代では、繰り返される遅刻・欠席、不登校・留年・家庭内暴力や著しい暴言、ものを壊す、ひきこもり、家族との交流が全くない、著しい昼夜逆転、過度の課金による生活の乱れなどが挙げられるでしょう。本邦でのゲーム行動症の発症頻度は、若年層（10-29歳）の約5.1％に該当したという報告もあります[1]。

## 12.2.2 ゲーム行動症と関連する症状

ゲーム行動症は大別すると、大量のゲーム時間（＋ゲーム実況動画視聴など関連する活動）もしくは、大金をゲームに費やすことにより問題化することが多いです。前者では、深夜・早朝までゲームなどがやめられず、学校や仕事に支障が出ます。後者では、ゲーム内で使えるアイテム（特にレアなもの）などを求めて大金を費やします。後者ではどのようなゲームアイテムが出るかわからないガチャなどギャンブル性とも関連しているようです。そして生活や健康、人間関係・学業・仕事などへの深刻な影響が出現する可能性があります。ゲーム行動症とよく関連しているとされる症状について**表12.4**にまとめたのでご参照ください。

**表12.4 ゲーム行動症による悪影響・関連する問題点**

| 学業・仕事・金銭面 | 精神面 | 身体面 | 人間関係 | その他 |
|---|---|---|---|---|
| 遅刻 | うつ状態 | 肥満 | 家族との不和 | 暴言 |
| 欠席 | 不安 | やせ | 孤立傾向 | 暴力 |
| 不登校 | イライラ感 | 運動不足 | リアルの友人や | 器物破損 |
| 留年 | 易怒性 | 体力の低下 | 知人の減少 | 警察沙汰 |
| 退学 | ひきこもり | 腰痛 | 家族のストレス | 家出 |
| 成績低下 | 昼夜逆転 | 手の痛み | 家族の不眠 | |
| 就労困難 | 睡眠の質の低下 | ケガ（歩きスマ | | |
| 失職 | 過眠 | ホなどによる） | | |
| 作業能率の低下 | | | | |
| 浪費（課金等） | | | | |
| 借金 | | | | |
| 詐欺にあう | | | | |
| 家事育児困難 | | | | |

### 12.2.3　ゲーム行動症の診断と留意点

　前述の診断基準や症状を照らし合わせて診断を行います。例えば青年期世代においては、①一般の精神科的な問診内容（幼少時の特記事項・発育・発達・既往歴・現病歴・家族歴・家族状況・友人状況など）に加え、②現在や過去のゲームの利用状況（行っているゲームの種類・名前・デバイス・オンラインゲームかどうか・利用時間・課金の金額・ゲーム上での知人友人とのつき合いなど）、③他のインターネットコンテンツの利用状況（動画やSNS、インターネット電話他）、④その他の電子メディアの利用状況、⑤就寝・起床時刻、⑥学校などへの登校状況（遅刻・早退・欠席など）、⑦学習状況、⑧部活動、⑨ゲーム以外の趣味・活動などを聴き取って診断や治療の手がかりにしてもよいです。

　ゲーム行動症を含めた依存関連疾患（アルコール依存・薬物依存・ギャンブル行動症など）の患者は、自らの症状や問題点を軽めに捉えたり、場合によってはこれらの症状や問題点があるにもかかわらず強く否定したりします。依存物質や行為と、症状や問題点との関連を否定する傾向にあることも多いです。これらは心理的防衛機制の一種である「否認」と言われるもので、自らの症状や問題点、関連性などの不都合なことを認めることによって更に不安が強くなるので、これらを否定することによって不安を回避するものです[2, 3]。本人の陳述のみではなく、保護者などの陳述や、より客観的指標なども診断や症状の把握の参考とすることが望ましいです。

　また、ゲーム行動症やその類縁の病態であるインターネットの依存的使用では、注意欠如多動症（ADHD）、気分症、不安症、睡眠障害（就寝時刻の遅延や睡眠の質の低下など）を合併しやすい[4-7]ことが知られています。合併症の診断・治療も重要です。

### 12.2.4　ゲーム行動症の治療目標と治療導入の留意点

　アルコール・薬物依存の場合、その治療目標は断酒・断薬（酒や薬をやめ続けること）を選択されることが多いです。それらの物質の依存度が非常に高いことや、再飲酒（薬の再使用）時に精神状態が悪化しやすく、速やかに依存状態に戻りやすいこと、酒や薬物を日常生活から排除することが可能であることなどがその理由です。

　しかしゲーム行動症（もしくはゲームの依存的使用）の場合には、断ゲーム（ゲームをやめ続けること）を治療目標とすることが困難な場合が多いです。そ

の理由はスマートフォンなどのゲームができる機器が身近にあるために、なかなかゲームを完全にやめることができないことや、そもそも患者本人が断ゲームを望んでいないことなどが挙げられます。したがって節度のあるゲーム使用、そしてゲーム行動症状態の改善を目指す場合が多いです。特に思春期世代以降で他者が、本人の考える目標を強制的に変えること（本人が節度のあるゲーム使用を考えているのに、他者が断ゲームを強要するなど）は困難をきたし、無用な対立を招くことが多いです。ただし患者本人が（一時的にでも）断ゲームを治療目標として望む場合には、断ゲームを目標としても問題はありません。

　ゲーム行動症を始めとする依存性疾患の患者は、自身の依存による問題を認めようとしない、そしてそれらの解決を拒むことがあり、前述の「否認」によるものである場合が多いです。そこで、他者（治療者や家族など）が無理やり問題点を認めさせようとしたり（直面化）、解決策を押しつけようとすると、患者との間に対立を生みがちとなります。問題が最悪の状態（底つき）になるまで放置して、患者本人が治療などの解決策を受け入れるまで待ち続けるのも、リスクが高いです。これらを回避しつつ、治療を含めた適切な解決策への導入を図るために、近年では「動機づけ面接法（Motivational Interviewing）」[8, 9]や家族介入法である「CRAFT（Community Reinforcement and Family Training）」[10]が注目されています。

### 12.2.5　治療方法の概要

　ゲーム行動症の治療は、ゲーム行動症自体に対する心理・精神療法と、合併症（精神疾患や神経発達症）に対する治療に大別されます。ゲーム行動症に対する心理・精神療法は、集団療法も個人療法も行われますが、認知行動療法が有名です。なお認知行動療法の詳細については、「12.5 認知行動療法」のページをご参照ください。

　合併症に対する治療も重要で、合併している注意欠如多動症やうつ病に対する薬物療法を行ったところ、インターネットやゲームの問題使用も改善したと報告されています[11, 12]。例えばハンらは、大うつ病を合併する過度なオンラインゲームプレイヤーの青少年・成人に対して、抗うつ薬であるブプロピオン（Bupropion）徐放剤（本邦では未承認）投与群とプラセボ群を振り分けて比較観察したところ（両群とも健全なインターネット使用に関する教育を受けた）、ブプロピオン徐放剤投与群のほうがネット依存度・うつ状態・臨床症状がより改善したと報告しています[11]。パクらは、インターネットゲーム障害に注意欠如多動症

（ADHD）を合併した青少年を抗ADHD薬であるメチルフェニデート徐放剤投与群とアトモキセチン投与群に振り分けて比較観察したところ、両群とも注意欠如多動症状とネット依存度は改善したと報告しています[12]。ゲーム行動症（もしくはインターネットの依存的使用）と合併症の治療を同時に進めていくことが、最も望ましいです。

　まだ試験的取り組みの段階ですが、ゲーム行動症（インターネットの依存的使用）に対する治療キャンプも行われています。このキャンプでは、青少年交流の家などに宿泊し、主に様々なアクティビティ（例えばハイキング、野外調理など）と、ゲーム行動症やインターネットなどの問題使用に関する心理療法などが提供されています[13-15]。

## 12.2.6 治療方法の選択

　ゲーム行動症を専門的に治療し、それを標榜している医療機関は少ないです。しかし実際にゲーム行動症患者は多いので、小児科や児童精神科、精神科やスクールカウンセラーなどが、限られたリソースを使って、対応しているものと考えられます。

　医療機関の場合、まず合併症の診断・治療は最も求められるものでしょう。また、患者に生活日記をつけてもらいそれをもとに生活指導をする、臨床心理士とともに心理面接を行う、更に生活の乱れが顕著な場合には、デイケアへの参加や生活を整えるための（任意的な）入院なども考えられます。ある程度治療リソースを割くことができれば、集団心理療法や構造化された心理療法、専門デイケア、入院治療プログラム、治療キャンプなども考えられるでしょう[16]。

■文献

1) Higuchi Susumu, et al. Development and validation of a nine-item short screening test for ICD-11 gaming disorder（GAMES test）and estimation of the prevalence in the general young population. Journal of behavioral addictions, 10（2）: 263-280, 2021.
2) 猪野亜朗他：内科医・産業医・関連スタッフのためのアルコール依存症とその予備軍，どうする!? 問題解決へ向けての「処方箋」，永井書店，2003.
3) 佐久間寛之他：依存症の初期面接，臨床精神医学，43（4），521-527, 2014.
4) Jun Tang, et al. Clinical characteristics and diagnostic confirmation of Internet Addiction in secondary school students in Wuhan, China, Psychiatry and Clinical Neurosciences, 68 : 471-478, 2014.
5) Hasan Bozkurt, et al. Prevalence and patterns of psychiatric disorders in referred adolescents with Internet addiction, Psychiatry and Clinical Neurosciences : 67 : 352-359, 2013.
6) Hawi Nazir, et al. Internet gaming disorder in Lebanon : Relationships with age, sleep

habits, and academic achievement. Journal of Behavioral Addictions, 7（1）: 1-9, 2018.
7）Nakayama H., et al. Relationship between problematic gaming and age at the onset of habitual gaming. Pediatrics International, 62 : 1275-81, 2020.
8）ウィリアム・R・ミラー他：動機づけ面接法　基礎・実践編，星和書店，2007.
9）ステファン・ロルニック他：動機づけ面接法　実践入門 あらゆる医療現場で応用するために，星和書店，2010.
10）ロバート・メイヤーズ他：CRAFT 依存症者家族のための対応ハンドブック，金剛出版，2013.
11）Han D. H, et al. Bupropion in the treatment of problematic online game play in patients with major depressive disorder. Journal of Psychopharmacology, 26（5），689-96, 2012.
12）Park J. H, et al. Effectiveness of atomoxetine and methylphenidate for problematic online gaming in adolescents with attention deficit hyperactivity disorder. Human Psychophar-macology Clinical and Experimental, 31（6）: 427-432, 2016.
13）Sakuma, H., et al. : Treatment with the Self-Discovery Camp（SDiC）improves Internet gaming disorder. Addictive Behaviors, 64 : 367-62, 2017.
14）三原聡子他：ネット依存の治療キャンプと地域対策，精神医学 59（1）：53-59, 2017.
15）小松竜平：“うまほ” キャンプとは？，あきた小児保健，54：26-28, 2018.
16）中山秀紀：久里浜医療センターでのインターネット依存症治療，精神神経学雑誌，121（7）：562-566, 2019.

## 12.3 ● 入院患者への看護

国立病院機構久里浜医療センター　遠藤直子

### 12.3.1　入院患者の特徴

　ネットやゲームへの依存が重症化し、通院治療で回復が見込めない場合は、一定期間入院し物理的にネットやゲームから離れた生活を送ります。入院治療が必要なケースは、健康状態に問題がある、昼夜逆転が著しく不眠等の症状を伴っているため通院での改善が望めない、ひきこもり等により外出しようとしない、多額の課金等により親のお金を盗るなど金銭面に問題がある、家族に対する暴言・暴力がある場合などに限られます。

　患者は10代前半から20代前半が多く、その大半は中高生が中心ですが、近年は小学生の患者も増加傾向にあります。

　当センターでの入院期間は原則2ヵ月間で、他の精神疾患の患者と共に開放病棟に入院しています。入院中は、医師や心理士、栄養士などの専門家によるレクチャーや作業療法、当センター独自のゲーム行動症専門のデイケアプログラムNIP（New Identity Program）に参加し、認知行動療法、ソーシャルスキルトレーニングを受け、規則正しい生活と本来の自分を取り戻すための治療を行います。

　治療の目標は、乱れた生活リズムを整え、ネットやゲームが中心だった生活からリアル（現実）な生活の充実を図り、最終的にネットやゲームをやめること、または使用時間をコントロールし、健康的な社会生活が送れるようになること[1]です。

## 12.3.2　日常生活の援助

　患者は未成年が多く、初めての入院であったり、家族と長期間離れた経験が少ないことなどから、緊張や不安、環境の変化に対する戸惑いを強く感じています。また、本人から入院を希望するケースは稀で、多くが無理やり病院へ連れて来られたという思いや警戒心を持っています。更に、入院中はスマホやパソコン等の持ち込みが禁止されるため、ネットやゲームができないことに対する苛立ちや反抗的な態度を見せる患者も少なくありません。

　看護師は、神経発達症や、児童・思春期から青年期の発達段階を踏まえた個別的な対応や看護を展開し、当たり前の日常生活を取り戻せるようサポートし、患者の健康的な部分に働きかけることが重要です。

### ①生活リズムを整えるための援助

　患者の多くは昼夜逆転の生活に陥っています。また、ネットやゲームを優先させるあまり食事をおざなりにし、一日一食カップラーメンを食べるだけなどの偏った食生活から、倦怠感や頭痛、食欲不振など、健康状態に問題がある患者も少なくありません。

　退院後に社会生活を取り戻すためにも、不規則だった生活を普通の生活リズムに戻せるようにサポートすることが最も重要な援助になります。入院直後は乱れていた睡眠リズムや食欲不振は、プログラムへの参加を通して活動量が増加することで自然に改善されていきます。

### ②セルフケアを身につけるための援助

　患者の多くはセルフケアや整理整頓が苦手な傾向にあります。入浴や歯磨き、洗濯、整理整頓などの状況を把握し、不足している場合は助言や指導を行います。特に、注意欠如多動症（ADHD）や自閉スペクトラム症（ASD）などの神経発達症を伴っている患者では、足の踏み場がないほどベッドの下まで衣類やゴミが散乱し、ベッドの上に置いた衣類や本の上でも気にせず寝ていることもあります。単に片づけが苦手なだけでなく、やり方がわからないことが原因でできない

第12章　ゲーム行動症

こともあるため、慣れるまで患者と一緒に行い指導することも必要です。

　改善が難しいケースでは、ゴミは一日に一回片づける、汚れた衣類を入れる場所を決める、洗濯する日を決めるなど、実現可能な改善の方法を患者と話し合い、自主的に行動できるような工夫を行うことが大切です。

　当センターでは、患者の自立とセルフケアの向上を目的として、週に一度リネン交換を自分自身で行う時間と、整理整頓の時間を設けています。不足している部分を援助し、できていることは具体的に褒めることを繰り返すことで、自主的な行動の拡大や意欲向上につなげています。

### ③社会性を育むための援助

### a. 他者との交流のきっかけ作り

　入院患者のほぼ全員が、不登校やひきこもりを経験しています。ネットやゲームの問題だけでなく、いじめや対人関係の問題、神経発達症や社交不安症などにより対人関係を築くことが難しいなどその原因は様々で、現実世界でのコミュニケーションや対人関係の構築に苦手意識を持っており、自己肯定感が低い傾向にあります[2]。

　当センターでは、入院直後に入院中のゲーム行動症患者と新規患者を集めて自己紹介の時間を設けています。初めはぎこちない雰囲気でお互い緊張していますが、このきっかけ作りを行うことで、患者同士のその後の交流がスムーズになります。また、すでに入院しているゲーム行動症患者に、新しい患者にお風呂やプログラムに行く時に声をかけて一緒に行ってあげてほしいと、あえてお願いすることがあります。自分から声をかけて他者と関わりを持つことで、リアルなコミュニケーションに対しての苦手意識を軽減させ、自信や自己肯定感を向上させていくことに役立ちます。

### b. 病棟ルールという枠組みを利用してルールを守る必要性を指導する

　患者は、プログラムで学んだコミュニケーションスキルを、病棟という小さな社会の中での日常生活を通して看護師や他の患者に対して実践し、現実的な対人関係の体験を積み重ねることで社会性やコミュニケーション能力を向上させ、自信や自己肯定感を取り戻していきます。

　しかし、悪ふざけから喧嘩やいざこざに発展することもあります。患者自身で解決できるケースもありますが、患者間では解決できない問題が生じた時は、主治医にも報告し早期に解決できるよう介入することが重要です。

　また、廊下を走り回る、消灯時間を過ぎても廊下で話している、無断外出する

など、時間やルールを守れず他患への迷惑行為となる行動が多いのも現状です。問題行動や迷惑行為があった時は、タイミングを逃さずその場で注意をしますが、咎めることはせず、そうされたことで困ることや相手の気持ちを代弁し理解を促すことが大切です。

→ケース 1

> **20代男性：**一人暮らしで食料調達のためにコンビニに行く以外は自宅から出ず入退院を繰り返していました。その後専門学校に入学しましたが、生活リズムが整わず通学がままならないため入院しながら通学することになりました。朝は何度も声をかけて起こし、朝食や支度を促し学校に送り出す生活が続きました。とても寡黙で物静かなタイプでしたが、ある時を境に雰囲気が変わり、病棟でも笑顔が多くみられるようになりました。きっかけは学校の文化祭で、仲間と協力できたことで達成感を得られたそうです。それ以来、通学と定期的な通院を続け再入院はしていません。

### 12.3.3 看護のポイント

患者は、ネットやゲームをしない時間を健康的な時間に置き換えることができるようになり、それが原因で現実の世界に支障が出ていたことを理解できるようになります。2ヵ月間の入院の中で、患者の感情や考えや行動は大きく変化します。入院時期に合わせた効果的な関わりを意図的に行い、患者にフィードバックすることで自信や自己肯定感の向上につなげることができます。

⑴入院初期（入院直後から1～2週間程度）の看護のポイント

#### a. 患者の状態

患者は「いつでもゲームはやめられる」「親がうるさいから入院はするけどゲームをやめる気はない」など、否認の気持ちを強く持っています。また、ゲームができないことや入院に納得ができず、不機嫌な態度を表出する患者も少なくありません。更に、他者とのコミュニケーションへの苦手意識が強い傾向にあるため、わからないことや困っていることがあっても自ら看護師に伝えられない、または、どうやって伝えたらいいのかわからず不安やストレスを抱え、孤立しやすい時期にあります。また、昼夜逆転の生活による生活のリズムの乱れが著明で、

朝起きられずにプログラムに間に合わないことがあります。

### b. 無断離院のリスク

　この時期に最も注意が必要なのは無断離院のリスクで、予防的対応が重要です。当センターは任意入院で開放病棟に入院となるため、入院時に患者と家族にそれぞれ離院についての説明を行っています。

　患者には、入院生活がつらくなった時は必ず看護師に相談してほしいということを伝え、無断離院しないことを約束してもらいます。相談があった時や離院のリスクがある時は、速やかに主治医に報告し面談を行います。多くの場合は入院の必要性を受け入れ、入院を継続することができますが、退院の意志が強い場合や主治医が入院の継続が難しいと判断した場合は、家族とも相談し残念ながら退院となるケースもあります。

　家族には、離院時の病院側の対応について説明します。患者からの連絡が増える、いつもと様子が違うと感じた時は離院の兆候である可能性が高いため、すぐに病院に連絡していただくよう説明します。

　無断離院を完全に防止することはできませんが、日頃から患者とコミュニケーションを取り、小さな変化を逃さずに援助を行うことでリスクを軽減することができます。

　ポイント　患者との関係性が確立されていないため、患者の好きなゲームや興味のあることなどの話題を通して、患者のペースに合わせて少しずつ信頼関係を築くことが大切です。また、看護師は安全で安心して入院生活を過ごすために手助けする存在であること、わからないこと、不安や心配なことはいつでも相談してよいことを繰り返し伝えます[3]。実際、困っていることがあっても声をかけられず、チラチラと看護師の顔を遠くから見ているだけの患者もいます。細やかな観察を行うとともに、こちらから積極的に声かけを行うことで、問題の解消につなげることができます。また、入院生活に馴染めない期間が長くなると、入院治療の中断や衝動的な離院のリスクにつながるため、他者との交流のきっかけ作りを早期に行うことが必要です。

　生活リズムの改善には時間がかかります。特に朝は何度も声をかけなければ起きられない患者も多くみられます。忍耐強く声をかけ続け、食事やプログラムへの参加を促すことで少しずつ改善がみられます。

　不機嫌な態度を取る患者には、たとえ返事がなくても基本的なあいさつなどの声かけを続けることで改善がみられるようになります。よい変化がみられた時は、タイミングを逃さず患者にフィードバックすることが大切です。

②入院中期（入院から1ヵ月程度）の看護のポイント

**患者の状態**

　プログラムへの参加を通して活動量が増加することで、日常生活リズムが整い始め、自主的に行動できることが増えてきます。また、疾患についての理解や知識が深まり、ネットやゲームに費やしていた時間を、健康的な時間（他者との交流、読書、散歩など）に置き換えられるようになります。現実の世界に影響が出ていたことを理解できるようになり、ネットやゲームの使用や退院後の生活について、少しずつ考えることができるようになります。

　入院生活や集団生活に慣れ、活動も活発になりますが、対人関係のトラブルや、環境への過剰適応でストレスをため込みやすい時期でもあるため注意が必要です。

《ポイント》少しでもできたこと、できるようになったことは具体的に褒めることを繰り返し、患者が気づいていないよい変化をフィードバックすることで、自信や自己肯定感の向上につなげます。また、生活やセルフケアなどに問題点があれば、どのようにしたら改善できるのかを患者と共に考え、必要があれば実現可能な方法を提案し、自主的に行動できるよう援助します。

　一人の時間を好む患者もいますが、他患との関係性を観察し、気になる様子があった時は、コメディカルとタイムリーに情報共有を行うとともに、ゆっくりと話せる時間を設けて困っていることを聞き出し、問題を早期に解決できるよう働きかけることが重要です。

　今後のネットやゲームとのつき合い方や退院後の生活については、まだ具体的な考えの表出はありませんが、「少しは減らそうと思う」「進学のこともちゃんと考えないといけないと思う」などの変化がみられます。思いや考えは正したり否定したりせず、本人の表現として受け止めて傾聴することが大切です。

③入院後期（退院直前）の看護のポイント

**患者の状態**

　基本的な日常生活が改善され、リアルなコミュニケーションの中でネット以外の楽しみを見つけ、ネットやゲームがない環境でも生活できる自信を取り戻し、過去の自分の生活や家族との関係について振り返ることができるようになります。また、退院後のネットやゲームとのつき合い方や自分の生活に合わせた具体的な行動や目標をあげることができるようになります。

《ポイント》よい変化に対してタイミングよく具体的に褒めることを繰り返し、更に自信や自己肯定感の向上につなげられるよう援助します。

第12章　ゲーム行動症

　入院したことで、患者自身がどのくらい成長できたかを実感できるよう患者と振り返る時間を設けます。「ゲームの時間は3時間まで、夜は9時までって決めた」「学校を優先して日常生活に影響がないようにしたい」など、ネットやゲームとのつき合い方や退院後の生活について具体的にイメージできるようになります。具体的な目標が決まったら本人の考えを尊重し傾聴し、受容的に関わることが大切です。

### → ケース 2

> **高校生男子：** 進学校に入学しましたが、成績不振がきっかけで不登校となりゲームにはまりました。ゲームは楽しいけど、みんなは学校に行って勉強をしているし、このままではいけないとずっと悩んでいたと話してくれました。入院中から家族とも今後の生活について話し合いを進め、通信制の学校に転入することが決まりました。ゲームはしていますが今までのように依存性のあるものではなく、学校にも通えています。

### 12.3.4　退院に向けての援助

　当センターでは、退院の援助として入院時期（入院1週間目・入院1ヵ月目・退院直前）に合わせて看護面談を行っています。面談では、入院して自分自身が変わったと感じること、家族に対する気持ちの変化、ネットやゲームとの今後の関わり方について質問を行います。各時期で同じ質問をすることで、考えや気持ちがどのように変化してきたのかを患者と共に振り返ることができます。

　また、患者自身が自分の変化に気づいていないケースもあるため、看護師が実際に感じた患者のよい変化を具体的に患者にフィードバックすることで、患者の自信や自己肯定感を取り戻すきっかけとなり、退院に向けてより具体的な目標や考えを持つことができるようになります。

　患者の思いや本音を引き出し、患者の中にある「変わりたい」「変われるかもしれない」という動機や気持ちを受容し、支持的に関わることがゲーム行動症の看護にはとても重要です。

■ 文献

1）樋口進：ネット依存症から子どもを救う本：p106，法研，2016.

2) 坂田三允：思春期・青年期の精神看護：p104，中山書店，2005.
3) 大嶺靖子・畑由美子著，川野雅資編：精神症状のアセスメントとケアプラン：p134，メヂカルフレンド社，2012.

■ 参考文献
・樋口進：Q & A でわかる子どものネット依存とゲーム障害，少年写真新聞社，2019.
・樋口進：心と体を蝕む「ネット依存」から子どもたちをどう守るのか，ミネルヴァ書房，2017.

## 12.4 ● 個人カウンセリング

国立病院機構久里浜医療センター　北湯口　孝

### 12.4.1　ゲーム行動症とカウンセリング

　ここでは、ゲーム行動症の個人カウンセリングについてお伝えします。ゲーム行動症への支援方法として、様々な医療機関や支援者の努力によって、集団プログラムや個別での診療、カウンセリングが行われています。特にゲーム行動症を抱えている人の中には、集団場面が苦手であったり、対人恐怖を感じている人もいるため、どうしてもカウンセリングなどの個別の関わりが中心となる場面もあります。また、カウンセリングをきっかけにして集団場面への参加や、他の有効な支援へとつながることもあります。ゲーム行動症にとって、カウンセリングが支援の入り口となることはとても多くあります。

　本節では、ゲーム行動症における個人カウンセリングをテーマに、目的、アセスメント、回復プロセス、ポイントについてまとめています。

### 12.4.2　カウンセリングの目的

　カウンセリングは、問題行動や病状の改善、性格変容、自己理解の深化、時には進路相談など、カウンセラーや支援者の携わる分野や職域によって目的が異なるものです。例えば、医療分野では、ゲームの問題を明らかにし、ゲームを減らす・やめるなどを通して生活や病状の改善を目指すことが目的になるかもしれません。また、保健領域では、ゲームの問題を明らかにするのは同じでも、有効な社会資源につなげることが目的になる場合もあるでしょう。教育領域では、学校への適応や家族関係の改善、今後の進路の明確化などが目的になることもあります。

　ただしどんな目的であっても、本人の話に耳を傾け、対話を続け、継続した関

第12章　ゲーム行動症

わりのための信頼関係を築くことが基本です。そのため、基本的には支持的なスタンスが望ましいでしょうし、受容や共感、相手に興味を持った態度を示していくことが必要です。具体的には、受容は「頭ごなしに決めつけないで話を聴く」こと、共感は「彼らの置かれている生きづらさに目を向ける」こと、そして「とにかく、彼らが好きなものを興味と関心を持って理解しようとする」姿勢が、彼らとの対話の入り口を開いてくれるのです。

### 12.4.3　アセスメント

　次に、事例を通して、カウンセリングの際のアセスメントについて説明したいと思います。事例は、筆者が作成した架空事例です。

**→ケース 3**

**事例：Ａ　14歳　男子　中学三年生**
家族構成：父（45歳、会社員）、母（43歳、パート）、姉（16歳、高校生）、本人
経過：小学1年生からよく友だちと一緒にゲームで遊んでいた。中学受験を経て私立の中高一貫校に合格し、進学と同時に親にタブレットを購入してもらった。その後タブレットでオンラインのシューティングゲームを始めた。中学での成績は中の下であった。中学1年の夏休み明けから徐々にゲーム時間が延び、学校の遅刻が増え成績が低下し、中学2年の1学期は不登校気味であった。2年生の3学期からはほとんど学校に行かなかったが、3年生には何とか進級した。しかし3年生の4月から全く登校せず、家でゲームをして過ごしている。中学の担任からは、このままでは高校への進級は難しい状況であると伝えられ、ゲームへの依存を心配した母親が本人と医療機関を受診した。
その他：Ａが中学生になるまでは家族仲はよく、ゲームも時間通りに守ることができていた。第一志望の中学に無事合格してからも、陸上部に所属し、楽しそうに学校生活を過ごしている様子であった。しかし、中学1年生の夏休み前から、徐々に夜遅くまでタブレットでオンラインゲームをすることが増え、時には隠れてゲームをしていることもあった。隠れてゲームをしていることが父親に見つかり、口論することも増えていた。Ａが学校に行かなくなってからも母、姉、Ａは日常的な会話はするが、今後どうするか尋ねると、不機嫌になるため、今後の話をしないようにしている。学校に行かない理由についても話さない。今までに発達の問題で指摘されたことはない。

ケースを整理しましょう

　ゲーム行動症では、背景にある様々な問題が複雑に絡み合っていることも少なくありません。そのため、背景にある問題を理解するためにも、得られる情報の中で仮説を立て、本人像や周囲の状況をイメージしていきましょう。

　ケースに多職種で関わる場合は、それぞれの得意分野を生かして、総合的に理解することができますが、多職種では関わることが難しい場合もあります。そこで、役立つ5つの視点を**図12.1**に示しました。これは、生物－心理－社会モデル（下山, 2008）に、筆者が発達とゲームの視点を加えたものです。図12.1の

生物的な視点
・学校や家庭での様子の確認（神経発達症などの併存疾患のアセスメント）。
・生活リズムや食生活、ゲームの長時間利用による身体症状の有無。

心理的な視点
・自己治療的なゲーム利用の可能性（ストレス対処や情動調節など）。
・ゲーム以外の興味の有無（興味の減退、興味の狭さ）。
・自尊心、自己肯定感の低下。

環境（社会的）の視点
・母と姉とは日常会話（情緒的な交流が可能）。
・家族（世代間）の価値観（例、○○が出来て当たり前、自分は父のようにはなれない、など）の確認。
・学校の資源や進路についての確認。

発達の視点
・学習内容、対人関係、心身（身体、思考、感情など）の変化、そして、それらの変化に対する戸惑い。
・将来については悲観的で希望が持てない可能性。

ゲームの視点
・所属するチーム内のルールの確認。チームが居場所になっている可能性を念頭に。
・プレイしているゲームの魅力（Aにとって）を理解。

Aの見立てと今後の方針の例
○Aのゲームの問題の背景に、学校での対人関係や学習内容の変化など、様々な変化に対しての不適応の可能性もある。その理由が自閉スペクトラム症やADHDなど、特性としての不適応なのか、その他の問題か、精査したい。Aが抱えている生き辛さが、ゲームしている時だけ一時忘れられるなど自己治療的な利用も考えておく。
○家族へのアプローチとして①Aに起きていることを説明、②今後の方向性やAへの期待などを聴いていく。特に父親の考えや思いを丁寧に聞くことは必要であろう。
○今のAは自己肯定感が低下し、将来にも悲観的になっているかもしれない。過去の自分と比較している可能性もある。家族の言葉に敏感に反応している様子もみられるので、慎重な言葉かけは必要だろう。初回のカウンセリングは、所属チームのことやゲームの魅力を聴きながら、Aの生活の様子を理解したい。またゲーム内の人間関係を足掛かりに、Aの対人関係の特徴も理解できるかもしれない。今の生活状況をイメージできたところで、Aにとっての今の生活の満足感を10段階で聞いてみて、今の生活やゲーム使用に少しでも不満があるならば、その理由を話し合ってみよう。
○今後の展開として、ゲームの使用についてだけでなく、進路について話題になる時が来るかもしれない。進路は、本人だけでなく、家庭の価値観や学校側の考えが大きく影響してくるため、それらを理解しておきたい。また進路選択の時ほど、ゲームとの付き合いを見直すチャンスでもある。カウンセリングがAにとって気軽に相談できる場や人と繋がれる場として機能するために、まずは和やかな雰囲気を心がけたい。

図12.1　ケースの整理（例）

例は、事例の情報をもとに筆者が整理したものです。

### a．生物的な視点

　これは、脳や遺伝的特性、発達特性、身体症状、などの視点です。特にゲーム行動症における脳への影響などは研究が蓄積されています。自閉スペクトラム症（ASD）や注意欠如多動症（ADHD）などの発達特性、過度なゲーム利用による様々な身体症状が現れている場合もあります。

### b．心理的な視点

　これは、性格や気質にはじまり、認知、信念といったその人自身が持つ他者や環境に対する受け止め方や捉え方です。また、ストレスへの脆弱さやストレス対処なども含みます。加えて、他者との関係の取り方や、愛着形成などから考える視点でもあります。

### c．環境（社会的）の視点

　これは、家族、学校、職場など、本人を取り巻く周囲との関係性をみる視点です。また文化や人種など、その人の育った環境や価値観もここに入ります。特にゲーム行動症では、学校や家族内の人間関係や価値観に影響を受けている場合があります。

### d．発達の視点

　これは、例えばエリクソンの提唱するライフサイクル論に代表されるような発達段階理論など、人が生まれてから死ぬまでの、いつの時期にどのような心身の変化があるのか、それぞれの年代の特徴からみる視点です。そのような「発達のものさし」（渡辺，2021）は、子どもたちに起きている問題が正常発達の範囲内なのかどうかの判断に役立ちます。

　また、思考や感情の発達、自己中心性、親や友人関係の変化、アイデンティティの問題など、青年期の特徴を理解しておくことも助けになります。特に10代の子どもたちと関わると「認めてもらいたい」「他者と共有したい」「自分をさらけ出したい（自分の考えを聞いてもらいたい）」「勝ちたい」「つながりを感じたい」という欲求を持っていることに気づくこともあります。それらの欲求を満たすためのツールとしてゲームがある、と理解できます。

### e．ゲームの視点

　ゲーム行動症の場合、ゲームの特徴をみる視点もカウンセリングの助けになります。ゲームはたくさんのジャンルがあり、日々新しいゲームが開発されています。すべてを網羅する必要は決してありませんが、ゲームのジャンルや、プレイ方法（ソロかチームプレイかなど）などによって、ゲームとのつき合い方には違

いがあります。極端に聞こえるかもしれませんが、その違いは彼ら一人一人の個性の違いでもあります。彼らがプレイしているゲームを知ることは、彼らの個性や求めているものを知ることです。

このような5つの視点を常に頭の中で考えるというのは大変な作業です。また、各項目の内容を細かく聞いていく必要がある、ということでもありません。しかし、カウンセリングをどう進めたらいいだろうか、彼らのどこに問題があるのだろうか、どうしてここまでゲームにはまっているのだろうか、と行き詰まった時には、図12.1のように、まとめていくだけで、ケースが立体的に見えてくることもあります。本人の動機づけや、誰がキーパーソンかというヒントが見つかることもあります。

そして、得た情報の不足している部分を、今までのケースでの経験やカウンセラーの想像力を頼りに仮説を立て、介入と修正を繰り返します。もちろん他のカウンセラーの経験や想像力を借りることも必要ですが、周囲に相談する人がいない場合は、情報を外在化することで、客観的にケースを眺めることができます。

### 12.4.4　回復のプロセスを考える

ゲーム行動症からの回復には、その人それぞれの道のりがあります。その道のりを、十把一絡げで考えるのは難しいことですが、大まかな道のりを示すことはカウンセリングをどのように進めていくのかの指針になります。今回は、行動変容ステージモデルを参考にゲーム行動症における回復までのプロセスと、それぞれに有効なアプローチについて考えたいと思います。

行動変容ステージモデルでは、人の行動（習慣）が変わるプロセスは、「無関心期」「関心期」「準備期」「実行期」「維持期」の5つのステージからなると仮定しています（厚労省, 2019）。そしてそれぞれのステージには適した関わりやアプローチがあると言われています（M・Mヴェラスケスら, 2012）。ゲーム行動症の場合のそれぞれのステージの特徴とカウンセリングでの関わりの例をまとめました。

① 無関心期

「ゲームが悪いわけではない（ゲームの問題ではない）」「（他の人に比べて）たいしたことない」「将来どうにかなる」という言葉に代表されるような、今の自分の行動が問題だと思っていない（思いたくない）状態です。ゲーム行動症は他

の依存症と異なり、子どもが多いため、問題があっても孤立することなく親や学校の働きかけが続くことがあります。そのため、周囲の助けや本人の自然治癒力により回復することもあるため、必ずしも将来を悲観的に考えなくともよい場合もあります。しかし明らかに今の状態が問題であるにもかかわらず、本人がその状態を無視しているようにみえるのもこの無関心期の特徴です。

　無関心期は特にカウンセラーや支援者の繊細さが必要です。実は彼らは、自分の問題に無関心というよりは、彼らは彼らなりに、自分には問題があるということを心の中では気づいているけれど、問題をみたくない受け入れたくないと自分を守っていたり、自分一人では変化（に伴う失敗を）するのが怖いなど、なんらかの抵抗を示している場合があります。

　カウンセリング場面では、継続した関係を築くことを心がけた関わりになります。ゲームの問題にとらわれずに、本人が興味のある話を中心にして、何事も頭ごなしに決めつけないことが基本です。継続した関係が築ければ、徐々に彼らの心の中にある問題意識に触れる機会が増えます。問題意識がない人、と断定して考えてしまうと、継続した関係を築くことは、まず難しいでしょう。

　この時に自分の状態を、青（普通）、黄色（注意）、赤（危険）と色で表してもらうなども有効です。筆者の経験では、多くの人が、黄色と答えます。その場合には焦らずに、その理由と、青の場合、赤の場合はどのような状態か、と話し合うこともできます。

### ②関心期

　「自分にはゲームの問題がある」という認識を持ち始めている状態です。どうすれば問題を解決することができるのか、様々な情報に触れ、自ら考えていますが、実際に行動に移し、問題を解決しようとするまでには自信が持てません。例えば「どうせゲームを減らすことはできない」「自分の人生にはゲームが必要だから仕方ない（ゲームがないと生きていけない）」と変化を打ち消す考えが出てきて「どうせ変われない」と決めつけている人もいます。時には「ゲームはやめない（やめたくない）けど、生活は改善したほうがよい」と形を変えて表現することもありますが、変化するための言葉は大いに歓迎し、一緒に改善について話し合うことは非常に有効です。

　この時期は、親や周囲の人が、頭ごなしにゲームのことを責めすぎると、本人が問題を否定してしまうこともあります。本人は変わるための自信が持てずにいて、かといってこのままではまずい、という状態なのに、周囲から責められてし

まうと、やはりゲームに依存していたほうが安心だと感じてしまいます。人が行動を変えるためには、問題の解決方法と同時に自分ならやれるかもしれないという自己効力感が必要です。

　カウンセリング場面では、ある程度自主的に自分の体験を話してくれるでしょう。時には「ゲームを減らす気はない」と言いつつも、カウンセリングには決まって来談するという人もいます。とは言え、あまり積極的にゲームを減らす方向を進めすぎると、ドロップアウトの可能性を高めますので、本人の生活状況や環境等の情報に詳細に触れつつ、変えられそうなところから一緒に取り組んでみるという姿勢を続けていくほうが賢明です。

　時には「こんな生活しているだめな人」と自分を否定している人もいます。例えば「まずは今の生活を続けてみたらどうだろうか？」や「どんな小さなことでも、今できていることをしばらく続けてみては？」とカウンセラーがありのままの本人を認めることが、彼らが自分を認めるきっかけになることもあります。

　この時期は、1年以上留まることも珍しくありません。カウンセラーや支援者には根気と忍耐が必要な時期です。

### ③準備期

　この時期は、どうして自分がゲームに依存していたのか、そのきっかけや、自己治療的な意味について、詳細に語ります。また、今までに試した問題解決の方法についても振り返り、そこで得た経験についてや、まだ試していない方法について具体的に話し合います。この「詳細で具体的」というのがこの時期の特有さと言えます。

　周囲（親などのキーパーソン）は、彼らが自らの問題を振り返る姿や、その問題の具体的な解決方法を聞いて、応援したくなる気持ちが高まります。周囲の応援が、行動の一歩を踏み出すきっかけになることも多いでしょう。支援者が周囲と連携して、本人を後押しする準備をしておくことも重要です。一方で、これまでのゲームへの依存について詳細に理解したことで、自らのゲーム行動に対して「たくさんの時間を費やしてしまった」と後悔が強まる場合もあります。そのために、もし行動を変えた場合の未来の姿を話し合うことで希望を持つこともできます。時には、ゲーム行動症を経験した先輩の体験談を聞くことで、自分も変化できるかもしれない、という希望につながることもあります。

　カウンセリング場面では、まさにさなぎから蝶になって羽ばたく寸前のように感じることでしょう。本人のこれまでの経過と比較して、変化をたくさん感じる

時期です。もちろんまだ迷いもある時期なので、これまでの経過から本人の変化したことについてフィードバックすることで自信を深めてもらいます。

　また、カウンセラーや支援者は取り組めそうな行動を積極的に促すこともあります。その際に、ゲームを減らす、やめるではなく、ゲーム以外の行動を増やす話し合いを行いましょう。例えば、アルバイト、塾、部活、学校、友人と遊ぶ、など、内容は様々です。「減らすこと」に囚われるのではなく、どのような行動なら増やせるかのほうが、前向きな話し合いができます。

　時には行動変容後のリスクについて話し合うこともよいでしょう。今後起こりうる変化のマイナス面について予防できます。また、彼らの生活場面で活用できる資源（協力者や協力機関）や、行動変容を維持するために必要な事柄（例：睡眠のリズム、3食の食事、など）について話し合っていくことも次に進むための助けになるでしょう。

### ④実行期

　実際に行動に変化が生まれる時期です。例えば「ゲームを減らしてみました」「ゲームのアカウントを消しました」「部活（バイト）を始めました」「友人と数年ぶりに遊びに出かけてみました」など、様々です。もちろん、一時的な変化の場合もありますが、今まで見られなかった行動であることは確かです。特に10代の子どもたちの場合は、急激な変化が起きることもあります。

　親や支援者も、本人の変化に喜び、もう大丈夫と考えることもあります。しかし、時には、進級、進学など、変化が「強いられる」状況もあります。その変化は、彼らが準備をし、自信を持って変化した（チャレンジした）結果なのか、周囲の影響で、十分に準備ができずに、そうせざるを得ない状況になった結果なのか、によって、その後の変化の維持には違いが生まれる場合もあります。もちろん後者だとしても、周囲の準備が整っていて、彼らを支えることができれば、実際の行動変容として維持する場合もあります。一方で、やはり一時の変化だけになってしまい、元の状態に戻るか、以前よりも自信をなくしてしまう、ということもあります。

　カウンセリング場面でも、手放しで喜びたい気持ちが出てくるでしょう。彼らの変化に驚きを隠せなかった経験は一度や二度ではありません。一方で、行動変容を維持することは非常に難しいので、ゲームをやめ続ける、減らし続ける、ということに囚われすぎずに、今の生活を続けるために今本人が取り組んでいることを詳細に振り返りましょう。時には、行動した前と後の気持ちや考えの変化な

どを振り返ることで、改めて行動変容にプラスの意味づけ（ゲーム以外の行動を
しても楽しい、など）を与えることもできます。中には焦ってしまい、次に次に、
と進めたくなる人もいますが、支援者が方向性を示しながら、足元を踏み固めて
いくことに意識を向けてもらったほうが賢明です。

## ⑤維持期

　この時期は、変化した行動が生活の一部となり習慣化していく時期です。ゲー
ムの時間を減らし（やめ）続けることだけでなく、学校に復帰した、アルバイト
や部活を始めた、人間関係に広がりが見られた、など様々な変化に目を向けても
らうように促します。

　この時期には以前のようにゲームに依存していた状態に戻ることに、恐怖を感
じる人も少なくありません。しかし最も怖いのは、前の状態に戻ることではなく、
その結果「自分はダメな人だ」と誰にも助けを求めなくなって孤立してしまうこ
とです。再発するしないではなく、再発しても助けを求められる関係を維持する
ことが、何よりも大切です。時には「もう二度と使わない」など無謀な約束や決
意をする人もいますが、それよりも使いそうになったことを正直に教えてくれた
ほうがよいと伝えましょう。人の行動変容は、行きつ戻りつするのが前提です。
そして孤独が依存を深めることを肝に銘じましょう。

　この時期にはカウンセリングをメンテナンスとして利用する人がいます。学生
であれば長期休みの時など数ヵ月に1回の時もあります。だいたい半年や1年ほ
どそのような関係が続けば、お互いにもう大丈夫だとして、終結を意識していく
でしょう。

　この時期のカウンセリングで必要とされるのは、カウンセラーや支援者と本人
の関係が、周囲の人間関係にも波及しているかどうかをみる視点です。カウンセ
ラーや支援者との関係は、いつの間にか彼らの日常生活の中に、困った時に頼れ
る先輩、友だち、親（頼れるようになった親）との関係としてつながっていきま
す。そしてカウンセリングで共有される話は、ゲームにまつわる話ではなく、信
頼できる人たちとの、ありふれた日常の一コマの話が中心になっていくでしょう。
彼らにとってカウンセラーの存在が小さくなってくるという寂しさを感じながら
も、カウンセリングの経過の中で体験した本人の変化をフィードバックするなど
して、彼らの人生における自己肯定感を高めていきます。

第12章　ゲーム行動症

## 12.4.5　ゲーム行動症のカウンセリングのポイント

　最後にカウンセリングでのポイントをお伝えします。

　1つ目は、彼らの生活をイメージできるまで生活状況を具体的に聞くことです。それが、彼らの日々の苦しみ、将来への不安、ゲームへと駆り立てる理由、様々な情景を思い浮かべることにつながります。また後々に、ゲーム以外の行動を増やす際にも、生活の中のどこに何を取り入れるかを具体的に話し合うことの助けになります。

　2つ目は、依存からの回復には、まずは人や場所とのつながりを回復することが必要であることを知っておくことです。つながりの回復が結果的に行動を変え、変化を支えます。カウンセラーや支援者は忍耐強く、共に葛藤し、つながり続けましょう。そして、次のつながりへバトンを渡します。

　最後に筆者がこれまでに出会った最も印象的な言葉を紹介します。「ゲームに命をすくわれた……でも……足元もすくわれた」。彼らのゲーム（行動）を大事にしつつも、そのままではゲーム（行動）によって苦しむことがあるということを教えてくれました。皆様とのカウンセリングを通して一人でも多くのゲーム行動症で苦しむ方々が回復の一歩を進んでいくことを願っています。

■参考文献
・下山晴彦：心理アセスメントとは何か．こころの科学 HUMANMIND SPECIAL ISSUE 2008：2-8，2008.
・渡辺弥生 監修：完全カラー図解　よくわかる発達心理学，株式会社ナツメ社，2021.
・厚生労働省：厚生労働省生活習慣病予防のための健康情報サイト　e-ヘルスネット　行動変容ステージモデル，2019.
　https://www.e-healthnet.mhlw.go.jp/information/exercise/s-07-001.html（2022年5月25日閲覧）
・メアリー・マーデン・ヴェラスケス，ゲイリン・ガディ・マウラー，キャシー・クラウチ，カルロ・C・ディクレメンテ著／村上優，杠岳文監訳：物質使用障害のグループ治療　TTM（トランス・セオリティカル・モデル）に基づく変化のステージ治療マニュアル，星和書店，2012.

## 12.5 ● 認知行動療法

国立病院機構久里浜医療センター　三原聡子

### 12.5.1　なぜゲームにはまるのか？

#### ①ゲーム行動症の要因に関する先行研究

　ゲーム行動症者を対象とした認知行動療法の適用を考える前に、まず、ゲーム行動症の要因に関する先行研究を概観します。

　クスらは、2000年以降に出版された、インターネット依存の疫学研究に関する68編の論文をレビューし、その中で、インターネット依存の危険因子として次の4つに整理されると総括しています[1]。第一に満足度、幸福感、社会的適応の低さや、特定の性格特性などといった心理社会的要因、第二に物質使用障害やうつ、ADHD、社交不安症などの合併精神障害、第三に男性であることや若いこと、ひとり親であることといった社会・人口統計学的要因、第四に長時間使用や早期にインターネットに触れることといったインターネット使用に関する要因です。

　また、三原と樋口は、横断研究のレビューから明らかになったゲーム行動症の発生に関連する危険因子として、長時間のゲームの使用、頻回の使用、何年にもわたる使用を挙げ、多くの研究において、男性であること、若いことが、ゲーム行動症と関連があることを示していたと報告しています[2]。その他、対人関係（仲間との関係に問題があり、いじめられていたり、誰かをいじめていたりすること、および、ゲームに依存している友人を持っていること）、学業や職業における達成度の低さ、ソーシャルスキルの低さ、攻撃性の高さ、合併精神障害（ADHD、抑うつ、不安、睡眠障害、薬物使用）に加え、家庭内の不調和、両親の別居や離婚などでひとり親であることがゲーム行動症と関連していることも危険因子として指摘されています[2]。

　これらの先行研究からも、ゲーム行動症に陥る要因は一つではないといえます。心理社会的な要因や合併精神障害、インターネットの早期からの頻回な使用など、いくつもの要因が重なって、ゲーム行動症の発症に至っていることが窺えます。

#### ②促進要因と抑制要因

　臨床の現場でゲーム行動症の患者さんにお会いしている中でも、ゲーム行動症に陥る要因は複合的なものであると感じています。おそらく、ゲーム行動症に対

する「促進要因」と「抑制要因」がいくつかあるのではないかと思います。つまり、促進要因をたくさん持っていたとしても、抑制要因の1つが充分に重かったり、抑制要因のほうもたくさん持っていれば、ゲーム行動症に陥らずに済む一方で、逆の割合になってしまうとゲーム行動症に陥ってしまうと考えています。ゲーム行動症の発症は、「促進要因」と「抑制要因」のバランスの問題ではないかと思われます。

　「促進要因」としては、先行研究にあげられた、心理社会的な要因の他に、オンラインゲーム側の要因も考えられます。例えば、オンラインゲームはやればやっただけ、レベルが上がったり、スキルが身につくなど、「達成感」が得られます。現実の世界よりも明確に努力が報われるのです。また、インターネット上ではすぐにレスポンスが返ってくるし、活躍すればすぐに周りの人から称賛されるなど、「承認欲求」が満たされる側面もあります。

　更に、オンラインゲームは、ゲーム上で気が合った人たちと、数人から7～8人でチームを組んでプレイすることが多いです。毎日、同じチームメンバーで課題をクリアする、戦いに勝つといったタスクに協力して取り組んでいるので、必然的に非常に仲よくなるなど、「所属欲求」も満たされます。インターネット上だけでなく「オフ会」といって、現実に会って遊んでいるケースも多く、かつては現実の友だちを「友だち」、インターネット上の友だちを「フレンド」と呼んで分けていたのですが、今や現実とインターネット上の友だちの違いはほとんどなくなっています。

　また、チーム内で「戦闘役」や、「守備役」といったように役割や職業を担うゲームも多く、1人が欠けると全員がプレイできなくなったり、他のメンバーから頼られたりするので、チーム内で役割をまっとうする責任が生じます。同時にゲーム内に自分を絶対に必要としてくれる「居場所」ができるので、ゲームから抜けにくくなるといったことも生じます。このように、対人関係が絡むことが、オンラインゲームに依存する大きな要素になっています。

　ゲーム行動症のベースに、ADHDや自閉スペクトラム症などの神経発達症を有していたり、合併精神障害が存在するケースも見受けられます。例えば、韓国のHaらは、インターネット依存者の75％が合併精神障害を有しており、注意欠如多動症（ADHD）と気分症の割合が特に高かったと報告しています[3]。

　ADHD傾向のある子どもたちは、衝動のコントロールが不得手で自分が興味を持ったものにはのめり込みやすい一方で、興味が持てないことには努力のいかんに関わらず注意が向かない傾向があります。学校生活の中で、向けるべきとこ

ろに注意が向けられず聞いていないように思われたり、忘れ物をしたり、物をなくしてしまうことを繰り返し、周囲からからかわれたり、「怠惰だ」と誤解されたりして自信をなくしている子も多いです。オンラインゲームの世界はいくつもの作業を同時に行うことができ、反応もすぐに返ってくるなど、ADHD傾向のある子どもたちの注意をひきつけ、飽きさせない要素がたくさん含まれています。

また、自閉スペクトラム症のある子どもたちは、友だちが欲しいと思っていても、不器用で現実の中でうまく友だちを作ることができないことも多いのですが、インターネットの世界では、複雑で直接的な人間関係にわずらわされることなく、豊富な知識を活用して居場所ができるなど、のめりこんでしまいやすい要素がたくさんあります。

一方で、抑制要因としては、現実生活の中での居場所や充実感であったり、他にのめりこめる趣味であったり、将来の目標などがあげられます。例えば、バイトを始めてみたらバイト先で周囲から頼られるようになって、バイトが面白くなり、ゲーム行動症から回復する、というケースもあります。ゲーム行動症に陥らないためには、ゲーム行動症に対する「抑制要因」を増やしていくなり、充分に重くすることが必要であると考えられます。

## 12.5.2　ゲーム行動症者とどうしたら治療的な関係が築けるか

### ゲーム行動症の背景にある問題に焦点を当てる

ゲーム行動症に陥った人の背景に、受験や進路選択上のプレッシャー、家庭内の不和、学校での居場所のなさなど、ゲームにのめりこみたくなるような現実生活上の問題が存在するケースは多いです。

このような、ゲーム行動症者がなぜそれほどゲームにのめりこまなければならなかったのか、ゲーム行動症者にとってのゲームの世界の大切さを充分理解して関わることが、ゲーム行動症に陥った患者さんと関係性を築くうえで最も大切な点です。

患者さんとともに、ゲームにのめりこまなければならなかった理由が共有できるようになると、自然と、本来人生でやりたかったことをするにはどうしたらよいか話し合うことができるようになり、その一環としてゲーム使用時間を減らすなり、なくす方法を話しあっていくことができるようになります。このプロセスは、認知行動療法を導入する前にカウンセリングを継続する中で生じる場合もあれば、グループや個人で認知行動療法を行っているうちに生じる場合もあります。

また、年齢では区切れないものの、高校卒業以降の年齢では、治療に登場した

時点ですでに本人自身がゲーム使用をコントロールできないことを自覚しており、しなければならない受験勉強が手につかないといったことに苦悩し、希死念慮さえ抱いているケースもあります。一方で、中学生までの年齢では、ゲームの使用そのものには問題意識を持っていないことが多いです。本人が別のことに困っている場合、例えば何らかの躓きがあって学校に行けていないとか、両親の不和があり、その現実のつらさから逃れるように、現実の問題から受ける心の傷を麻痺させるように、ゲームにのめり込んでいる場合には、まずはその話をしていかなければならないのは当然です。

　ゲーム行動症の治療においては、これらの心理的な背景や合併精神障害に充分配慮したうえで、ゲーム使用のコントロールの仕方のみならず、ストレスを受けた時やひまな時間があるとき、現実生活のコミュニケーションにおける「適応的なスキル」を一緒に考え、身につけていっていただくことを目的として実施します。

### 12.5.3　ゲーム行動症の治療

#### ①治療に関する先行研究の概観

　ゲーム行動症の治療に関しては、その方法や有効性に関する研究の蓄積も未だ世界的に乏しい状況にあります。しかし、ゲーム行動症は、各国において大きな健康・社会問題になっており、既存の依存症治療の方法論などを参考にしながら、各国において様々な取り組みがなされ始めています。特に、既存の治療に関する研究のメタ解析などから、認知行動療法や心理教育的プログラム、家族治療、集団カウンセリングなどの心理社会的なアプローチの有効性が指摘されています[4]。

　スティーブンスらは、ゲーム行動症に対する認知行動療法の効果に関する12編の論文をレビューし、ゲーム行動症の症状、抑うつの軽減に効果がみられたとしています[5]。一方で、ゲームの使用時間の低減は明らかではなかったと述べています。私どもの研究では、認知行動療法を含む8泊9日の合宿治療プログラムの3ヵ月後の治療転帰に関して、依存からの回復への意欲が上昇し、ゲームの使用時間の低減が見られています[6]。

#### ②久里浜医療センターでの治療

　当院では、患者さんの治療への動機づけのレベルや合併精神障害の有無に合わせて治療方法を選択しています。すなわち、精神科主治医による個人精神療法や心理士によるカウンセリングや個人認知行動療法、集団認知行動療法、SST

（Social Skills Training：生活技能訓練）を含むデイケアへの参加、6週間から8週間の入院治療、8泊9日の合宿治療プログラム、ご家族のための家族会などです。

　治療の目標は「ゲーム以外の時間を増やすこと」にあります。オンラインゲームをいっさいやめることを目標にする人もいれば、使用時間を減らすことを目標にする人もいますが、いずれにしても、オンラインゲーム以外の活動を増やすことが重要です。更にそのゲーム以外の活動のほうに興味関心が移っていき、生活全般の中でゲームの優先順位が下がってくると、スムーズに回復に向かうようです。ゲーム行動症の認知行動療法においては、オンラインゲームにのめりこまざるを得なかった気持ちや、ゲームのコントロールが困難になってしまっている気持ちに寄り添いながら、オンラインゲーム以外の時間を増やしていってもらうことに最も注力しています。

### 12.5.4　ゲーム行動症の認知行動療法

当院で実施している認知行動療法のご紹介

　我々が8泊9日の合宿治療プログラムで実施している認知行動療法の一連のセッションの内容を**表12.5**に示します。同じような内容をデイケアでの集団精神療法、外来・入院患者さんに対する個人精神療法としても実施しています。

表12.5　認知行動療法のセッションの内容

| Level | テーマ |
|---|---|
| 1 | まずゲームをふりかえってみよう |
| 2 | 一日の生活をふり返ってみよう |
| 3 | 起きていた問題をふり返ってみよう |
| 4 | ゲーム依存について考えてみよう |
| 5 | ゲーム使用の良い点・悪い点 |
| 6 | ゲームを使いすぎる引き金 |
| 7 | ゲーム以外の楽しい活動を増やそう |
| 8 | これからの生活を更によくするためには |
| A | 日々のストレスへどう対処するか |
| B | アサーションのスキルアップ |
| C | アンガーをマネジメントしよう |

　我々が作成したゲーム行動症に特化した認知行動療法は、既存の薬物やアルコール、ギャンブル等の依存への認知行動療法の内容を参考にしながら、独自に作成し、ゲーム行動症の患者さんに実際に取り組んでいただいて意見をもらいながら作っていったものです。合宿やデイケアでは集団で実施していますが、カウンセリングで個別で実施することもあります。

　集団で実施する際には、同じような悩みを持つ同世代の人たちで悩みを分かち合うことができることや、動機づけの乏しい人が、動機づけの高い人に引っ張られる形で問題意識を高めることができるなどといった、集団力動による効果が上がるメリットがあります。一方で、個別で実施する場合には、例えば「オンラインゲーム以外の楽しい活動を増やす」セッションを何回かかけて行い、より具体的な計画を作るといったように、その個人のニーズに合わせたセッションの割り振りができることがメリットです。

　**表12.6**は「ゲームを使いすぎる引き金は何か」を同定するセッションの内容です。ゲーム行動症患者さんの中核年齢が中高生であるため、設問の多くが選択式にしてあり、答えやすいように工夫しています。

**表12.6　ゲームを使いすぎる引き金は何か**

| ゲームに関係した要因 | 現実生活の要因 |
|---|---|
| 新しい面白そうなゲームが始まった | ゲーム以外に楽しいことがない |
| 大好きなゲームの新しいバージョンが始まった | ゲーム友だち以外に友だちがいない |
| ゲーム友だちはまだゲームを続けている | 家族関係が悪い |
| ゲーム友だちからゲームに誘われる | 将来やりたいことが見つからない |
| ゲーム友だちは大切なので離れることができない | 学校が好きではない・行きづらい |
| ログインボーナスやイベントが気になる | デバイスがアップデートされた |
| まだまだしたいゲームがある | 暇をもてあます |
| ランキングを下げられない | 勉強がわからない |
| 課金しすぎてあとにひけない | イライラする・気持ちが落ち込む・不安になる |

## 12.5.5　今後の課題

　ゲーム行動症の効果的な治療法の開発とその効果検証の研究は世界的にもまだ

途に就いたばかりです。今後、ランダム化比較試験（RCT）などを用いた本認知行動療法のプログラムの有効性の検証が必要でしょう。あわせて発達段階や合併精神障害、依存しているゲームの種類等に合わせたより個別のニーズに沿ったプログラムの開発や、効果的な予防のためのプログラムの開発が喫緊の課題であると思われます。

### ■ 文献

1) Kuss D. J, Griffiths M. D, Karila L, & Billieux J. Internet addiction : a systematic review of epidemiological research for the last decade. Current pharmaceutical design, 20 : 4026-4052, 2014.
2) Mihara S, & Higuch, S. Cross-sectional and longitudinal epidemiological studies of internet gaming disorder : A systematic review of the literature. Psychiatry and Clinical Neurosciences, 71（7）: 425-444, 2017.
3) Ha J.H, Yoo H.J, Cho I.H, et al. : Psychiatric comorbidity assessed in Korean children and adolescents who screen positive for internet addiction. J. Clin. Psychiatry, 17 : 821-826, 2006.
4) Winkler A, Dörsing B, Rief W, et al : Treatment of internet addiction : A meta-analysis. Clinical Psychology Review, 33（2）: 317-329, 2013.
5) Stevens M.W.R., King, D.L., Dorstyn, D., & Delfabbro, P.H. : Cognitive-behavioral therapy for Internet gaming disorder : A systematic review and meta-analysis. Clin Psychol Psychother, 26（2）: 191-203, 2019.
6) Sakuma, H., Mihara, S., Nakayama, H., Miura, K., Kitayuguchi, T., Maezono, M., Hashimoto, T., & Higuchi S. Treatment with the Self-Discovery Camp（SDiC）improves intenet gaming disorder. Addictive Behaviors, 64 : 357-362, 2017.

## 12.6 ● 家族の対応

国立病院機構久里浜医療センター　前園真毅

### 12.6.1　家族へアドバイスをする前に留意するポイント

　ゲーム行動症になる人の多くは青少年です。他の依存症に比べて、対応する家族は、若いことが特徴といえるでしょう。

　家族が相談するきっかけは、ゲームの過剰使用に伴っての不登校、ひきこもり（傾向）、家庭内暴力などが改善しないことが多いです。長期化し、多くの関連問題に向き合わざるを得ない家族は、適切な対応もしています。対応の効果は、すぐには見えにくく、一人ではわかりづらいものです。その一方で、対応の仕方によっては暴力（暴言）という形で結果が出ることもあります。そのような結果を受け続け、疲労困憊の精神状態の中で、「ゲームさえやめれば解決する」「ゲーム

行動症の専門家のところに連れて行けば治る」と藁にもすがる思いで支援者へコンタクトをとってこられる家族もいます。ここではそうした家族に対する対応のポイントを示していきます。

### ①継続した相談の必要性　「はたして、ゲーム行動症なのか」

　ゲームが原因でひきこもりなどの問題が起きたのか、学校などでの対人関係や環境不適応の状態になり、結果として、ゲームに没頭しているのかを見定める必要があります。ひきこもりや不登校の人の多くは、疎外感、無力感、自己否定感、孤独感などからの現実逃避の手段としてゲームや動画を見て過ごしている場合があります。

　問題の背景に、神経発達症などの他の疾患、家族機能、対人関係がないか情報収集が必要です。同時に、依存度が進行しないよう予防策を伝える必要もあります。支援者は、継続した相談でタイムリーな経過情報と家族の気持ちの変化が得られます。家族にとっては「支えてくれようとしている人がいる」安心感につながり、「今日の子どもの様子や自分の対応を次、支援者へ伝えよう（褒めてもらおうなど）」と思えるようになるようです。信頼関係が構築できる継続した相談の中では、家族教育を意図したやりとりができます。継続した相談は、問題を抱える本人の最重要キーパーソンである家族を支援することになります。

### ②相談機関から医療機関へ紹介のポイント

　未受診の方の初回相談で、精神科の早期受診が必要と見立てられる場合があります。その際は、精神科の医療機関は、何をしてくれるのかを伝えることが大切です。「病院に行けば、すべて解決する」と家族が過剰な期待を持っている場合がよくみられます。一般的に、精神科を紹介するのは、統合失調症、気分症などの精神疾患が疑われ、薬物療法による治療が必要と考えられる場合や、不眠、抑うつなどの症状が強く、本人も治療を望んでいる場合です。

　家族からの相談の切り口が「ゲームの過剰使用」であっても、精神科受診して医師に見立ててもらう必要性が高いケースについては、家族に医療機関を紹介したうえで、支援者が医療機関へ「ゲームをやめることができない高校生が、不眠になり悩んでいると家族が相談に来た。他の疾患も疑われるので受診をすすめた」と情報提供したり、家族に「ゲームばかりしている子どもが、不安や抑うつ気分が強いことを相談したら、貴院の受診をすすめられたので予約したい」などの初診予約の取り方も含めたアドバイスをしたりすることが必要です。

### ③医療機関での初回相談・受診予約でのポイント

　医療機関に家族から「ゲーム行動症が疑われるので相談したい、診てほしい」との電話があった際、医療機関が「うちにはゲーム行動症の専門家はいません」と専門医療機関を提示したり、「本人を連れてこないと予約できません」と回答したりするなどの交通整理的なアナウンスなどで終えてしまう場合があります。初めての精神科へのコンタクトは勇気のいる対応行動です。まず連絡をとってこられたことを労う姿勢が大切です。交通整理的な対応によっては、家族は期待を裏切られ、「もう電話したくない」と相談や受診への意欲が削がれ、孤立感が増すことになりかねません。

　また、家族の中には、すでに学校や他機関に相談したり、関連書籍を読んだりしたうえで、医療機関へコンタクトしている場合があります。教科書的なアドバイスが家族にとっては「すでに実践した」「他の所でも、何度も同じことを言われた（だけどうまくいかなかったからそちらに電話した）」など的外れになることもあるので注意が必要です。

　「また話を聴いてもらえなかった。たらい回しにされた」と家族が感じない対応が大切です。十分話を聴いてもらえていないと感じている家族にとっては、受けたアドバイスを実践してみようという気持ちも湧きにくく「到底無理」と感じながら言語化しないでいることもあるようです。

### 12.6.2　ゲーム行動症の家族状況を知っておく

　本人に対して、数多く対応できるのは家族です。そのため、対応によっては、本人の言動で被害を受け続けています。家族は、最重要キーパーソンと同時に要支援者でもあるのです。

　ここでは、ゲーム行動症（疑い）の人の家族が抱えることが多い状況を示し、対応に役立てていただきたいと思います。

### ①ゲーム行動症の人の家族像

相談や受診される家族に共通する事項をまとめてみました。

- ・家族は、進学、就労といった進路への強い不安や焦りを抱え続けている。
- ・家族は、懸命に解決を図ろうとあらゆる手段を講じ、その都度、喜んだり、悲しんだりを繰り返して疲弊しきっている。
- ・家族は、怒鳴られたり、脅されたり、無視されたり、傷つく言葉を言われたり、ものを壊されたり、暴力を受けたりしている。

・家族は、自分の躾や対応が間違っていたのかと過度な自責感、無力感、孤立感を募らせている。
・家族は、直接数多く対応をしていない周りの無理解や不適切な評価で苦しみ続けていることが多い。
・昼夜逆転の本人が気になり、夜間熟睡することができず、慢性的な短眠、不眠傾向から、抑うつや情緒不安定になり、本人と冷静に建設的話し合いを持つことが困難。

②家族が健康を害したら
・感情に流されやすくなってしまう。
・有効かどうか考えずに、感情を相手にぶつけてしまう。
・うまくいかないので、ちょっとのことで期待してしまう。
・取引に応じてしまう。
・現実にまだ起きていないことに脅えてしまう。
　そのため継続的に意図的な「セルフケア」ができるようなアドバイスが肝要になります。

### 12.6.3　前線に立つ母親をサポートする

　相談の大半は、母親です。他の家族や他の支援者（教育機関など）は、本人にゲームをやめさせるか、時間を減らすか、ということに終始し、本人に厳しくするという方向性で固まっている場合があります。例えば、父親や担任らが「〇時にゲーム機を取り上げたほうがいい」との支援方針を母親に求める状況がそれにあたります。母親は、過去の本人の暴力を思い出し、うまくいかないことを想定して苦しんでいることがあります。その場合はまず、母親をサポートする必要があります。
　夫に神経発達症（傾向）があり、夫婦間で情緒的な相互関係や、子どもへの統一した対応が築けないケースがみられます。その場合、妻が偏頭痛、抑うつ、不信感、被害感、自己評価の低下といったカサンドラ症候群を有している場合がありますので留意しましょう。

### 12.6.4　家族が「安心できる」と感じる支援者

　家族は、正直に本音を話しても責められず、安心できると感じられる支援者と語り合いも継続することで、「気持ちの整理」と「問題の整理」を図れます。そ

して支援者が、その都度「適切な評価」と「現実的な助言や見通し」を伝えることから、「適切な対応（家族自身のケアを含む）」の維持ができます。

10代はまだ脳が発達途中であり、自分の特性を客観視し、状況を言語化することが十分にできません。そのため10代のゲーム行動症の回復には、年単位を要することが少なくありません。ある10代のお子さんを持つ母親は、「不登校になって数年経って、初めて本人が学校に行けなくなった理由を『僕は、どうやら人より音に敏感で、クラスの中にいるとザワザワした音がひどく気になって。それがずっと普通だと思っていた』と教えてくれた」と家族会で話していました。回復期間は、家族が想定しているより長いことが多いです。相談・医療機関は、小中高校時代を通して継続して支援できる、家族にとってのヒーリング・プレースになりましょう。

### 12.6.5　約束（ルール）

家族から多く質問を寄せられる「約束（ルール）」については、各家庭の流動的な状況によって変わるため、単一な回答はないかもしれません。その一方で、約束を話題として、家族が本人と日常生活を考えたり、行動変化を後押ししたりする機会として活用できます。ただし、「守らせる」「守らなかったから、罰を与える」などの強制力の強い約束は親子にとって共に強いストレスです。

#### ①例：「約束を守らなかったので、ゲーム機を取り上げた」の場合

一方的な取り上げはしないほうがよいでしょう。いつの間にか、本人が別のゲーム機を持っていたり、父親不在時に母親が執拗に暴言や暴力をふるわれたり、本人が食事をとらなくなったのであきらめてゲーム機を返却したりするケースがありました。本人に「約束を守らなくてもどうにかできた。次回もそうしよう」と思われかねません。「取り上げ」を「一時的に保管する」と言葉を変え、「○時になったら、スマホをリビングの保管箱に自分で置く」という約束に変更した結果、次第にスマホを使わない時間が増えたという事例がありました。この事例では、保管箱に鍵はかけないことで、深夜、本人がどうしても使いたくなって取りに行くこともありました。その一方で、だらだら使用しなくなった、安眠しやすい、といったメリットを本人も感じていたようです。

#### ②例：「パソコン欲しい」に対して「学校に通ったら買う」と約束した場合

「本人が学校に行けるのに、行かない」のではなく、「行けないから、行かな

い」のであれば、「行けない」理由に対する対策がとれていなければ、登校しても再び学校に行けなくなります。

### ③ 「約束」のまとめ

家族が望んでいることだけを提示した約束は、すぐに破られていくものです。「本人が守りやすい」ように、大まかに決めることも有効です。約束について、子どもとどのようなやりとりを重ねていくかが大切です。長期休暇などは、することがなくダラダラとゲームに走りがちです。そうならないよう、事前に、休暇の過ごし方を決めておくこともよいでしょう。

### 12.6.6　背景に神経発達症がある場合

神経発達症の人は、もともと直接的な対人関係が苦手であったり、好きなものには熱中したりと、衝動性を刺激しやすいゲームにのめり込みやすい特性などを持っています。すべてのケースで、「なぜ、ゲームに夢中になる？」ということを、考えてみるようにします。背景に、神経発達症（傾向）がある場合は、特性に配慮した対応も重要になってきます。

### 12.6.7　家族へ伝える具体的な対応

#### ⑴セルフケア（充電タイムとご褒美）

家族が対応を実行するには、エネルギーが必要です。家族自身が心身ともに健康な状態であることが前提です。家族会に参加したり、継続相談したりすることで、困惑した気持ちと多関連問題の整理が図れます。家族対応では、家族が意識的にリフレッシュできる機会をつくることが大切です。家族が適切な睡眠、食事がとれ、情緒的安定が図れていると暴力や誤解を避けやすい適切な対応やその機会を見つけやすい状況が得られます。

#### ⑵役割を提供する

ゲームに没頭する子どもは、「繋がりたい、話したい、さらけ出したい、必要とされたい、勝ちたい」を求めている一面もあります。これは、現実世界でこの5つが満たされず、代わりにゲームの世界で5つを求めていることだと解釈しています（**図12.2**）。

逆に、現実の世界の中に、これらの欲求を満たしてくれるものが増えてくれば、ゲームにこれらの欲求を求める必要がなくなってきます。

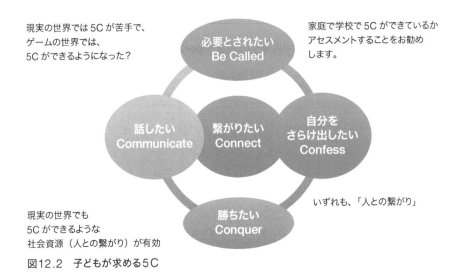

現実の世界では5Cが苦手で、
ゲームの世界では、
5Cができるようになった？

家庭で学校で5Cができているか
アセスメントすることをお勧め
します。

必要とされたい
Be Called

話したい
Communicate

繋がりたい
Connect

自分を
さらけ出したい
Confess

勝ちたい
Conquer

いずれも、「人との繋がり」

現実の世界でも
5Cができるような
社会資源（人との繋がり）が有効

図12.2　子どもが求める5Ｃ

### ③言葉を変える

　「〇〇しなさい」などの指示的言葉は、「言われたことをすれば受け入れられ
る」と、愛情や承認は条件をクリアできたときのみ手に入ると理解されることが
あります。親を喜ばせるために何かすることで存在できると理解している子ども
もいます。

　自分が子どもの頃「言われたくなかった」言葉や、今でも「言われたくない」
言葉を、自分が子どもの頃「言われたかった」言葉や、今「言われたい」言葉に
言い換えるとよいでしょう。

　また、「私（I）は、こう思っている。あなた（You）はどう思っているの？」
（I＆Uメッセージ）に「なにかできることがあったら、言ってね」など支援
（メッセージ）を添えてみることもよいでしょう。

　声をかけたときリアクションがなくても、子どもの意識に働きかけ、子どもが
考える機会を与えてあげることになります。

### ④一喜一憂しすぎない心がけ

　「今度こそはきっとうまくいく」と期待して、うまくいかないたびに落胆する
ことは避けましょう。回復は、3歩進んで、2歩下がったり、3歩進んで5歩下
がることもある、それでも次第に上向きに改善していく傾向があると認識してお
くと気が楽になります。

　日常生活が改善してくれば、ゲーム行動症の状態も少しずつ改善してきます。そして、ゲームをする時間が少なくなっても、他の問題や新たな問題は続いていきます。

### ⑤新たな環境を提供する

　ゲーム以外の活動で本人が「○○したい」ということがあれば、積極的に支援しましょう。本人にとって「起きて、出かける所、出かけたい所、あなたを必要として、待っている人がいる所がある」ことが回復の肝です。ゲーム行動症で入院した10代半ばの青年が「アルバイトしたい」と話してきた事例では、応募先への電話のかけ方、バイト開始後の先輩スタッフとの関係、別のアルバイトをしたくなったときの今のアルバイトのやめ方などアドバイスを続け、現在は、自動車免許を取得して、自動車整備の専門学校に通っています。カウンセリング、グループ活動、入院、キャンプ生活など、新たな人や環境を提供することが変化につながります。

### 12.6.8　事例「私があなたと同じ立場でしたら」

　家族に受容的態度と肯定的な評価を与え続けられる支援者が望まれます。

　ある母親（母子家庭）は、「昨晩、課金のプリペイドカードをコンビニで買って与えました」と話してきました。その発言のトーンも傾聴していると未だ続きがありそうでした。母親は、続けて翌朝、代わりの利かないミスできない大切な仕事があったこと、「課金させろ」とマンションの壁を叩き出し、近所迷惑を恐れたこと、息子の身体は自分より大きくなっていて威圧行動が増えてきたこと、不眠が続いて睡眠をとりたかったことを話してくれました。こちらから「私があなたの立場でしたら、同じことをしていたでしょう」と伝えました。

　今の家族を理解し受け入れ、応援してくれる人が多いほど家族と本人の回復は早く進みます。家族が、身体・精神・社会的健康を保てる支援を実践していきましょう。

■参考文献
・スティーブン・リース：本当に欲しいものを知りなさい　究極の自分探しができる16の欲求プロフィール，角川書店，2006.
・ゲーム依存相談対応マニュアル作成委員会：ゲーム依存相談対応マニュアル，法研，2021.
・原田豊：支援者・家族のためのひきこもり相談支援実践ガイドブック 8050問題，発達障害，ゲーム

依存，地域包括，多様化するひきこもり支援，福村出版，2020.
・キンバリー・ヤング：インターネット中毒―まじめな警告です，毎日新聞社，1998.

# 索引

**監修者紹介**

樋口　進
国立病院機構久里浜医療センター名誉院長・顧問
WHO 物質使用・嗜癖行動研究研修協力センター長

NDC 493.7　　269 p　　21 cm

アルコール・薬物・ギャンブル・ゲームの
依存ケアサポート
保健・医療・福祉のために

2023 年 9 月 27 日　第 1 刷発行

監修者　　樋口　進
発行者　　髙橋明男
発行所　　株式会社　講談社

KODANSHA

〒 112-8001　東京都文京区音羽 2-12-21
販　売　(03) 5395-4415
業　務　(03) 5395-3615
編　集　　株式会社　講談社サイエンティフィク
代表　堀越俊一
〒 162-0825　東京都新宿区神楽坂 2-14　ノービィビル
編　集　(03) 3235-3701

本文データ制作
カバー印刷　　株式会社　双文社印刷
本文・表紙印刷
製本　　株式会社　ＫＰＳプロダクツ

ISBN 978-4-06-530105-0